让你受益一生的
自我疗愈心理学

牧之◎著

心灵永不受伤的实用心理学

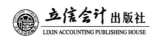

立信会计出版社
LIXIN ACCOUNTING PUBLISHING HOUSE

图书在版编目（CIP）数据

让你受益一生的自我疗愈心理学 / 牧之著. -- 上海:
立信会计出版社, 2015.1

（去梯言）

ISBN 978-7-5429-4386-6

Ⅰ.①让… Ⅱ.①牧… Ⅲ.①心理保健－通俗读物

Ⅳ.①R161.1-49

中国版本图书馆CIP数据核字（2014）第263596号

策划编辑　蔡伟莉
责任编辑　陈　旻
封面设计　久品轩

让你受益一生的自我疗愈心理学

出版发行	立信会计出版社		
地　　址	上海市中山西路2230号	邮政编码	200235
电　　话	（021）64411389	传　　真	（021）64411325
网　　址	www.lixinaph.com	电子邮箱	lxaph@sh163.net
网上书店	www.shlx.net	电　　话	（021）64411071
经　　销	各地新华书店		

印　　刷	北京柯蓝博泰印务有限公司		
开　　本	720毫米×1000毫米	1/16	
印　　张	18.75	插　页	1
字　　数	240千字		
版　　次	2015年1月第1版		
印　　次	2018年2月第5次		
书　　号	ISBN 978-7-5429-4386-6/R		
定　　价	36.00元		

如有印订差错，请与本社联系调换

前言

随着社会的进步和发展，人们前行的脚步越来越快，相互之间竞争的压力也日益加剧，这使得人们面临的心理压力和内心冲突不断增加，心理健康和精神卫生问题也就变得日益突出。人们在各自的领域里被社会异化，人群中充满了焦虑、烦躁、愤怒、失落、紧张、恐惧，很多人陷入了心理危机中。

如果我们对心理问题的认识不足，对自身的心理状况缺乏应有的理解和正确的认知，甚至产生偏见和歧视现象，就会使得原先并不严重的状况变得严重，损害到自身积极健康的生理、心理成长。

事实上，心理健康的严重远远超过一般人的想象。有资料显示：在当今社会，引起各种疾病的原因中，有70%~80%与心理因素有关，这些疾病包括高血压、冠心病、胃和十二指肠溃疡及一些皮肤病。

荣格说过："心灵的探讨必将成为一门十分重要的学问，因为人类最大的敌人不是灾荒、饥饿、贫苦和战争，而是我们自身的心灵。"每个人都有一些需要打开的"心结"。这些心理盲点，如果任其积聚，超过了一定界限，就会造成心理疾病；而如果得到及时的调节，又可能很快恢复正常。

有句成语叫"解铃还须系铃人"，说的是南唐时候的故事：金陵清凉寺有一位法灯禅师，性格豪放，平时不太拘守佛门戒规，寺内一般僧人都瞧不起他，唯独住持方丈对他颇器重。有一次，方丈在讲经说法时询问寺内众僧："谁能够把系在老虎脖子上的金铃解下来？"大家再三思考，都回答不出来。这时法灯刚巧走过来，他不假思索地答道："只有那个把金铃系到老虎脖子上面去的人，才能够把金铃解下来。"方丈听后，点头称赞。

"解铃还须系铃人"的成语从此世代流传下来，用来比喻谁造成的困境还得由谁自己来解决。对待我们所面临的心理问题也是一样，别人不可能代替我们解决，就像不能代替我们呼吸一样。相信自己的心理治愈潜能，像呵护孩子一般呵护我们的心灵，多给自己一点时间和空间，再多一些耐心，你就是自己最好的心理医生。这也是自我疗愈心理学所倡导的心理问题的治疗理念。

自我疗愈心理学强调，人的心理问题完全通过自己来解决，面对绝大多数的心理问题，只要以正确的心态去认识它、对待它，提高自己的心理素质，运用相关的心理治疗方法，每个人都可以利用自己的力量来摆脱心理问题的困扰。

本书全面系统地解析了自我疗愈心理学的原理，通过通俗简练的语言，结合大量生动的生活实例，从众多角度探讨了现代人常见的各种不良心理，剖析了自卑、愤怒、焦虑、忧郁、抱怨、悔恨、烦恼等各种心理问题的内在根源，提供了一些简单、易行、有效的心理自愈方法，同时也阐明了职场、交际、爱情、婚姻、生活中心理问题的应对之道，为每个深受心理问题困扰的人提供了切实有效的解决方案和参考指南。

学会自我疗愈心理学，开启自我疗愈的大门，疗愈心灵，平衡身心，重塑自我，找回内心正能量，乐享健康幸福快乐的人生！

目　录

第1章　迎头撞上心理病，常见异常心理揭秘

认识常见异常心理 / 3

认识常见心境障碍 / 5

认识常见心理缺陷 / 5

常见异常心理综合诊断测验 / 7

常见异常心境障碍综合诊断测验 / 8

第2章　疗愈迷失的自我，回归真实的人性

认识人格障碍 / 13

人格障碍的影响和原因 / 13

表演型人格：总喜欢引人注意 / 14

依赖型人格：离开家，我该怎么办 / 16

偏执型人格：老是怀疑别人居心不良 / 21

被动—攻击型人格：凭什么要听你的 / 24

人格障碍综合诊断测验 / 25

第3章　疗愈缺失的自信，超越自卑做最好的自己

自卑心从何而来 / 33

你有自卑心吗 / 34

自卑是绊脚石，让你处处受挫 / 35

别让自卑束缚了你的手脚 / 37

自信心是根治自卑的妙方 / 38

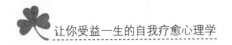
自信，让你做最好的自己 / 40

完成对自卑的超越 / 42

第4章　疗愈失控的怒火，心平气和地处世和生活

是什么让我们如此愤怒 / 47

仇恨是一把双刃剑 / 49

仇恨与愤怒的关联 / 52

你觉得可以承受仇恨的后果吗 / 55

我们总是有充足的理由愤怒 / 57

学会控制自己的愤怒情绪 / 59

合理的转化自己的仇恨 / 62

第5章　疗愈抱怨的情结，积极的态度改变一切

你抱怨生活了吗 / 67

你抱怨的事情真的很严重吗 / 69

抱怨真的可以让事情更好吗 / 72

抱怨是一种疾病 / 74

学会控制自己的抱怨心理 / 77

学会应对他人的抱怨 / 79

属于自己的不抱怨的世界 / 82

第6章　疗愈悔恨的心理，不念过去才能重新启程

悔恨是怎么产生的 / 89

了解悔恨的真正含义 / 92

从悔恨中感悟人生 / 94

悔恨的重生力量 / 97

不要让悔恨束缚你的手脚 / 100

消除悔恨的方法 / 103

人生不可能完美无瑕 / 106

第7章　疗愈猜疑的心病，用欣赏的眼光看待周围的人

猜疑危害了我们的健康 / 111

我们为什么会丧失信任 / 113

管中窥豹的蛛丝马迹是可信的吗 / 116

患得患失的心理在作怪 / 119

猜疑折射出来的真实想法 / 121

审视自己的出发点 / 125

消除不合理的猜疑 / 128

第8章　疗愈私心的杂念，少一些计较多一些回报

自私的天性 / 133

自私与生活环境有关 / 135

自私会伤害自己 / 138

自私会伤害他人 / 141

不要做"囚徒困境"中的"囚徒" / 144

自私带来的无私 / 147

第9章　疗愈膨胀的欲望，放空名利心赢得大自在

你有虚荣心吗 / 153

虚荣心的表现及危害 / 154

正确认识和对待虚荣心 / 155

攀比是一把刺向自己的利剑 / 156

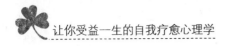

不要戴着虚荣的面具生活 / 158

抛弃虚荣，拥抱实在的成功 / 159

六大心理战术彻底战胜虚荣心 / 161

第10章　疗愈烦恼的心理，生活再苦也要笑一笑

烦恼皆由心生 / 167

笑对生活，一笑解千愁 / 168

不为未到来的明天烦恼 / 170

莫要自寻烦恼，何必庸人自扰 / 171

不为小事抓狂，不为琐事烦恼 / 173

把你的烦恼写进日记中 / 175

烦恼还是快乐，由你自己决定 / 177

第11章　疗愈焦虑的心情，世界如此浮躁你要内心淡定

焦虑：现代人的心理综合征 / 181

焦虑症患者的异常表现 / 182

焦虑会导致身心的负面变化 / 183

四步走出焦虑的漩涡 / 185

克服焦虑的心理有效疗法 / 187

六招学会"焦虑症"的自我防护 / 188

第12章　疗愈忧郁的内心，驱散罩在心头的那片阴云

精神上的流行性感冒 / 193

是什么让你如此忧郁 / 194

忧郁症的自测与检视 / 196

正视忧郁症是治愈忧郁症 / 198

向忧郁宣战，五招根除忧郁症 / 199

简单有效的忧郁症心理疗法 / 201

忧郁症治疗也要因人而异 / 202

第13章　疗愈受挫的情绪，内心强大人生无畏无惧

是什么让你受挫 / 207

你的挫折承受力有多强 / 208

挫折是人生的"精神补品" / 211

挫折中的情绪调节管理 / 212

挫折心理的自我调适 / 214

别在挫折面前乱了手脚 / 216

坦然面对挫折和逆境 / 218

培养意志力，战胜挫折 / 220

第14章　疗愈纠结的人际，敞开心胸与人友善来往

人际关系的心理影响因素 / 225

人际关系敏感症：他们总是合伙整我 / 226

自我封闭症：不想和别人说话 / 229

社交恐惧症：恨不能找个地缝钻进去 / 231

人际孤独症：脆弱而又不寻求帮助 / 233

人际交往的八项心理原则 / 235

掌握社交技巧，做受欢迎的人 / 236

第15章　疗愈职场综合征，工作有痛也有快乐

认识职业心理障碍 / 243

职业心理障碍对人生的影响 / 244

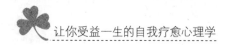
上班恐惧症：一想到上班我就焦虑 / 245

工作狂人：家就是"有床的工作间" / 246

职业倦怠症：情绪低落，看什么都不顺眼 / 248

单调作业心理障碍：工作就是混时间 / 250

第16章　疗愈受伤的爱情，用心爱系牢婚姻安全带

何为健康的爱情心理 / 255

初恋的心理调适 / 258

走出恋爱中的审美错觉 / 260

失恋后的心理反应 / 263

失恋后的心理调适 / 265

男女婚后心理差异 / 266

婚姻幸福应具备的心理素质 / 269

应对婚姻与爱情的冲突 / 270

婚内的爱情保鲜秘方 / 272

第17章　疗愈失衡的身心，保持好心态健康身心灵

心理平衡、心理失衡与心理健康 / 279

心理平衡的十大秘诀 / 280

心理健康的十大标准 / 282

学会做自己的心理医生 / 284

战胜心理失衡，摆正心理天平 / 285

保持心理健康，走出心理牢笼 / 287

让心理永葆健康的精神"营养素" / 288

保持好心态，永葆身心健康 / 289

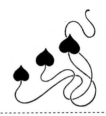

第1章
迎头撞上心理病，常见异常心理揭秘

  我们生活在一个复杂而且不断变化的时代，不论这些变化是否是我们所追寻的，现实的压力总是迫使我们不停地向前运行。我们的内心充满了焦虑、烦躁、愤怒、失落、紧张、恐惧等，内心每天都在上演着喜怒哀乐的故事。

  每个人都有一些需要打开的"心结"，这些心理盲点，如果任其积聚，超过了一定界限就会造成心理疾病，不仅损害身心健康，还会影响事业、婚姻、人际等。了解自己的心理趋向，及早发现心理不健康的信号，对症下药，消除心理疾病，才能使自己时刻都生活在快乐幸福中。

认识常见异常心理

常见心理异常，是正常心理活动中的局部异常状态。平时人们所说的"心理困惑"、"心理困扰"等，指的就是这种常见心理异常，也常常被简称为"心理问题"。

常见心理异常是人们在人生的各年龄阶段都会遇到的普遍的心理失衡状况，如青年大学生在社会适应、身心成长、人格发展中产生的学习焦虑、交往障碍、恋爱困扰等心理问题，成年人的婚姻家庭、子女教育、事业、人际关系等方面的问题。

常见心理异常与其他各种类型的心理异常相比较，通常具有以下三个基本特征。

1.情景性

常见心理异常常由特定的情景所诱发，与特定的情景紧密相关。也就是说，常见心理异常的发生仅局限于某种或某些情景刺激而尚未泛化，情景刺激具有特定性。例如大中小学生考试时的过度紧张反应（看错题、看漏题、回忆不起复习过的知识内容等），是由考试情景诱发的，与考试气氛紧密相关。这种紧张反应在其他各种非考试情景中通常不会出现。情景性的心理反应失常，在正常的活动中虽然也时有所见，例如第一次登台演出、第一次独自驾车外出等，都会出现程度不同的紧张反应，即正常心理活动中的紧张反应等心理反应失常，与某种情景也紧密相关，但这种性质的心理反应失常，通常可以通过不断适应某种情景而逐渐减少以致最终消失。经常登台演出，经常独自驾车外出，久而久之也就习以为常而不再出现紧张反应。同时，正常心理活动中的心理反应失常，在各种"第一次"或具有相当刺激性的情景中都会出现，其程度和表现也大同小异。然而常见心理异常的异常反应则不然，不仅只对某种特定的情景作出异乎寻常的强烈心理反应，以致不为常人

3

所理解和认同，而且在其他情景，即使是在"第一次"或具有相当刺激性的情景面前也不会产生如此强烈的反应，似乎只对某种特定情景（例如考试情景）"情有独钟"。而且某种特定情景反复出现，也难以通过不断适应而逐渐减少异常反应，甚至还会出现"越演越烈"的趋向，以致最终演变成心理障碍、心理疾病。

2.偶发性

绝大多数常见心理异常并不经常或持续出现，而是偶发的、暂时的。这一方面是指脱离某种特定的情景，常见心理异常就不复存在，例如对考试情景会产生强烈紧张反应的学生，在大多数非考试情景下都表现正常。而某种特定情景并非经常或持续出现，因而常见心理异常只有在特定的条件下才会有所显现。同时，在某种特定情景下，有时也会不出现异常的心理反应，或者这种反应比较微弱。另一方面是指常见心理异常常常会自行缓解，或者是出现异常反应的频率逐渐减少，或者是强度逐渐减弱，或者是一段时间后自行痊愈。当然常见心理异常也可逐渐演变成心理障碍或心理疾病。

3.无病理性变化

常见心理异常的心理状态没有病理性变化，即精神活动正常，不存在智力迟滞、情绪淡漠、病态自信等心理过程障碍以及由心理过程障碍引起的怪僻、对立、麻木等行为障碍，不存在朦胧、梦幻、嗜睡、昏睡、昏迷等各种层次、各种程度的意识水平降低和丧失现象，不存在对时间、地点、人物识别错误的"定向力缺损"，不存在否认自己心理问题的"自知力缺乏"。

具有常见心理异常的人，其心理活动和心理状态在通常情况下给人的感觉都是正常的，即使在特定情景下出现了常见心理异常的某些征象，通常也不认为是一种心理异常的表现。其原因就是不存在与常人比较有明显不同的病理性精神症状。

认识常见心境障碍

心境障碍，又称情感性精神障碍，是一组以情感改变为基本特征的障碍。

广义的包括精神科所有常见的异常情感，如焦虑、恐惧等，这里的情感性精神障碍则仅限于以情感高涨或低落为主要特征，其伴有相应认知、行为改变，间歇期精神状态基本正常，愈后一般较好，但有复发倾向。

心境障碍是精神科常见疾病之一，发作较轻者未必达到精神病的程度。

心境障碍的病因仍不清楚，但有大量资料表明，它与某些生物因素尤其遗传、心理社会因素，如创伤性生活事件（亲人亡故、重大经济损失等）以及慢性心理社会刺激（失业、慢性疾病等）有密切关系。

心境障碍的发作可表现为躁狂相或抑郁相及持续性心境障碍。

躁狂症主要以情绪高涨、容易激惹等为主。与所处的境遇不相称，可兴高采烈、兴奋不安、自我评价过高、激越甚至发生意识障碍，严重者可出现与心境协调或不协调的幻觉、妄想等精神病性症状。

抑郁症则以情绪低落为主要特征，伴对日常生活丧失兴趣，精力减退，精神运动性迟滞，自卑、自责甚至自罪，思维迟缓，言语少，食欲下降，性欲减退，失眠等，可以闷闷不乐到悲痛欲绝，甚至发生木僵状态，严重者可出现幻觉、妄想等精神病性症状，个别病例中焦虑和运动性激越比抑郁更显著。一般愈后较好，少数病程迁延。

认识常见心理缺陷

所谓的心理缺陷是指无法保持正常人所具有的心理调节和适应等能力，心理特点明显偏离心理健康标准，但尚未达到心理疾病的程度。心理缺陷的后果是社会适应不良。最常见的心理缺陷是情感缺陷和性格缺陷。

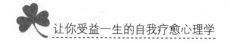

1.情感缺陷

（1）焦虑状态：对客观的事务和人际关系，表现出焦虑、紧张、忧心忡忡、疑虑不决。虽然具有强烈的生存欲望，但对自己的健康存有忧虑。

（2）忧郁状态：情绪经常处于忧郁、沮丧、悲哀、苦闷状态。常有长吁短叹和哭泣的表现。这种人缺乏人生的动力和乐趣，生存欲望低下。

（3）疑病状态：常有疑病情绪反应，有疑病性不适症状。自我暗示性强，求医心切。

（4）狂躁状态：情绪高涨、兴奋，活跃好动，动作增多，交际频繁，声音高亢，有强烈的欢快感。这种状态易发展为狂躁症。

（5）淡漠状态：对外界客观事物和自身状况漠不关心，无动于衷。在人际关系中表现为孤独，不合群。

2.性格缺陷

（1）无力性格：精力和体力不足，容易疲乏，常述说躯体不适，有疑病倾向。情绪常处于不愉快状态，缺乏克服困难的精神。这种人对精神压力和心身矛盾，易产生心理过敏反应，由此可诱发心理疾病。

（2）不适应性格：主要表现为社会适应不良。这种人的人际关系和社会适应能力很差，判断和辨别能力不足。在不良的社会环境影响下，容易发生不良行为。

（3）偏执性格：性格固执，敏感多疑，容易产生嫉妒心理，考虑问题常以自我为中心，遇事有责备他人的倾向。这种心理如果不注意纠正可能发展为偏执性精神病。

（4）分裂性格：性格内向，孤独怕羞，情感冷漠，社会适应能力和人际关系很差，喜欢独自活动。此种心理可能发展成为精神分裂症。

（5）爆发性格：平时性格黏滞，不灵活，遇到微小的刺激也会引起爆发性愤怒或激情。

（6）强迫性格：强迫追求自我安全感和躯体健康。有不同程度的强迫观念和强迫行为，可能发展成为强迫症。

（7）癔症性格：心理发展不成熟，常以自我为中心，感情丰富而不深刻，热情有余，稳重不足，容易接受暗示，好表现自己。这种性格的人，容易发展成癔症。

常见异常心理综合诊断测验

为了明确你是否确实存在常见心理异常，请你进行"常见心理异常综合诊断测验"。你只需在下面的22个描述中，依据自己的真实情况回答"是"、"否"即可。

（1）你最近是否感到闷闷不乐，常给人一种心事重重的感觉？

（2）你是否总担心糟糕的事情发生？

（3）你是否总是对人怀有戒备之心或者是对他人的不幸无动于衷？

（4）你是否在公共场合因为一点小事就暴跳如雷？

（5）你是否总是心急如焚？

（6）你是否经常自怨自艾、悲观失望？

（7）你是否经常疑神疑鬼？

（8）你最近是否总感到空虚无聊？

（9）好长一段时间，你是否总是无端烦恼？

（10）你是否经常感到无精打采？

（11）你是否有时会失去方向感，不知道自己身在何方，不知道身边人都是哪里来的？

（12）你是否有不知所措的时候？

（13）你最近是否有身体难以忍受的感觉？

（14）你最近是否在挫折面前经常一蹶不振？

（15）你是否常常想出风头，炫耀自己？

（16）你最近是否对事物失去兴趣，体会不到生活的乐趣？

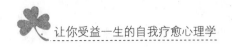

（17）是否不论怎样眉飞色舞、情绪高涨都不适合你？

（18）你最近是否喜怒无常？

（19）你经常因为一点小事就发怒吗？

（20）你最近是否感到了无生趣，情绪持续低落？

（21）你是否很长时间对什么都很麻木？

（22）你最近是否即使对自己有切身利益的事情也不关心？

测评结果分析：

选"是"记5分，选"否"记0分。

将测验中你选"是"的选项加起来，看看有多少个，每个记5分。所得的总分就是你的"常见心理异常综合测验"的总体得分。这个得分说明你是否具有常见心理异常。分数的意义如下：

如果你的得分在80分以下，说明你心理上没有异常，不存在任何心理障碍。

如果你的得分是81~100分，说明你具备一些常见心理异常的特征，但只要平时自己注意，并不影响你的生活和工作。

如果你的得分在101分以上，说明你存在常见心理异常，可能会影响你的生活与工作。建议你深入分析自己的心理问题，并在日常生活中注意矫正自己的心态，同时运用本章提供的方法进行矫正。

常见异常心境障碍综合诊断测验

为了明确你是否确实存在心境障碍，请你进行"心境障碍综合诊断测验"。你只需在下面的20个描述中，就是否符合自己的情况选择"是"、"否"即可。

（1）你是否感觉就像头顶乌云飞渡，或者正落入黑洞，而自己却在无望地乱走？

（2）你是否觉得一切都灰暗而阴冷？

（3）你的生活当中已经没有了一点点开心的事情了吗？

（4）你是否觉得，以前对自己至关重要的，比如自己喜好的事情、跟朋友相聚等，现如今却一点点也不在乎了？

（5）你是不是只想爬到床上去，拉上被子蒙头大睡？

（6）你是否感到不再有任何情绪，甚至也不关心自己所爱的人？

（7）你是不是只想一个人待着，不想理任何人，不想做任何事？

（8）你是不是多余的人，虽然很努力，却一事无成？

（9）你是否发现自己经常哭，而且很多时候是无缘无故地哭？

（10）对你来说，睡眠是否也出了问题，或者发现自己总在睡觉？

（11）你的胃口是否不如以前，而且吃什么都没有味道？

（12）你是否觉得自己跟谁比都比不过，而且自己已经成了所有人的负担，还不如死了轻松？

（13）你是否无法集中心思做任何事情，比如看电视、读报纸，甚至谈话也口是心非、心不在焉？

（14）你是否觉得哪怕要做一个很小的决定也没有劲儿了？

（15）你有时候是否觉得自己处在"世界的顶峰"、"超出了现实"？

（16）你是否有时候突然间感觉到特别有天赋，必须表达出自己的天赋来，比如写出一本流芳百世的小说，或者做成本世纪最大的一笔买卖？

（17）你是否感觉到自己有无穷的能力，以至于跟不上自己的思想，要说的话超出自己的表达能力，根本就不再需要睡眠，不需要吃任何东西？

（18）你是否一下子变得特别有效率，特别有动力，每一分钟都觉得积极有力？

（19）你是否一天到晚都把着电话，跟自己认识的每一个人"打电话"？

（20）你是否发现自己经常着迷于一些事情，而平时你是不会做的（比如买很贵的衣服，去世界各地旅行，开车的时候将加速器开到最大，甚至与你不怎么认识的人性交）？

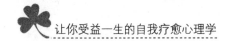

测验记分与测评结果分析：

只要符合每个描述中的一项内容就答"是"，记5分。选"否"记0分。各题得分相加，统计总分。你的总分就是你的"心境障碍综合测验"的总体得分。这个得分说明你的轻微心理障碍是否正常。分数的意义如下：

如果你的得分在70分以下，说明你心理上没有异常，不存在任何心境障碍。

如果你的得分是71~80分，说明你具备一些心理障碍的特征，可能存在比较轻微的心境障碍。

如果你的得分在81分以上，说明你存在心境障碍，可能会影响你的生活与工作。建议你深入分析自己的心理问题，并在日常生活中注意矫正自己的心态，同时，运用本章提供的方法进行矫正。

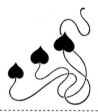

第2章
疗愈迷失的自我，回归真实的人性

由于家庭环境、个人性格、工作和生活压力、人际关系等方面的因素，不少人都患有人格障碍症。人格障碍表现形式多样，比如：自我要求和道德标准过高，有强烈的想成为人们注意的中心的愿望，利用外表来吸引他人的注意；自我知觉与自我意象长期不稳定，没有足够的根据便猜测别人在利用、伤害或者欺骗自己，等等。

人格障碍如果长期不能得到矫正，很有可能进一步恶化为躁郁症等更严重的神经系统疾病，并有可能并发其他系统病变，对健康、生活、工作和家庭都会产生很大的影响。因此，我们必须对人格障碍保持警惕，给予重视，通过心理和精神等方面的调节，有效地预防和矫正人格障碍。

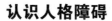

认识人格障碍

人格是我们的思想、感觉和行为的一贯模式。我们每个人都会在思想、爱、感觉、决策和采取行动的特别方式中显示出自己独特的人格特征。人类的人格范围广泛，这是使我们的生活多姿多彩，也使我们的生活时悲时喜或者悲喜交加的主要原因。多了解自己的人格会使你更好地控制自己的生活，也会有更广阔的视野，可以看到为什么有的事情顺利，有的不顺利，从而使自己从容快乐地生活在这个世界上。

但由于各种家庭因素或外在压力等原因的长期影响，在不知不觉中形成人格上的变异，形成人格障碍，也称为病态人格或异常人格，主要是指人格特征明显偏离正常，使人格异常者形成了一贯的反映个人生活风格和人际关系的异常行为模式。这种模式显著偏离特定的文化背景和一般认知方式（尤其在待人接物方面），个人的内心体验与行为特征在整体上与其社会文化背景所期望和接受的范围明显偏离。这种偏离或者是认知，或者是情感，或者是控制冲动及满足个人需要，或者是人际关系方面的异常偏离，明显影响其社会功能与职业功能，造成对社会环境的适应不良，人格异常者为此感到痛苦。

人格障碍的影响和原因

人格极大地决定命运。我们的命运更多地写在我们的人格当中。人格功能对我们如何度过自己的一生施加了巨大的影响。人格障碍有明显的社会功能障碍，常使自己和他人感到痛苦或使社会蒙受损害，并影响正常的人际关系。人格若出现障碍，表明你并不是那种可以顺利地适应日常生活当中正常的索取和奉献关系的人。反过来，你希望世界和周围的一切都为你而变化，

13

而不是根据不同的情形和人际关系的要求进行调整。你的表现方式生硬而没有灵活性，形成长期的恶性循环，事情总是朝自己预想的最糟糕的方向发展。有人格障碍的人在生活的每一个层面都有更多的困难。他们找到幸福婚姻、当成功的父母和成为有效率的合作者的机会要小一些。他们多半会有精神和生理的障碍，对精神和生理的治疗反应更差一些，也容易与法律过不去，一般来说也会过着悲伤的生活。

人或多或少地在某种特定的情景中会有某些人格上的特别反应，但人格异常者却在价值观形成后，就不太容易改变行为或思想上的偏差。这些人有些共同的特质，他们通常来自问题家庭，父母本身性格的偏差，可能在管教子女时造成孩子心灵上的伤害。孩子在长大成人后，个性就会有多疑、冷漠、无情或情绪失控等变异现象。

了解自己和周围的人是否具有人格上的障碍，对我们自己或他人在日常生活中的人际交往和工作是绝对有帮助的。对自己来说，如果能了解自己存在性格上有异于常人的地方，可以使自己明白问题所在，避免出现更大的心理问题；对周围的人而言，工作或生活中碰到这类人时会有较好的应对，而不致受到太大的伤害，或对他们造成误解。

表演型人格：总喜欢引人注意

表演型人格又称歇斯底里人格，其典型的特征表现为心理发育的不成熟性，特别是情感过程的不成熟性。具有这种人格的人的最大特点是做作、情绪表露过分，总希望引起他人注意，经常感情用事，用自己的好恶来判断事物，喜欢幻想，言行与事实往往相差甚远。此类型人格障碍多见于女性，各种年龄层次都有，尤以中青年女性为常见，一般年龄都在25岁以下。

表演型人格障碍产生的原因目前尚缺乏研究，一般认为与早期家庭教育有关。父母溺爱孩子，使孩子受到过分的保护，造成生理年龄与心理年龄不符，心理发展严重滞后，停留在少儿期的某个水平，因而表现出表演型人格特征。另外，患者的心理常有暗示性和依赖性，也可能是本类型人格产生的原因之一。

表演型人格障碍的表现一般有以下几个方面：

（1）喜欢引人注意，而且情绪带有戏剧化色彩。这类人常常喜欢表现自己，而且有较好的艺术表现才能，唱说哭笑，演技逼真，具有一定的感染力。有人称她们为伟大的模仿者、表演家。她们常常表现出过分做作和夸张的行为，甚至装腔作势，以引人注意。

（2）高度的暗示性和幻想性。这类人不仅有很强的自我暗示性，还带有较强的被他人暗示性。常常依照别人对自己的评价行事，她们常好幻想，把想象当成现实，当缺乏足够的现实刺激时便利用幻想激发内心的情绪体验。

（3）情感极其容易发生巨大变化，容易有情绪起伏。这类人情感丰富，热情有余，而稳定不足；情绪炽热，但不深厚，因此他们情感变化无常，容易激情失衡。对于轻微的刺激，可有情绪激动的反应，大惊小怪，缺乏固有的心情，情感活动几乎都是反应性的。由于情绪反应过分，往往给人一种肤浅，没有真情实感和装腔作势甚至无病呻吟的印象。

（4）常常视玩弄别人为达到自我目的的手段。玩弄多种花招使人就范，如任性、强求、说谎欺骗、献殷勤、谄媚，有时甚至使用操纵性的自杀威胁。他们的人际关系肤浅，表面上温暖、聪明、令人心动，实际上完全不顾他人的需要和利益。

（5）高度的以自我为中心。这类人喜欢别人的注意和夸奖，只有投其所好和取悦一切时才合自己的心意，表现出欣喜若狂，否则会攻击他人，不遗余力。此外，此类患者还有性心理发育的不成熟，表现为性冷淡或性过分敏感，女性患者往往天真地展示性感，用过分娇羞样的诱惑勾引他人而不自觉察。

那么，如何调节表演型人格呢？可以采用以下方法。

1. 提高认识，了解自己人格中的缺陷

只有正视自己，才能扬其长避其短，适应社会环境。如果不能正视自己

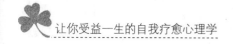
的缺陷，自我膨胀，放任自流，就会处处碰壁，导致病情发作。

2. 学会自我调整情绪

表演症型人格的情绪表达常常太过分，旁人常无法接受。所以具有此种人格的人要改变这种情况，首先要做的便是向自己的亲朋好友作一番调查，听听他们对这种情绪表达的看法。对他们提出的看法，千万不要反驳，相反，听取意见以后要扪心自问，弄明白这些情绪表现哪些是有意识的，哪些是无意识的；哪些是别人喜欢的，哪些是别人讨厌的。对别人讨厌的要坚决予以改进，而别人喜欢的则在表现强度上力求适中。对无意识的表现，可将其写下来，放在醒目处，不时地自我提醒。此外，还可请好友在关键时刻提醒一下，或在事后请好友对自己今天的表现作一评价，然后从中体会自己情绪表达过火之处，以便在以后的情绪表达上适当控制，达到自然、适度的效果。

3. 将自己的才能升华

表演症型人格患者有一定的艺术表演才能，所以不妨"将计就计"，将自己的兴趣转移到表演艺术中去，使原有的淤积能量到表演中得到升华。事实上，许多艺术表演都有一定的夸张成分，为了使观众沉浸到剧情中去，演员必须用自己的表情、语言去打动他们。因此，表演型人格的人投身于表演艺术是一条很有效的自我完善之路。

总之，对于表演型人格障碍患者或者有这个倾向的人来说，关键在于认清自己的行为缺陷。在适当的时机，还可以发挥自己的表演才华，投身演艺事业。完全没有必要自暴自弃。

依赖型人格：离开家，我该怎么办

人应该是独立的。独立行走，使人脱离了动物界而成为万物之灵。当跨进青春之门的时候，进入青春期后就开始具备了一定的独立意识，但对别人尤其是父母的依恋常常使其感到困惑。

依赖，是心理断乳期的最大障碍。当你跨进青春之门，你开始具备一定的独立意识，但对别人的依赖仍常常困扰着自己。随着身心的发展，你一方面比以前拥有了更多的自由度，另一方面却担负起比以前更多的责任。面对这些责任，有些人感到胆怯，无法跨越依赖别人的心理障碍。依赖别人，意味着放弃对自我的主宰，这样往往不能形成自己独立的人格。他们容易失去自我，遇到问题时，自己不积极动脑筋，往往人云亦云，赶时髦，易产生从众心理。

依赖心理主要表现为缺乏信心，放弃了对自己大脑的支配权。主要表现如下：没有主见，缺乏自信，总觉得自己能力不足，甘愿置身于从属地位。总认为个人难以独立，时常祈求他人的帮助，处事优柔寡断，遇事希望父母或师长为自己作个决定；依赖性强的人喜欢和独立性强的人交朋友，希望在他们那里找到依靠，找到寄托。学习和工作上，喜欢让老师或领导给予细心指导，时时提出要求，否则，他们就会茫然不知所措。在家里，一切都听父母摆布，甚至连穿什么衣服都没有自己的主张和看法。一旦失去了可以依赖的人，他们常常会不知所措。

依赖型人格对亲近与归属有过分的渴求，这种渴求是强迫的、盲目的、非理性的，与真实的感情无关。依赖型人格的人宁愿放弃自己的个人趣味、人生观，只要他能找到一座靠山，时刻得到别人对他的温情就心满意足了。依赖型人格的这种处世方式使得他越来越懒惰、脆弱，缺乏自主性和创造性。由于处处委曲求全，依赖型人格障碍患者会产生越来越多的压抑感，这种压抑感阻止着他为自己干点什么或有什么个人爱好。

具有依赖性格的人，如果得不到及时纠正，发展下去有可能形成依赖型人格障碍。依赖性过强的人需要独立时，可能对正常的生活、工作都感到很吃力，内心缺乏安全感，时常感到恐惧、焦虑、担心，很容易产生焦虑和抑郁等情绪反应，影响心身健康。

那么，如何调整依赖型人格呢？

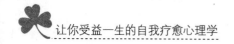

1. 习惯纠正法

依赖型人格的依赖行为已成为一种习惯，治疗首先必须破除这种不良习惯。清查一下自己的行为中哪些是习惯性地依赖别人去做，哪些是自己作决定的。你可以每天做记录，记满一个星期，然后将这些事件按自主意识强、中等、较差分为三等，每周一小结。

对自主意识强的事件，以后遇到同类情况应坚持自己做。例如某一天按自己的意愿穿鲜艳衣服上班，那么以后就坚持穿鲜艳衣服上班，而不要因为别人的闲话而放弃，直到自己不再喜欢穿这类衣服为止。这些事情虽然很小，但正是你改正不良习惯的突破口。

对自主意识中等的事件，你应提出改进的方法，并在以后的行动中逐步实施。例如，在订工作计划时，你听从了朋友的意见，但对这些意见你并不欣赏，便应把自己不欣赏的理由说出来，说给你的朋友听。这样，在工作计划中便掺入了你自己的意见，随着自己意见的增多，你便能从听从别人的意见逐步转为完全自作决定。

对自主意识较差的事件，你可以采取诡控制技术逐步强化、提高自主意识。诡控制法是指在别人要求的行为之下增加自我创造的色彩。

依赖行为并不是轻易可以消除的，一旦形成习惯，你会发现要自己决定每件事毕竟很难，可能会不知不觉地回到老路上去。为防止这种现象的发生，简单的方法是找一个监督者，最好是找自己最依赖的那个人。

2. 重建自信法

如果只简单地破除了依赖的习惯，而不从根本上找原因，那么依赖行为也可能复发。重建自信法便是从根本上加以矫正、治疗依赖型人格障碍。

第一步，消除童年不良印迹。依赖型的人缺乏自信，自我意识十分低下，这与童年期的不良教育在心中留下的自卑痕迹有关。你可以回忆童年时父母、长辈、朋友对自己说过的具有不良影响的话，例如："你真笨，什么也不会做。""瞧你笨手笨脚的、让我来帮你做。"等，你把这些话语仔细整理出来，然后一条一条加以认知重构，并将这些话语转告给你的朋友、亲人，让他们在你试着干一些事情时，不要用这些话语来指责你，而要热情地鼓励、帮助你。

第二步，重建勇气。你可以选做一些略带冒险性的事，每周做一项，例如：独自一人到附近的风景点做短途旅行；独自一人去参加一项娱乐活动或一周规定一天"自主日"，这一日不论什么事情，决不依赖他人。通过做这些事情，可以增加你的勇气，改变你事事依赖他人的弱点。

自恋型人格：我就是比别人强

自恋型人格在许多方面与戏剧型人格的表现相似，如情感戏剧化，有时还喜欢性挑逗。两者的不同之处在于，戏剧型人格的人外向、热情，而自恋型人格的人却内向、冷漠。自恋型的人过分看重自己，对权力与理想式的爱情有非分的幻想。他们渴望引人注目，对批评极为敏感。在人际交往中，这种人很难表现出同情心。目前尚无完全一致的自恋型人格障碍诊断标准。一般认为，自恋型人格障碍有如下的特征表现：

（1）缺乏同情心。

（2）有很强的嫉妒心。

（3）渴望持久的关注与赞美。

（4）认为自己应享有他人没有的特权。

（5）喜欢指使他人，要他人为自己服务。

（6）过分自高自大，对自己的才能夸大其辞，希望受人特别关注。

（7）对无限的成功、权力、荣誉、美丽或理想爱情有非分的幻想。

（8）坚信他关注的问题是世上独有的，不能被某些特殊的人物了解。

（9）对批评的反应是愤怒、羞愧或感到耻辱（尽管不一定当即表露出来）。

有很多贬义的形容词可以用来形容自恋型人格障碍的特征：自私、傲慢、自命不凡、目中无人、自高自大、唯我独尊、自以为是、以自我为中心。这些特征都来自于他们过高的自我评价和夸大的自尊。

他们对人、对己的基本看法通常是："我是卓越的，才华出众的，别人比不上我，所以都嫉妒我。"他们认为别人对他们的关注、赞美、关心、帮助都是理所应当的，成功、权力、荣誉也理所应当是属于他们的，因此，他们对待批评、挫折的反应是愤怒、敌意，甚至会采取报复行动；他们缺乏同情心，对人冷漠，因而也会利用或玩弄他人的感情；他们没有责任感，更没有愧疚感，做错事总会寻找借口和"替罪羊"，因为，如果承认错误会威胁到他们的自我评价。

自恋型人格障碍者热衷于与他人比较和竞争，因为他们希望能在竞争中打败他人，证明自己的优越。然而，当他们无法胜过他人时，会充满嫉妒与敌意，对竞争对手进行恶意的攻击或陷害。如何调节自恋型人格？可以采用以下的方法。

1. 解除自我中心观

自恋型人格的最主要特征是自我中心，而人生中最为自我中心的阶段是婴儿时期。由此可见，自恋型人格障碍患者的行为实际上退化到了婴儿期。朱迪斯·维尔斯特在他的《必要的丧失》一书中说道："一个迷恋于摇篮的人不愿丧失童年，也就不能适应成人的世界。"因此，要治疗自恋型人格，必须了解那些婴儿化的行为。你可把自己认为讨人厌的人格特征和别人对你的批评罗列下来，看看有多少婴儿期的成分。

还可以请一位和你亲近的人作为你的监督者，一旦你出现自我中心的行为，便给予警告和提示，督促你及时改正。通过这些努力，自我中心观是会慢慢消除的。

2. 学会爱别人

对于自恋型的人来说，光抛弃自我中心观念还不够，还必须学会去爱别人，唯有如此才能真正体会到放弃自我中心观是一种明智的选择，因为你要获得爱首先必须付出爱。弗洛姆在他的《爱的艺术》一书中阐述了这样的观点：幼儿的爱遵循"我爱因为我被爱"的原则；成熟的爱遵循"我被爱因为我爱"的原则；不成熟的爱认为"我爱你因为我需要你"；成熟的爱认为

"我需要你因为我爱你"。维尔斯特认为，通过爱，我们可以超越人生。自恋型的爱就像是幼儿的爱，不成熟的爱，因此，要努力加以改正。

生活中最简单的爱的行为便是关心别人，尤其是当别人需要你帮助的时候。当别人生病后及时送上一份问候，病人会真诚地感激你；当别人在经济上有困难时，你力所能及地解囊相助，便自然会得到别人的尊敬。只要你在生活中多一份对他人的爱心，你的自恋症便会自然减轻。

偏执型人格：老是怀疑别人居心不良

偏执型人格又叫妄想型人格，为1980年《诊断统计手册》（D3M—Ⅲ）人格障碍12种类型之一。据调查资料表明，具有偏执型人格障碍的人数占心理障碍总人数的5.8%，由于这种人少有自知之明，对自己的偏执行为持否认态度，实际情况可能要超过这个比例。

偏执型人格其行为特点常常表现为：

（1）极度的感觉过敏，对侮辱和伤害耿耿于怀。

（2）思想行为固执死板，敏感多疑、心胸狭隘。

（3）爱嫉妒，对别人获得成就或荣誉感到紧张不安，妒火中烧，不是寻衅争吵，就是在背后说风凉话，或公开抱怨和指责别人。

（4）自以为是，自命不凡，对自己的能力估计过高，惯于把失败和责任归咎于他人，在工作和学习上往往言过其实；同时又很自卑，总是过多过高地要求别人，但从来不信任别人的动机和愿望，认为别人心存不良。

（5）不能正确、客观地分析形势，有问题易从个人感情出发，主观片面性大。

（6）如果建立家庭，常怀疑自己的配偶不忠等等。

持这种人格的人在家不能和睦，在外不能与朋友、同事相处融洽，别人只好对他敬而远之。

偏执的人总是将周围环境中与己无关的现象或事件都看成与自己关系重大，是冲着他来的，甚至还将报刊、广播、电视中的内容跟自己对号入座。尽管这种多疑与客观事实不符，与生活实际严重脱离，虽经他人反复解释也无从改变这种想法，甚至对被怀疑对象有过强烈的冲动和过激的攻击行为，从一般的心理障碍演绎成精神性疾病。

因此，具有猜疑性格缺陷的人，如果不能及时、主动地矫正自己的性格缺陷和心理障碍，则会因环境变化、人际关系紧张、工作生活不顺心，加上强烈的精神刺激等因素，而诱发为精神疾病，甚至对家人和社会造成损害。这样的事例并不鲜见。

偏执型人格障碍一经形成，就具有相当的稳定性，想彻底矫治好几乎不太可能，任何形式的疗法都是收效甚微的。其原因是患者总认为自己根本没有患病，别人是在胡说，因此，总是用不信任的眼光看别人，怀疑别人，拒绝与别人合作，使得想帮助他的人无法介入治疗。可见，对偏执型人格障碍的调适不宜推迟，应该抓住患病初期的有效调节。

如何调节偏执型人格？可以采用以下的方法。

1. 要自觉地创造一个良好的人际环境

周围的人对患者不要轻易地责备、侮辱，彼此间要互相理解、互相关心、互相尊重、互相帮助。要经常进行沟通和交往，减少或避免不良刺激。一旦争吵起来，周围人要尽快散开，不要去凑热闹，更不要去争辩，但大家可以齐声有力批评，使其收敛。而患者此时也要尽量警告自己不要吵架。使自己尽快离开，以免闹个不休。如果患者能自觉地把自己长期置身于这样一个良好的人际环境中，那么，其异常的人格就会逐渐得到好转，甚至可以有较大的改善。因为，在这种良好的人际环境中，患者通过良好的沟通与交往，容易理解他人，信任他人，减少敏感多疑。

2. 学会自我暗示调节法来逐渐消除偏执型人格障碍的异常人格特征

如默念"一个人固执多疑，不利于和老师、同学来往，因为固执多疑，就会听不进周围的人的任何意见，只相信自己，就会使周围的人感到自己难以商量；因为固执多疑，即使自己的意见是正确的，也会使周围的人在情感上难以接受，就有可能从反面去理解而造成误会。自己一定要改掉固执多疑的缺点，要谦和，要心平气和地表达自己的观点，要积极地去理解周围的人的意见，多听听周围的人的意见，对自己总是有帮助的。有些意见是自己苦思不得其解的，不要总认为自己比别人能干，要知道天外有天、人外有人，自己千万不要高傲自大，不要轻视周围的人的意见，而要向他们学习，同时也要相信他们。整天与自己过不去的人总是不会有的，自己不要整天去怀疑有人在搞鬼，不要轻易地去怀疑他们，否则，会给自己带来无穷的烦恼。因此，自己一定要用宽容的态度对待周围的人，相信他们也会这样对待自己……"如果有时间的话，每天最好都能这样默念一次，坚持一段时间，偏执型人格障碍的许多异常人格特征就会得到缓解，甚至会有明显的改善。对这种自我暗示首先要充分相信它的神奇作用，最好能在大脑皮层兴奋性较低的早晨、午休或就寝前进行默念。在默念进程中尽量运用想象，这样自我暗示的效果就会较佳。

3. 学会用自我分析法分析自己的一些非理性的观念

逐步消除偏执型人格障碍的异常人格特征。例如每当自己出现对周围的人有敌意的观念时，就要分析一下是不是自己卷入"敌对心理"的漩涡之中。又例如每当自己出现对周围的人有不信任的观念时，就要分析一下是不是自己卷入"信任危机"之中了。如果是，就要提醒和警告自己，不要再沉浸于"自我信任"之中了。要知道世界上除了坏人还存在着好人、朋友，对好人、朋友应该持信任的态度。朋友、亲人或同事都是好人或比较好的人，都是可以信赖的，不应该对他们存不信任的态度，否则，就会失去他们的信任。通过这种自我分析非理性观念的方法，可以阻止患者的偏执行为。有时患者自己不知不觉地表现了偏执行为，事后应抓紧分析当时的想法，找出当时的非理性观念，然后再加以改造，以防下次再犯。

总之，一个人生活在复杂的大千世界中，面对着各种冲突纠纷和摩擦是

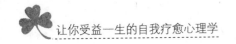

难免的。这时必须忍让和克制，不能让敌对的怒火烧得自己晕头转向，以免影响自己的正常生活和工作。发觉自己有偏执倾向时，要尽快采取各种措施消除自己的不良倾向。

被动—攻击型人格：凭什么要听你的

被动—攻击型人格障碍的具体表现是顽固执拗、固执己见；对别人的任何要求采取耽搁、伪装遗忘、拖沓等手段故意拖延，使之效率低下，以此来表达不满和愤懑情绪，使人感到有一种被动的阻力和攻击性的敌对心态。患有消极激进型人格错乱的人会很艺术地跟你对着干。他们敷衍、抱怨、反对、磨蹭、"忘事"，对主动来帮忙的人冷嘲热讽。随后，他们感觉被生活耍了，因为他们觉得生活本应更厚待自己。他们在内心生活和现实生活中都经历着怨恨和不快，但是他们看不见，正是他们自己的人格使他们离幸福的大道越来越远。最普遍的表现形式是对让其尽职尽责的合理要求不以为然、消极抗拒。

现实生活中，有的人顺从、谦和、随意，而有的人则好胜、好强、好争，不肯放弃自己的意见，还有的人固执己见。应该说，好强本身并不一定不好，如同顺从也不一定好一样，但好强过头，变成了固执，甚至自以为是，为固执而固执，则是有害的。一个好强固执的人，可能是一个自信自立又有些自高自大的人，可能很武断，时常想要驾驭那些不及自己的人，对抗有权势者。喜欢坚持自己的主张，甚至不顾周围人的反对，可能会成于此而败于此。有一句话如此说：物过于刚则易折。

被动—攻击型人格障碍的主要特征：

①消极地拒绝完成一般的社会或职业工作。②抱怨别人误会自己、不欣赏自己。③闷闷不乐，好争吵。④毫无道理地批判、嘲讽权威。⑤对那些看起来比自己幸运的人表现出嫉妒和愤恨。⑥说话时声音夸张，不断抱怨自己

的不幸。⑦表现出不友好的蔑视后会后悔，但下次还会再犯。

被动—攻击型人格障碍可以通过以下方法来调节。

（1）负责可靠地完成责任。

（2）减少反对、埋怨行为的频率，增加合作。

（3）直接表达出生气和埋怨的感受并对此负责。

（4）解决或减轻关于独立还是依靠别人的矛盾情感的强度。

（5）稳固自己不规律变化的行为和情绪。

（6）增强快乐感、幸福感和满足感。

（7）减少抱怨的频率（如关于不幸，关于权威人士）。

（8）使用能引起友善感的感情方式与别人共处，而不是恼怒和生气的方式。

人格障碍综合诊断测验

为了进一步明确你是否确实存在人格障碍以及是什么样的人格障碍，请你进行"人格障碍综合诊断测验"。你只需在下面的65个描述中，就是否符合自己的情况选择"是"、"否"即可。

（1）你是否因为过多地专注于细节而不能把握事情的要点？

（2）是否完美主义的倾向影响了你任务与计划的完成？

（3）你是否由于工作或对工作思考过多而影响了业余活动和朋友关系？

（4）你是否自我要求和道德标准过高？

（5）你是否很难摆脱令人筋疲力尽的或无价值的活动？

（6）你是否以行为的残忍和暴力求得人际关系中的支配权（不以非人际关系目的为目标，如抢劫）？

（7）你是否迫切要求他人对自己生活的大多数重要方面承担责任？

（8）你是否在表达不同意见时过分地犹豫，主要是害怕失去别人的支持或赞同？

（9）你是否缺乏自信，并导致在参加各种活动上出现问题？

（10）你是否作出了过多的努力来获得他人的关心和支持（如自愿做没人愿意做的讨厌的事情）？

（11）你是否对不能照顾自己而过分担心，并导致了一个人独处时会不舒服或感到无助？

（12）你是否很害怕在亲密关系中被羞辱和嘲笑？

（13）你是否对批评和拒绝极其恐惧？

（14）你是否由于感觉到自己的不足，在人际关系中总是很沉默？

（15）你是否总是认为自己不行及社交无能？

（16）你是否由于害怕尴尬而拒绝各种活动？

（17）你是否有强烈的想成为人们注意中心的愿望？

（18）你是否常利用外表来吸引他人的注意？

（19）你是否给别人的印象是语言令人印象深刻而缺乏细节？

（20）你是否以夸张的形式表达感情？

（21）你是否过分夸大自己的重要性，并喜欢夸大自己的成就和天赋？

（22）你是否花费很长时间构想自己无法实现的成功、权力、聪明、美丽或"完美的"浪漫？

（23）你是否坚信自己"与众不同"、非常特别，因此只配跟某些特别的人或出色的人物和组织来往？

（24）你是否极需要得到别人的赞扬？

（25）你是否认识不到或者感受不到别人的感情或需求？

（26）你是否人际关系既热切又不稳定，常常不是把别人理想化就是诋毁别人？

（27）你是否自我知觉与自我意象长期不稳定？

（28）你是否行为冲动，具有自我毁灭特性（如乱花钱、性乱、吸毒）？

（29）你是否频繁作出自杀的姿态或威胁，或自伤？

（30）你是否情绪极度不稳定（如短期内出现抑郁、易激惹、焦虑）？

（31）你是否常没有足够的根据便猜测别人在利用、伤害或者欺骗你？

（32）你是否满脑子都是对朋友或合伙人的毫无道理的怀疑，不放心他们的忠诚和可信度？

（33）你是否在善意的评价或良好的事态中总读出暗藏的诋毁或威胁的意味？

（34）你是否不愿意向别人敞开心扉，因为莫名地害怕别人会恶意地利用这些信息做对自己不利的事？

（35）你是否一旦心存怨恨便久久不消，换句话说，不能原谅别人的侵犯、伤害或轻视？

（36）你是否总觉得在受人关注（不包括幻觉），如认为屋子里的其他人都在谈论自己？

（37）你是否在不断地违反法律？

（38）你是否常以欺诈行为，如使用别名、撒谎或欺骗别人以获取自己想要的东西？

（39）你是否行为冲动，对将来的结果缺乏充分的考虑？

（40）你是否好斗易怒，有打架或攻击他人的历史？

（41）你是否缺乏自责，当自己给他人造成伤害时，表现出漠不关心或认为是合理的？

（42）你是否有不寻常的感官体验，包括肢体幻觉（如把微风拂面想象成被人抚摸）？

（43）你是否常在构思过程中表现得多疑或妄想？

（44）你是否有奇怪的语言（如含糊不清、说话不着边际、话中有话、不停强调或重复老一套）？

（45）你是否有过分的社交恐惧，即使跟熟人在一起也不例外，这与其说是自我否定的结果，不如说是由妄想出来的恐惧所致？

（46）你是否既不渴望也不欣赏亲密关系，包括作为家庭的一员？

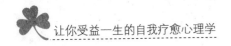

（47）你是否对和别人发生性关系几乎没半点兴趣？

（48）你是否对别人的赞誉和批评常表现得无动于衷？

（49）你是否感情冷淡、贫乏、超然？

（50）你是否几乎总是选择单独活动？

（51）你是否几乎不对任何活动感兴趣？

（52）你是否有不得体或压抑的行为表现？

（53）你是否举止或外表怪异、奇特或少见？

（54）你的自我认识是否集中为确信自己无能、没有价值、身份卑下？

（55）你的日常情绪是否多半为沮丧、忧郁、不快和无趣？

（56）你是否经常对自己吹毛求疵、妄加指责或贬损？

（57）你是否对自己很容易内疚或者后悔？

（58）你是否把某人置于自己的强力控制下，严格管理（如孩子、囚犯、当事人）？

（59）你是否把自己的快乐建立在别人精神或身体的痛苦之上（包括动物）？

（60）你是否出现了想让别人替你做事而恐吓他们（通过言辞或恐怖事件）？

（61）你是否对那些看起来比自己幸运的人表现出嫉妒和愤恨？

（62）你是否痴迷于暴力、武器、武术、伤残或者折磨？

（63）你是否为了伤害或者打击别人而不惜撒谎（不单是为了达到其他目的）？

（64）你是否消极地拒绝完成一般的社会或职业工作？

（65）你是否说话时声音夸张，不断抱怨自己的不幸？

测验记分与测评结果分析：

选"是"记5分，选"否"记0分。

将测验中你选"是"的选项加起来，看看有多少个，每个记5分。所得的总分就是你的"人格障碍综合测验"的总体得分。这个得分说明你的人格是否正常。分数的意义如下：

如果你的得分在150分以下，说明你人格上没有异常，不存在任何人格障碍。

如果你的得分是155~250分，说明你具备一些人格障碍的特征，但只要平时自己注意，并不影响你的生活和工作。

如果你的得分在255分以上，说明你有比较严重的人格障碍，可能会影响你的生活与工作。建议你深入分析自己的人格问题，并在日常生活中注意矫正自己的性格异常，同时，运用本书提供的方法进行矫正。

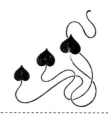

第3章
疗愈缺失的自信，超越自卑做最好的自己

　　人类最大的弱点就是自卑。自卑就像挡在面前的一堵墙，它消磨人的意志，软化人的信念，淡化人的追求。它使人锐气钝化，畏缩不前，从自我怀疑开始，到自我否定，以自我埋没、自我消沉告终，使人陷入悲观哀怨的深渊不能自拔。

　　自卑并不可怕，可怕的是沉浸在自卑当中而丧失了生活的勇气。树立信念，推倒自卑，战胜自卑，就能超越自己，做人生最大的赢家。

自卑心从何而来

什么是自卑？简而言之，就是觉得自己不如别人，对自己的能力评价偏低，常有忧郁、忧伤、胆怯、失望、害羞、不安和内疚等表现。

自卑的人心情低沉，郁郁寡欢，常因为害怕别人瞧不起自己而不愿意与别人来往，只想和人疏远，缺少朋友，甚至内疚、自责；他们做事缺乏信心，没有自信，优柔寡断，毫无竞争意识，享受不到成功的喜悦和欢乐，因而感到疲劳，心灰意懒。

一般来说，自卑感的产生与主客观因素及自我评价因素有着密切的关系，其表现有三。

1.胆怯封闭

一些人由于深感自己不如别人，在与人交往或者从事某项事业中必败无疑，于是把自己封闭起来，不参与竞争，不干有风险的事，坚信"安全第一"。越是封闭自己，就越是对自己没有自信，造成不良循环。事实上，我们发现自卑的人很少会主动与人交往，在一些有激烈竞争的事业中更难觅踪影。

2.自傲逼人

即人们常说的过分的自卑以过分的自尊表现出来，尤其当屈从的方式不能减轻其自卑之苦时，就采用好斗方式。有自卑感的人，比任何人更注意到不让自己被别人发现其内心的真实想法。因此当他认为别人可能会发现时，便采用这种好斗的方式阻止别人的了解。人们常发现这种人动辄就会为一件微不足道的事寻找借口衅事。其实，这种矫枉过正的做法，反而暴露出自己真实的内心世界。

3.跟随大流

丧失信心之人，常对自己的决定缺乏自信，便随大流以求与他人保持一

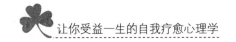
致，去应验一句"人随大流不挨罚，羊随大群不挨打"的古训。自卑者害怕表明自己的观点，努力寻找他人的认可。我们发现自卑者的一个"规律"：他们在做某事之前想：别人是不是这样的看法？我这样做会让人笑吗？会不会被认为是出风头？在做了事之后，又想：不知会不会得罪人？如果刚才不那么做就会更好等等。总而言之，求同心理极强。

你有自卑心吗

自卑者在心理和行为上会表现出共同之处。下面一些想法是自卑者的典型心理。

1.消极地看待问题，凡事总往坏处想

自卑者最难忘怀的便是失望与厄运。他们整天想着消极的事情。

2.总是自怨自艾与自责

这种人自信不足，习惯因一点错误就感到内疚而自责，经常产生沮丧、悔恨、郁闷等心理。

3.意志消沉

自卑者的意志是消沉的。他们心情沉重的原因之一是"背负情感包袱"。他们像负重的牲畜一样，把没有解决的老问题、老矛盾背在身上，天天翻来覆去地念叨那些烦恼的事情。长期被自卑情绪笼罩的人，一方面感到自己处处不如人，另一方面又害怕别人瞧不起自己，逐渐形成了敏感多疑、多愁善感、胆小孤僻等不良的个性特征。自卑使他们不敢主动与人交往，不敢在公共场合发言，消极应付工作和学习，不思进取。因为自认是弱者，所以无意争取成功，只是被动服从并尽力逃避责任。

4.多疑，对别人和自己的信心都不足

多疑者有神经过敏、疑神疑鬼的心态，总是怀疑别人对自己的诚意，认为周围没有一个与之谈心的朋友，对别人对自己都感到信心不足，经常感到孤独、寂寞、焦虑。

5.高兴不起来

如果你对于生活前景的看法是消极的，你就不可能快乐。对于情绪消极的自卑者来说，几乎根本没有过欢笑愉快的经历。他们把现实可能享受的欢乐也失去了，因为他们还在回味昨日不愉快的经历，沉溺于痛苦之中。

6.老是想着扫兴的事情，一旦看到别人热情地去做某件事，会觉得不可思议

这种人心态消极，看问题总是往坏处想，看不到生活中积极阳光的一面。

7.不愿意改变，不愿意尝试新鲜事物

想想看，你是否有上述一点或几点的自卑心理？自卑是一种消极的负面心理，不仅有害身心健康，也影响事业和生活，应当及早加以重视，通过必要的心理治疗法及相关措施来克服矫正。

自卑是绊脚石，让你处处受挫

小伟是来自西部农村的学生，也是他们村子里唯一来北京上学的人。他的父母都为他能到北京上学而感到自豪，村里人也都非常羡慕。他自己也庆幸能够有这样的好机会。

刚到北京，小伟很兴奋。但是，没过多久，他就感到越来越糟糕了。他感觉在学校过得很辛苦，上课听不懂，说话带土音，许多大家都知道的事自己却一无所知，而他说出来的许多事大家又都觉得好笑。他开始后悔自己来

北京上学了。他不明白为什么自己要到北京来受这份罪，同时他又怀念在家乡的日子，在那里，可没人会瞧不起他。感到无比孤独的小伟，觉得自己是全学校最自卑的人。

自卑的群体真是无所不在。上学时，和那些穿名牌衣服、听着MP3的同学走到一起，不由自主地会自惭形秽；上班后，跟那些工作在国企或外企，拿着高工资、高福利的人聚会，会感到自卑；工作多年后，别人都有车有房，自己还原地踏步，自卑……有趣的是，当听到家里的父母说："你怎么还不找对象？怎么还不结婚？某某家的孩子都3岁了！"想必他们和某某家长站在一起时，也会感到自卑。

有的人因为工作成绩差产生自卑，有的人因为自己形象不够好产生自卑，有的人因为自己的家庭条件不好、衣着不如别人时髦产生自卑，对于有的人甚至连自己脸上的痤疮也成为自卑的原因。自卑是主观的感受，容易产生自卑的人往往好与别人比高低，有很强烈的争强好胜之心，急切地希望一切都超过别人，梦想一鸣惊人。这种人虚荣心较强，容易为一时的成功而骄傲，也容易为一时的失败而灰心丧气。

自卑的人，总哀叹事事不如意，老拿自己的弱点比别人的强处比，结果越比越气馁，甚至比到自己无立足之地。自卑的人有的在别人面前就脸红耳赤，说不出话，有的遇上重要的会面就口吃结巴，有的认为大家都欺负自己因而厌恶他人。因此，若对自卑感处置不当，则将会使人消沉，甚至使人走上邪路，坠入犯罪的深渊，或者走上自杀的道路。

自卑的理由很多，对心态消极的人来说，一条理由就足以让他在众人面前抬不起头来；对心态积极的人来说，再多自卑的理由在他那里也不再是理由。

问题的关键在于怎样对待缺点，怎样克服自卑心理。

要学会为自己制定切合实际的目标，要暗示自己："以豁达和宽容的态度对待学习和生活中遇到的不如意的事。"生活并不总是一帆风顺的，生活中会有困难和挫折，有高潮也有低潮。遇到挫折不要心灰意冷，怨天尤人，要振作起来，卧薪尝胆，用勤奋去填平自卑的深沟。

一个人如果让自卑绊住了前进的脚步，那么就只能像乞丐一样，靠施舍过日子，没有希望，更谈不上成功。如果克服了自卑，增强了信心和勇气，那么就像枯木逢春，依旧可以枝繁叶茂。

别让自卑束缚了你的手脚

自卑常常在不经意间闯进我们的内心世界，控制着我们的生活。

自卑是阻挡人生成功的一大障碍，每个人都必须成功跨越它才能到达人生的巅峰。

当你还是孩童的时候，自卑这个神秘的怪物就已经跟随着你，一步一步地侵蚀你的勇气和信心，你会忧虑同伴看不起你，存心隔离你、孤立你。

当你读书的时候，你会怀疑自己的能力，总觉得自己的能力略逊一筹，虽经不懈努力，成绩还是不能拔尖，于是你就自暴自弃，放任自由，你开始害怕见到老师，在同学面前你抬不起头，渐渐地，你变得孤独、不合群。

当你步入社会，你会无端猜测别人对你不怀好意，埋怨领导对你不器重，感叹世态炎凉，社交缺乏勇气，见人就脸红、心跳、惶惶不安，以致回避社交，不敢见人。

当你出来工作的时候，你会处处觉得压力的存在，样样不顺心，面对困难你会无从下手、无所适从。

当你恋爱时，你会过分关注你自己的表现，你会很在乎对方对你的评价，你会怀疑自己的魅力，担心被对方抛弃，害怕错过这次机会以后情况会更糟。

当你步入婚姻的殿堂后，你又莫名其妙地怀疑起自己的性能力和生育能力。

自卑就像蛀虫一样啃噬着你的人格，它是你走向成功的绊脚石，是快乐生活的拦路虎。

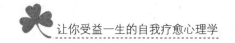
当我们有所决定、有所取舍的时候，自卑向我们勒索着勇气与胆略。

当我们碰到困难的时候，自卑会站在我们的背后大声地吓唬我们。

当我们要大踏步向前迈进的时候，自卑会拉住我们的衣袖，叫我们小心地雷。

一次偶然的挫败就会令你垂头丧气，一蹶不振，将自己的一切否定，你会觉得自己一无是处，窝囊至极，你会掉进自责自罪的旋涡。

自卑会控制你的生活，在你有所决定、有所取舍的时候，去抹杀你的勇气与胆略。如果你由于自卑的打击，在忧郁的泥潭中越陷越深且无力自拔，结果沉沦于心灰意冷的"自卑情结"，那你最终也难以获得令人满意的结局。我们需要正视自卑的存在，不退缩，不蛮干，尽力克服自卑，建立自信。

缺乏自信常常是性格软弱和事业不能成功的主要原因。一个女人如果自惭形秽，那她就不会成为一个美人。同样，如果一个男人不相信自己的能力，那他就很难成为一个有作为的人。

由于失败而产生自卑，自卑而焦虑，由于焦虑注意力分散了，注意力分散破坏了自己的成功，导致失败，即失败——自卑——焦虑——分散注意力——失败，这就是陷入自卑的泥潭中不能自拔者自己制造的恶性循环。

自信心是根治自卑的妙方

在现实生活中，我们每个人都或多或少存在着自卑，但是自卑并不可怕，可怕的是沉浸在自卑当中而丧失了追求的勇气。

强者不是天生的，强者也并非没有软弱的时候，强者之所以成为强者，在于他善于战胜自己的软弱。因此，请不要怀疑自己、贬低自己，只需勇往直前，付诸行动，就一定能走向成功。

从前在美国有个人，相貌极丑，街上行人都要掉头对他多看一眼。但是他不觉得自卑，他从不修饰，到死都不在乎衣着。窄窄的黑裤子，伞套似的上衣，加上高顶窄边的大礼帽，仿佛要故意衬托出他那瘦长的个子，走路姿势难看，双手晃来荡去。但他仍旧走得执著有力。

尽管后来身居高职，但直到临终，他的举止仍是老样子，不穿外衣就去开门，不戴手套就去歌剧院，总是讲不得体的笑话。无论在什么地方——在法院、讲坛、国会、农庄，甚至于他自己家里——他处处都显得格格不入。但是，这些并没有成为阻碍他成功的理由。因为他相信自己。这个人就是美国总统——林肯。

林肯用拼命自修的方法来克服早期的障碍。他非常孤陋寡闻，为了弥补自己在知识上的不足，他经常在烛光、灯光和火光前读书，读得眼球在眼眶里越陷越深。眼看知识无涯而自己所知有限，他总是感觉沮丧。他填写国会议员履历，在教育一项下填的竟然是："有缺点。"

但是，林肯的一生不是沉浸在自卑中，而是对一切他所缺乏方面进行全面补偿。他不求名利地位，不求婚姻美满，集中全力以求达到自己心中更高的目标，他渴望把他的独特思想与崇高人格里的一切优点奉献出来，从而造福人类。

一个人的成就决不会超出他自信所能达到的高度。

据说拿破仑亲率军队作战时，同是一支军队的战斗力，便会增强一倍。原来，军队的战斗力在很大程度上基于士兵们对统帅的敬仰和信心。如果拿破仑在率领军队越过阿尔卑斯山的时候，只是坐着说："这件事太困难了。"毫无疑问，拿破仑的军队永远不会越过那座高山。拿破仑的自信和坚强，使他统帅的每个士兵增加了战斗力。所以，无论做什么事，坚定不移的自信力，都是达到成功所必需的和最重要的因素。

有一次，一个士兵快马加鞭给拿破仑送信，由于马跑得太快，在到达目的地之前猛跌了一跤，那马就此一命呜呼。拿破仑接到了信后，立刻写封回信，交给那个士兵，吩咐士兵骑自己的马，从速把回信送去。

那个士兵看到那匹强壮的骏马，身上装饰无比华丽，便对拿破仑说：

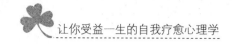
"华美强壮的骏马不配给我这样下等的士兵享用。"拿破仑回答道："世上没有一样东西是法兰西士兵所不配享有的。"

生活中到处都有像这个法国士兵一样的人。他们以为自己的地位太低微，别人所拥有的种种幸福，自己不会拥有，也不配享有。而正是出于这种心理，他们往往不求上进、自甘平庸，渐渐地也就真的不配享有他们不曾拥有的东西。

一个人如果陷入了自卑的泥潭，他能找到一万个理由说服自己不如别人。比如：我个子矮、我长得黑、我眼睛小、我不苗条、我家里条件不好、我学历不够等等。一个人如果陷入了自卑的泥潭，在人际交往中除了封闭自己以外，还有可能会低三下四。

要战胜自卑，首先要树立自信心，自信心是根治自卑的灵丹妙药。信心起作用的过程其实很简单：相信"我确实能做到"的态度，产生了能力、技巧这些必备条件，每当你相信"我能做到"时，自然就会想出"如何去做"的方法。

自信，让你做最好的自己

自信是从事大事业所必须具备的素质。自信是一种感觉，有了这种感觉，人们才能怀着坚定的信心和希望，开始伟大而又光荣的事业。如果我们充满自信，就不能等待别人来发现，来了解，应该积极地表现自我。

只有那些对自己具有充满信心的人才敢于对各种人生险境进行挑战，在我们心中燃烧自信火花的秘诀在于"仔细观察你的潜能所在，然后慢慢地在那个领域里求索"。

爱因斯坦小时候是个十分贪玩的孩子，他的母亲常常为此忧心忡忡，再三的告诫对他来讲如同耳边风。直到16岁的那年秋天，一天上午，父亲将正要去河边钓鱼的爱因斯坦拦住，并给他讲了一个故事，正是这个故事改变了爱因斯坦的一生。

"昨天，"爱因斯坦父亲说，"我和咱们的邻居杰克大叔去清扫南边工厂的一个大烟囱。那烟囱只有踩着里边的钢筋踏梯才能上去。你杰克大叔在前面，我在后面。我们抓着扶手，一阶一阶地终于爬上去了。下来时，你杰克大叔依旧走在前面，我还是跟在他的后面。后来，钻出烟囱，我们发现了一个奇怪的事情：你杰克大叔的后背、脸上全都被烟囱里的烟灰蹭黑了，而我身上竟连一点烟灰也没有。"

爱因斯坦的父亲继续微笑着说："我看见你杰克大叔的模样，心想我肯定和他一样，脸脏得像个小丑，于是我就到附近的小河里去洗了又洗。而你杰克大叔呢，他看见我钻出烟囱时干干净净的，就以为他也和我一样干净呢，于是就只草草洗了洗手就大模大样上街了。结果，街上的人都笑痛了肚子，还以为你杰克大叔是个疯子呢。"

爱因斯坦听罢，忍不住和父亲一起大笑起来。父亲笑完了，郑重地对他说，"其实，别人谁也不能做你的镜子，只有自己才是自己的镜子。拿别人做镜子，白痴或许会把自己照成天才的。"

爱因斯坦听了，顿时满脸愧色。从那以后，爱因斯坦逐渐离开了那群顽皮的孩子。他时时用自己做镜子来审视和映照自己，终于映照出了他生命的独特光辉。

遗传学告诉我们，每个人都是自然界最伟大的奇迹，以前既没有像我们一样的人，以后也不会有。因此，我们要保持自己的本色，这是激发潜能的重要通道，也是最大化自信的源泉，更是实现人生价值的必由之路。

人要改变自己，就需要时时处处充满自信。既要在自己内心里相信自己，也要在公众面前表现出这种自信心。

对任何想成功的人来说，自信心肯定是装备清单上最重要的东西。每个人都无权去轻视自己，自信是天赋的使命。当我们陷入自卑和悲观之中时，一定要鼓励自己坚信自我的价值，活出自己最佳的状态。

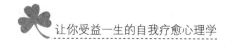

完成对自卑的超越

几千年来，哲学家一直都忠告我们，要认识自我。但是，大部分人都把这解释为仅仅认识自我消极的一面，大部分的自我评价都包括太多的缺点、错误与无能。认识自己的缺点是很好的，可惜却很难谋求改进。但如果仅认识自己的消极面，那么就容易产生自卑心理。因此，自卑心理产生的根源在于不能正确地认识自己。

人类最大的弱点就是自卑，至少有95%的人，其生活多多少少会受到自卑的影响。很多不能获得成功和幸福的人，也主要是因为有严重的自卑感。自卑心理严重的人，并不一定就是他本身具有某种缺陷或短处，而主要是他不能悦纳自己，常把自己放在一个低人一等、不被别人喜欢或被别人看不起的位置，并由此陷入不能自拔的境地。自卑感的产生不是来自事实和经验，而是来自我们对事实和经验的评价。例如，你是个唱歌不行的人或跳舞不行的人，但是，这并不是说你是个不行的人，这全部取决于我们用什么标准来衡量自己。

自卑感之所以会影响我们的生活，并不是由于我们在智能或知识上不如人，而是由于我们有不如人的感觉，这种感觉常常会使我们不能正确地判断自己，只会带来低人一等的感觉。

自卑感常会给我们的生活带来负面影响。例如，自卑的人容易心情低沉和郁郁寡欢，常因害怕别人瞧不起自己而不愿与别人来往，只想与人疏远，因而缺少朋友；他们做事缺乏信心，没有自信，优柔寡断，毫无竞争意识，享受不到成功的喜悦和欢乐，因而感到疲惫、心灰意冷。可见，自卑心理会促使一个人在人生道路上走下坡路，它是加速人们衰老的催化剂。因此，我们应该摒弃自卑心理，客观地分析自我，认识自我，热爱自我。

这里有几个战胜自卑的方法。

1.全面了解自己

将自己的兴趣、爱好、能力和特长全部列出来，哪怕是很细微的方面也不要忽略。然后再和其他同龄人进行比较。通过全面、辩证地看待自身情况和外部世界，认识到凡人都不可能十全十美，人的价值主要体现在通过自己的努力，达到力所能及的目标。对自己的失败应持客观理智的态度，既不自欺欺人，又不看得过于严重，而是以积极的态度面对现实。

2.转移注意力

一个人既不可能十全十美也不可能一无是处。不要老把注意力放在自己的缺点和失败上，而应把注意力和精力转移到自己最感兴趣也最擅长的事情上去。从中获得的乐趣与成就感将强化你的自信，驱散你自卑的阴影，缓解你的心理压力和紧张。

3.对自己的自卑进行心理分析

这种方法可在心理医生的帮助下进行。具体做法就是通过自己的联想和对早期经历的事情的回忆，分析找出导致自卑心理的原因，让自己明白自卑情结是因为某些早期经历而形成的，自卑感是建立在虚幻的基础上的，与自己的现实情况无关，因而是没有必要的。这样可以从根本上瓦解自卑情结。

4.用行动证明自己的能力与价值

看一个人有没有价值，我们常通过他所做的事情来判断，能做成多大的事情，就有多大的价值。因此，你可先选择一件自己较有把握也较有意义的事情去做，做成之后，再去寻找另一个目标。这样，你可以不断收获成功的喜悦，又在成功的喜悦中不断走向更高的目标。每一次成功都将强化你的自信心，弱化你的自卑感，一连串的成功则会使你的自信心趋于巩固。当你切切实实感觉到自己能干成一些事情时，你还有什么理由怀疑自己的能力呢？

5.从另一个方面弥补自己的弱点

每一个人都有着多方面的才能，一个人在这方面有缺陷，但可从另一方面谋求发展。一个身材矮小或过于肥胖的人，可能当不成模特和仪仗队员，可是这世界上对身材没有苛刻要求的工作多的是。一个人只要有积极的心态，能扬长避短，就会将自己的某种缺点转化为自强不息的推动力量。因为它会促使人更加专心地关注自己选择的发展方向，往往能促使人获得超出常人的发展，最终成为卓越人士。这方面的著名事例数不胜数，如身材矮小的拿破仑、身短耳聋的贝多芬、下肢瘫痪的罗斯福、少年坎坷艰辛的巨商松下幸之助、霍英东、王永庆、曾宪梓，这些人要么有自身缺陷，要么有家庭缺陷，但他们都成了卓越人士，都从某个方面改变了世界。

6.推翻内向的自我形象

每个人都应该是自己的主宰，要做自己人生的导航员，没有谁比你自己更能决定你的命运。因此，你的个性内向与否，那不是上帝的安排，而是你自己的安排，是你自己的决定。当你认定自己性格内向时，你便赋予了自己内向封闭的自我形象。而一旦这一形象标签进入你的潜意识，它就会反过来约束你的行为。对自己的社交缺乏信心的人，不妨将自己从记事以来所认识的朋友都罗列出来，你会惊讶于自己竟有这么广泛的交际。特别是要多想想你的那些好朋友，既然你能与那么多人建立起良好的人际关系和深厚的友谊，也就足以证明你并非性格内向、不善交际了。

上苍赋予我们每个人的东西都是我们的资本，都可以被充分利用以实现自我价值。我们不必埋怨现状，只要你做到珍视自己所拥有的，充分发挥其作用，从现在起发挥自身的优势和潜能，实现其价值，就能够战胜自卑，找到自我。因为能体现自身价值的并不是那些外在肤浅的东西，而是内涵、修养、品德。这看似相同的三个词却道出了做人的三要素。

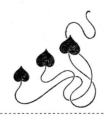

第4章
疗愈失控的怒火，心平气和地处世和生活

从心理学的角度来看，愤怒是一种自我保护的手段，是一种反应。有人认为我们人类能够成功地生存下来，愤怒起了很大的作用。想象远古时期，我们人类的祖先为了保护自己的利益而愤怒，为了争夺有价值的东西而愤怒。因为愤怒会让一方先妥协，这样人们就避免了不必要的战争，从而保护着自己与自己的同类。此外，愤怒是一种情绪，是一种因他人的失误、过错而惩罚自己的情绪，这种惩罚对人们只有坏处没有好处。

愤怒容易让人们冲动，冲动之下的行为表现往往不够理智，结果酿成令我们遗憾的结局。所以，对愤怒要加以控制好。

是什么让我们如此愤怒

某天，我受朋友的邀约去她家做客。一走进她的家门，我就感觉气氛很异常。朋友的丈夫脸色阴沉，朋友的小孩不停啜泣，宠物乱吼不已，朋友则在哀怨地忙进忙出，做家务。嘴角同手脚一样没有片刻停歇，边指责丈夫，边抱怨自己的生活，忙得是"不亦乐乎"。我看到朋友家中的场景，确实吓了一跳。饭桌上朋友向我详细地诉说了原委。

丈夫因为业务不佳在公司被主管不留情面地责骂了一番，心中觉得非常的委屈。回到家后，看见儿子在玩电脑游戏，妻子无影无踪。丈夫的心中更加愤怒，质问儿子妈妈去哪里了，儿子头也不回地应答"打麻将去了"后，仍继续埋头于游戏的厮杀中。之后，怒气冲冲的丈夫冲进麻将馆毫不留情地将妻子狠狠痛骂一顿，拽起妻子就往家中走。妻子莫名其妙，打麻将输钱后的烦躁加上丈夫不留情面的指责，让她心中激愤难平。回家后看到儿子不做作业而是沉迷于游戏，一股愤怒涌上心头，伸手就给了孩子一巴掌，并命令孩子回房间做作业。孩子也觉得无辜，便大声哭闹了起来。气愤情绪无处可发，看见家中的小狗，孩子就用力狠狠踹了它几脚。一向生活安逸舒适的狗狗怎能让人如此欺负，于是不顾主人的心情，顿时狂吠起来……

听罢之后，我感慨万千……

类似的故事几乎每天都在我们身边发生。从这些故事中我们看到，无形的愤怒穿透人们理性的认知思考能力而迅速地累积，并指向他们周遭的弱势群体，表现出外在的攻击行为。这种攻击行为带来许多负面的信息，严重影响到人们之间正常合理的交流。

从本质上来讲，愤怒分为健康的愤怒与不健康的愤怒两种。不管是哪一种，愤怒都包含认知、情绪、外在行为表现，以及对象的正确与否四个心理过程。

健康的愤怒一般出于理性的思考，认真客观地分析引起他们愤怒情绪的事件与起因，形成正确的认知行为，也就是我们经常提到的"对事不对人"的客观冷静的态度。当人们对事件做了清晰明了的分析与判断，他们自然而然就具有了冷静的心态，愤怒的情绪具有可控性，处于这种状态下的人们一般不会做出过分的攻击行为，更不会冲无关的弱势群体发泄自己的不满情绪。他们针对问题解决问题，及时向相关人员反映自己对该问题的看法与思考，避免不必要的误会产生。

不健康的愤怒是严重不利于身心健康的。它不经过大脑的理性思考，使愤怒中的人们常常"对人不对事"。引发愤怒情绪的事情一旦发生，人们容易失去冷静的思考能力，通过言语攻击、肢体攻击，甚至采用违规的武器向某些弱社会群体，至少是不高于他的群体发泄愤怒。他们认为让他们怒气高涨的始作俑者是做错事情的当事人，而不是这些人诱发的这些事。如果这些发怒的人的地位、权势远远高于自己，那么蒙受委屈的人必然不敢公然申诉。发怒者一肚子的不满让他们如此难以忍受，不得已只能寻找弱势人群寻求平衡。正如文章一开始讲到的案例一样，不健康的愤怒如同无形的传染疾病，一经发生就会迅速产生连锁反应，一级一级往下蔓延，直到生存的和谐圈被打破，被摧毁。

从另一个角度来讲，向弱势人群发泄愤怒情绪这种不健康的行为方式体现了当事人自尊的需求。心理学家马斯洛认为人在满足基本的生理、安全需求之后，自尊需求的满足就被置于需求的顶端。这是生活中自然正常的现象。

无奈，对事情认识不清的人们常常把自尊与无关的事情进行错误的链接。具体来讲，当老板因为你疏忽的工作态度而责罚于你，这是正常的对事不对人，是合理的行为态度。如果你认为老板对你的批评伤害到了你的自尊，你认为老板是在无故找你碴儿，那么你就犯了"对人不对事"的错误，你会大发脾气，并迁怒于其他人，这会导致严重的后果，就是不健康的愤怒。

如果你能深刻反思老板对你的批评，把这看成是自己工作中的不完善之处，从而加以修正改善，那么你就不会把自己的情绪体验附加到其他人身上，更不会对老板愤恨不满。试想一下，一个人怎么会对自己取得的进步而愤怒呢？如果你认为老板的批评是错误的，你可以大方地把自己愤怒的情绪向老板反映，并希望得到公正的对待，这是"对事不对人"的处事态度，是健康的愤怒。

可见，对事情的理性认知是人们正确处理自己愤怒情绪的关键拐点。

著名国学大师翟鸿燊曾经讲过这么一个故事：乾隆有一次在台上放了个屁，台下的和珅脸就红了；乾隆很高兴，大臣们都以为是和珅放的。和珅很会为皇上"分忧解难"，深得皇上的信任。两百多年后的一天，秘书陪经理和董事长参加一个会。在电梯里，董事长不小心也放了个屁，为缓解难堪，董事长和经理都看了看秘书，这时，秘书沉不住气了，解释说"不是我放的"。第二天，董事长就把秘书给辞了，秘书不解，董事长说：你一点的事都承担不了，留你何用？

很多时候，人们会无缘无故受老板、长辈等人的责难，这时不妨心甘情愿当一回"和珅"，用宽容之心理解他们的情绪体验，何必耿耿于怀，激愤难平呢！给他们时间去平复他们心中的困惑，其结果要比你不受控制地乱撒怒气大为不同。"拨开云雾见晴天"，时刻保持一种宽广的胸怀、积极的乐观态度，有利于我们的身心健康。

仇恨是一把双刃剑

生活不是一帆风顺的。在众多坎坷的生活中，我们不断遇到令我们伤心、难过的人和事，不断经受伤神费解的痛苦体验，不断品尝落寞失望的悔恨，继而加强自己血泪仇恨的渊源。在不幸的命运转动中，痛恨自己，更仇恨他人，结果是失去了正常生活的勇气。遭遇悲惨不幸的坎坷命运，能否获

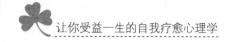

得蜕变重生将取决于如何正确合理地看待不幸引发的仇恨情绪。

仇恨的味道太过刺激，既伤害我们的健康，又不利于他人的成长。

仇恨的本质就如一把弯刀，既伤害他人，也伤害自己。

电影《伤城》生动细腻地刻画出仇恨的悲哀：我们建起了一座城，用受过的伤，保护还没受伤的地方，结果越来越伤。

20年前，梁朝伟饰演的督察刘正熙亲眼目睹自己的家人惨遭杀害。为了逃避被加害的命运，为了卧薪尝胆实施复仇计划，小小年纪的他选择了隐姓埋名。20年来他时刻被噩梦惊扰着，复仇是他存活下去的唯一动力。多年来他一直尾随强大的敌人，从澳门到香港，发誓要血债血还。在这片伤心的城市中，他成了被仇恨滋养的孤独灵魂。长大以后，做了督查的刘正熙娶了仇人的女儿，以此作为他复仇的工具。在复仇的怪圈中，享受甜蜜生活的新婚妻子却丝毫不知道自己已经成为丈夫报仇雪恨的一个筹码。

刘正熙最终冷静而残忍地杀害了自己的岳父，也是20年来隐藏在他心中的最大仇人。故事仍在继续着……血债血偿的誓言让刘正熙无法就此停手，他的妻子，仇人的女儿也必须得死。然而，在他杀死自己妻子的那一刻，他却得知她并不是他仇人的亲生女儿。悲剧终究还是发生了。逐渐爱上妻子的他看着妻子倒下的瞬间，意识到自己生命的归属感再次清零。

他饮弹自尽了。震惊的同时我们又是清醒的。《伤城》中的悲剧人物刘正熙一生中最大的困惑不是失去家人的痛苦，而是内心不能释怀的仇恨。从目睹全家惨遭杀害的那刻开始，他的仇恨就已经开始。他活在家人被杀的痛苦回忆中，始终不能自拔。回忆叠加成复仇的欲望，建筑的伤城始终固若金汤。当欲望变成了现实，手刃仇人的快意却无法让他的灵魂得到救赎。打破伤城的唯一方法就是自我的毁灭。

可能刘正熙到死的那一刻，都不明白自己的症结出在了哪里。他不明白是仇恨剥夺了他生命的归属，是仇恨让他无处容身。仇恨加速了他的死亡。当年他躲过了仇人的追杀，却难以逃脱仇恨的鞭笞。

仇恨是一把双刃剑，既伤害了他人，又伤害了自己……

怀有仇恨的人，内心是大悲大恨的，表现出的是一种处心积虑的隐忍，是一种自认为是"哀莫大于心死"的冷酷。毫无疑问刘正熙是这样的人。他隐忍20年，处心积虑地实施他的复仇计划，世间已经没有什么事情能够让他心动，能够让他宽容，因为他的心里充满的是血流成河的仇恨。

最终，他落在了自己的伤城中，缅怀自己的悲哀，舔舐自己的伤口，却忘记了城外的艳阳晴天，忽略了城外的人想要纳入他冰冷躯壳的真诚，城外的人心中一样也有伤、有泪、有痛……

怀有仇恨的人，内心承载了太多无法释怀的黑暗。他们暗藏的隐忍，表现出的冷酷，都是内心的仇恨这股黑暗力量催化而生的，更多时候他们无法控制这股力量，因此，因复仇而造成的悲哀最终也只能以悔恨来画上句号。

仇恨是受伤的记忆，怀有仇恨的人无法忘却受伤时的痛苦。时时刻刻感受痛苦的人，又怎能有多余的空间来容纳欢笑呢？时时刻刻感受伤怀记忆的人，即使身处阳光普照的太阳底下也无法呼吸温暖的力量，时间长了，温暖也会疲乏，也会无力。在仇恨的环绕下，温暖也只能彻底远离他的身边，最终的结局只能是自我毁灭。这不仅伤害了给予他温暖的人，也伤害了受困中的自己。

现实生活中的我们，可能不会遭遇刘正熙遭遇的那种灭门惨案，但我们无可避免心中都会有伤，也都会受伤。生活中的我们用我们自己的方式诠释着这些伤，我们做的每一个决定，都是对这些伤的招供，我们做的每一个选择，都是在伤的阴影下规避更多的伤害或者执拗的逞强。如何正确地看待与诠释这些伤，同样也取决于我们选择的一种生活态度。有时候，很难说清楚，到底是伤给予了我们对生活的态度，还是我们对待生活的态度让我们不断受伤？

总的来说，人心就是一座防范严密的城池，没有其他人能够真正地走进去，也没有人能够信誓旦旦地说"我了解"。这座固若金汤的城池时时刻刻保护着我们，抵御着外来的伤害。如果这是一座伤城，那么它在保护我们的同时却也伤害了游走在我们身边的人，最后我们也会伤痕累累……

仇恨与愤怒的关联

19世纪英国天才女作家、著名诗人艾米丽·勃朗特创作的爱情小说《呼啸山庄》，不仅得到了评论界的高度肯定，更受到了读者的热烈欢迎。这部小说到处都充满了作者丰富的想象和炽烈的情感，时刻流露出震撼人心的力量，被看为英国文学史上的一部最奇特的小说，最神秘莫测的怪书。

这是一个关于爱情和复仇的故事，故事中到处都充满了仇恨和愤怒的索引。因仇恨而引发的愤怒，让故事的主角不断地沦陷，不断地坠入罪恶的深渊；因愤怒而加深的仇恨，让故事的灵魂不断地毁灭，不断地撕毁人间希望，最后孤独悲哀地离开人世。

呼啸山庄的主人欧肖先生带回了一个吉卜赛弃儿，取名为希斯克利夫。希斯克利夫深受老主人欧肖先生的喜爱，并获得了欧肖先生女儿凯瑟琳的宠爱，却招致了小主人亨德雷的嫉恨。欧肖先生死后，亨德雷成为新的主人。心胸狭窄的亨德雷在父亲死后把希斯克利夫贬为奴仆，并对其百般地凌辱与殴打。但亨德雷的妹妹凯瑟琳与希斯克利夫却疯狂地相爱了，尽管亨德雷百般阻挠，破坏两人的感情，但他们依旧如胶似漆，十分地要好。后来凯瑟琳在外界的改造与影响下，变得既虚荣又自私。她开始嫌弃希斯克利夫，认为一个肮脏的奴仆无法与自己相匹配，转而投向并爱上了画眉山庄林顿家文静的青年埃德加。

事实上，在凯瑟琳的内心深处，她是深爱希斯克利夫的。凯瑟琳曾对女仆这样吐诉过："我对埃德加的爱像树林中的叶子，当冬季改变树木的时候，随之就会改变叶子。我对希斯克利夫的爱却像地下永久不变的岩石……我爱的就是希斯克利夫！他无时无刻不在我的心中，并不是作为一种乐趣，而是作为我的一部分。"但凯瑟琳又是虚荣自私的，为了财富，为了身份地位，她最终还是选择放弃希斯克利夫，而接受了埃德加的爱。

希斯克利夫无法忍受凯瑟琳对自己的伤害，愤怒不已的他离家出走，多年来一直杳无音信。数年后，希斯克利夫回来了，带着复仇的种子回来了。他不再是当初那个穷困潦倒、任人欺负的肮脏少年了，他变得英俊潇洒，而且非常地富有。这时，凯瑟琳已经成为埃德加的妻子，成为画眉山庄的女主人，过着她曾经一再想要的富裕生活。

希斯克利夫开始报复亨德雷，使亨德雷债台高筑最后不得已把呼啸山庄抵押于他。在亨德雷死后，他如法炮制，把亨德雷的儿子哈里顿贬为奴仆，想让他变成一个粗俗无礼、肮脏的野小子。为了报复凯瑟琳的丈夫埃德加，同时也为了报复凯瑟琳对自己的伤害，希斯克利夫娶了埃德加的妹妹伊莎贝拉，并以虐待伊莎贝拉来发泄自己的怨恨。

再次归来的希斯克利夫光鲜亮丽，从某种程度上来说他成功了。但他依旧愤怒，他对曾经伤害他的人有着不一般的愤怒情绪，这种愤怒不是对他们大吼大叫就能发泄，就能化解的。这是一种深深地隐藏在希斯克利夫内心深处的愤怒，它啃噬他，撕咬他，如果不是复仇的欲望支撑着他，恐怕希斯克利夫早已经被这股愤怒吞没了。

深爱着希斯克利夫的凯瑟琳是痛苦的，结婚之后并没有想象中那般美好。她知道自己做错了，她不该轻易放弃希斯克利夫。多年来她一直为她的自私与虚荣赎罪……直到希斯克利夫回来，凯瑟琳重新看到了希望，她想挽回他们之间的这段感情，但被仇恨束缚着的希斯克利夫并没有给凯瑟琳修复的机会。凯瑟琳在悔恨中痛苦，在愧疚中死去。直到死，凯瑟琳都在寻求希斯克利夫的宽恕。临死的那天晚上，她生下了小凯瑟琳。

没有了凯瑟琳，希斯克利夫彻底失去了生命的重心。他只剩下了复仇的躯壳。他曾说，他可以原谅凯瑟琳对他做过的事，他也可以爱害他的人，但他无法宽恕害死凯瑟琳的人。于是，希斯克利夫变本加厉，越加地残暴。他虐待亨德雷的儿子哈里顿，就像亨德雷曾经虐待他一样。

多年后，伊莎贝拉给他生的儿子林顿长大成人，小凯瑟琳也已经长成美丽少女。小凯瑟琳与哈里顿疯狂地相爱了。但被仇恨裹挟着的希斯克利夫强迫小凯瑟琳嫁给林顿，目的只是为了"胜利地看见他的后代堂皇地作为他们产业的主人，他的孩子用工钱雇他们的孩子种他们的土地"。

后来，埃德加死了，希斯克利夫成为了画眉山庄的新主人。再后来，他的儿子林顿也死了。小凯瑟琳成为了年轻的寡妇。小凯瑟琳和哈里顿就像当年的希斯克利夫和凯瑟琳一样，希斯克利夫疯狂且愤怒地阻止他们就像当年亨德雷疯狂且愤怒地阻止希斯克利夫与凯瑟琳。他从小凯瑟琳的眼睛里看到了凯瑟琳的影子，他从哈里顿身上看到了当年的他自己，希斯克利夫沉默了。他变得更孤独了，他不再管山庄，也不再阻止哈里顿与小凯瑟琳了，他常常几天不吃不喝地游荡在沼地里。他疯狂地怀念着凯瑟琳，他想与她的孤魂在一起，回来后就躲在凯瑟琳曾住过的房间，不让任何人打扰。之后，希斯克利夫就死了。

这是一个复仇的故事，这也是一个宽恕的故事。希斯克利夫的仇恨来自于对凯瑟琳虚荣、自私的愤怒，也来自于对自己无力更改的弃儿身份的愤怒，因此他无力反抗亨德雷对他的专横暴虐，也无力反抗凯瑟琳对他的情感背叛。满腔的愤怒无力发泄时，就容易转化为仇恨，激起复仇的欲望。所以，仇恨中蕴藏着极端的愤怒，愤怒越过了理性的边界就转化为仇恨的种子。

凯瑟琳情感上的背叛使希斯克利夫由爱转为恨，这与希斯克利夫的弃儿身份分不开。亨德雷对他的侮辱让他体验到人生的残酷，凯瑟琳对他的爱让他看到了生活的希望。所以希斯克利夫愤，也恨。强烈的爱与憎在凯瑟琳背弃情感的瞬间让希斯克利夫埋下了仇恨的种子，报复成了他重新证明自己的唯一出路。在凯瑟琳死之前，希斯克利夫恨亨德雷，恨埃德加，凯瑟琳死之后，希斯克利夫更恨他们，复仇的火焰燃至最高。于是，就有了之后的故事。

复仇的成功平息了希斯克利夫的愤怒，但引起的却是更深的悲哀。因为人性始终是善良的。他达到了复仇的目的，却以自杀而告终。因为复仇、愤怒并不能让他快乐，并不能让他获得心灵的平静，反倒罪恶重生。唯有宽恕才能解救自己，才能让他与心爱的人永远在一起。人性的复苏让他祝福了他们下一代的幸福，也获得了宁静与安详。

你觉得可以承受仇恨的后果吗

纵横观看古今，许多承载仇恨的人都会选择报仇雪恨，来平息曾经受过的耻辱与伤害。

历史上，据说被赦免之后的越王时刻思索着复国的计划，为了复国，他把苦胆吊挂在座位上面，以便休息睡觉之前能够仰起头尝尝苦胆的滋味，吃饭喝水前也要先尝尝苦胆。他常对自己说："你难道已经忘记了你之前所受的耻辱了吗？"他还亲自到田间与百姓们一起耕种，他降低身份以礼相待有贤能之人，帮助贫困百姓，哀悼死难的人。就这样越王勾践用仇恨激励自己和民众，励精图治，卧薪尝胆，终于完成了复国的梦想。

妇孺皆知的《水浒传》中，英雄武松为替哥哥报仇，杀死了自己的嫂嫂潘金莲以及潘金莲的奸夫西门庆，最后成为了受人爱戴、受人敬重的梁山英雄好汉，等等。在法制社会健全之前，充满感情色彩的复仇都客观存在着。历史上，复仇常常与英雄事迹相挂钩，得到了百姓的赞扬与推崇。那时候的复仇顺应了历史的潮流，契合了当时人们心中存在的复仇制度。

"君子报仇，十年不晚"，"杀父之仇，不共戴天"，韩愈曾经说过"不许复仇则伤孝子之心"。所以说，历史上的复仇有其存在的合理性。

随着社会的进步，法制制度的逐渐健全与完善，我们早已经脱离了当初的野蛮、愚昧且落后的复仇制度。我们进入了崭新的时代，所以再用同样的方法去解决心中的仇恨已经不符合历史的轨迹，甚至是违法犯罪的。仇恨如何化解受很多因素的影响。不采取正确合理的途径，盲目地报仇雪恨，导致的后果将不是你所能承受的。

2004年云南大学生化学院学生马加爵在宿舍连杀四人的"马加爵事件"轰动了全国。马加爵案发生之后，许多社会公众、媒体、心理学家对马加爵以及马加爵杀人动机进行了详细的剖析。心理学家认为，决定马加爵犯罪的心理问题，是他强烈、压抑的情绪特点，是他扭曲的人生观，还有"自我中心"的人格缺陷。社会公众认为，应该把马加爵的杀人动机归结为他的贫困，他因为贫困而受到他人的歧视，因此他对这个社会，对这个社会中的人产生了仇恨。

当然，贫困不能成为其犯罪的借口，更不能成为其被宽恕的理由。但毋庸置疑的是马加爵的内心充满着强烈的仇恨。这股仇恨是一种压抑的负面情绪，再加上他扭曲的人格缺陷，当他遇到挫折，遇到不满的情况时，他隐藏的愤怒、潜藏的仇恨容易倾泻而出。这时，杀人就成了他雪耻、化解心中仇恨的手段，所以马加爵是可怜的。他承载了自己无法承载的仇恨苦果，值得我们深思。

在狱中，马加爵写下了这样的忏悔："就因为一次打牌吵架，我决定了走上这条路。现在我以一个旁观者的身份看，这是多么的荒谬，多么的无知啊！这是多么的悲哀，多么的残酷啊！难道生命就这么脆弱？难道世界上就没有什么值得留恋的吗？不是的！现在的我就是这么想的，以前也是！但是前几天我的心里只有恨，我非常的苦恼，许多后果我都未曾设想。很多事情来不及思考，就这样发生了。事后才知道造成的影响是多么的大，才知道给亲人造成了多么大的伤害，才明白伤心难过的远远不止我的亲人朋友。后悔啊，但木已成舟，我是无力挽回的了！"

这是马加爵在狱中写下的原话。想一想，仇恨带来的后果我们真的具备足够的能力来承受吗？

每个人心中都会有伤，即使表面上非常幸福的人心中照样也会有痛，也会受伤，也会伤人，因为我们都不是圣人！很多人因为不健康、不成熟的认知，将心中很多的伤转化成了恨，甚至是仇恨。他们恨带给他们伤的人，他们恨自己无法拥有对方拥有的强大优越感，最后毁了他人，也毁了自己。刘正熙是这样的人，希斯克利夫是这样的人，马加爵也是这样的人。可能现实生活中这样的人还有很多。

怀有仇恨的人，采用极端的方式寻求报复，只为了弥补当初受伤时的不愉快体验，有的是严重的痛苦体验，如亲人的死去；有的是轻微的不悦感，如丢失的面子，等等，最后付出的却是血淋淋的代价——生命的消亡。比较一下两者的权重，你就会发现报复是多么的愚蠢，多么的荒诞。不是每个人都会选择希斯克利夫那样的报复手段，也不是每个人都会选择马加爵式的极端，他们以一种他们能够承载的方式缅怀自己伤痛的回忆，而不是把这种伤痛加倍地附加给曾经伤害他们的人。这样的人能够理性地对待恨，对待伤痛，结果他们是快乐、幸福的。

让我们牢牢记住生命的厚重与珍贵！古语有云：体肤受之父母，不得随意伤害。我们没有伤害自己的权利，更没有毁灭他人的权利。道德不允许，法律更不允许。如果受伤了，愤怒了，不要悲哀地怨天怨地，而是要寻找合理的途径，积极地解决内心的愤懑。痛苦过后，回头再看，一切将会渺小不堪。

我们总是有充足的理由愤怒

认知心理学中有一个关于愤怒的理论，叫挫折——攻击理论，也就是说，人的愤怒攻击行为来自于生活中遇到的挫折。这个理论是根据心理学上一个比较经典的实验提出的。

在实验中，研究人员以实验控制法随机地给予笼子中的白老鼠电击，施以挫折经验，之后详细地观察并记录白老鼠的行为表现，发现原先老鼠的生态行为有了极大的转变，老鼠的性情变得急躁，睡眠时间减少，哄抢食物，活动量变得十分大，老鼠彼此互咬的几率大大提高。根据这个实验，研究人员得出结论，在遇到挫折、期望落空、生活变故、失败的处境下，人的性情也会变得较为急躁、容易愤怒，以至攻击错误对象。当然，白老鼠不是人，不能把从白老鼠身上得到的实验结果推广到人的身上，但在现实生活中，不可否认的是人的愤怒有很大一部分来自于对生活的不满及挫折。

还记得一开始章节中就提到的那个例子吗？公司主管对丈夫的愤怒，回家后丈夫对妻子的愤怒，妻子对儿子的愤怒，儿子对宠物狗的愤怒，狗对主人的愤怒，不难看出愤怒的根源在于丈夫在工作中遇到的挫折，或者是主管在工作、生活中遇到的挫折，总之是这个挫折引起了之后的愤怒连锁反应。愤怒的人总认为自己的愤怒是合情合理的。因为本应该好好工作的人却没有好好工作，本应该待在家里做家务的妻子却跑去玩乐了，本应该认真写作业的儿子却不亦乐乎地玩游戏，所以一切都是他人的错，是他人的错误导致了自己的愤怒。愤怒的人总能为自己找到合理的理由。

事实上，从另一个角度来讲，愤怒也有其存在的必要性。

心理分析学家弗洛伊德认为，愤怒源自于个体潜意识的内容，而形成潜意识最原始的资料来自于婴儿的早期生活经验。婴儿早期生活经验的形成离不开父母亲正确的养育，尤其是母亲。弗洛伊德认为，婴儿从出生开始就面对两种冲突经验的困扰，好的经验和不好的经验。好的经验源自于母亲爱的哺育、温暖的身体接触，于是婴儿获得了满足，产生了愉快的感觉经验；如果婴儿感受到母亲的愤怒或不满，或感受饥饿、尿湿、冰冷和冷漠的不好感觉，那么它们就会转化成愤怒的情绪基础。

心理分析认为，只要父母能正常满足婴儿的需求，婴儿便有能力以"健康的抗议"来面对一些不好的经验，如延迟的喂养、尿不湿的更换或者冰冷的婴儿床等。父母亲如果接受孩子的抗议，婴儿就会将好的父母影像长时间留在心中，相对地也可以忍受生活中不可避免的因挫折而产生的愤怒。

愤怒是不好的经验，但若能遇到好的包容者，如童年时期的父母、成长时期的老师、成年期的自己，他们接纳这些负面的经验，并且允许它们的存在以及表达，他们就能从这种包容的历程中，领会生活的真谛，从而协调矛盾存在的本质。因此，健康的抗议可以帮助婴儿度过失落的挫折，使婴儿接受现实生活情境中的失落，感受生活的不平坦。

愤怒表达了一个人压抑在潜意识中的不愉悦经验。如遇到无法应对的挫折时，人们只能将其转向自己，衍变为愤怒的情绪。独吞愤怒的苦果只会让自己更加受伤，所以人天生拥有的防御机制迫使他们把愤怒的情绪洒向他人，来保护自己，尤其是那些弱势群体，更容易成为受伤害的对象。

　　每一个愤怒的人都会为自己寻找最合适的理由，实际上这也是保护自己的一种手段。然而，很多时候我们在保护自己的同时却伤害了别人，有时是小伤，有时是大伤。不管是大是小，伤害都已经造成。习惯为自己找理由找借口的人，往往遮蔽了双眼，看不清原来别人也在哭泣，而且还是自己弄哭的。他们把自己的怒气指向他人，或者在愤怒的情绪下工作、学习、生活的人，习惯一味地认为自己受伤最重。其实，疗伤才是自己应该要掌握的主旋律。

　　在心理咨询中，咨询师常常会碰到很多受情绪困扰的来访者。这些来访者习惯为自己的愤怒找理由、找借口。对待这些来访者，咨询师常常鼓励他们宣泄愤怒、不满的负性情绪，不论他们的愤怒有多么的不合理，有多么的离谱，咨询师都会接纳他们的控诉。咨询师认为愤怒情绪的存在从某个角度来说是维护一个人自尊的手段，是一个人心中挫折的发泄，愤怒使他在自认为不合理的情境中，找到了情绪表达的自由。

　　有人把愤怒比作外科手术中的流血，在流血中医生要迅速修补好身体的缺损，但流血不是源头，只是警讯而已。它提醒医生要迅速采取行动修补漏洞，而不可面对流血时大惊失色，手脚慌乱。咨询师懂得这个道理，所以面对情绪困扰的来访者，咨询师给予他们足够的尊重与发泄空间，之后才是对症下药，解决问题，这样有助于来访者真正地看清楚问题的症结之所在。

学会控制自己的愤怒情绪

　　在受到伤害或者心情不好时，人都容易产生愤怒的情绪。人都有愤怒的时候，关键是愤怒时我们应该怎么做？是控制愤怒冷静思考，还是冲动而为？一般而言，控制能力比较差的愤怒的人们，总是向无辜的弱小个体或群体发泄自己的愤怒情绪，而往往不自知。文章一开始提出的愤怒连锁事件不就正好说明了这一点吗？愤怒容易使人丧失理智，失去正常思考的能力。

平日里，妻子也会在丈夫下班的时候外出打麻将，但丈夫并没有对此大发脾气，儿子也会在这个时间玩电子游戏，妻子也没有严厉指责，一切都是周而复始地运转着，没有什么不对。为什么丈夫的受挫让一切都变得如此混乱不堪？愤怒的情绪让原本看上去异常合理的事情一下子变得异常不合理。在某些时候，愤怒甚至能够毁掉正常美好的事物。

台湾著名高僧正严法师曾说过："生气是拿别人的错误来惩罚自己。"可见，在愤怒的情绪下，冲动行事是多么要不得。那么，在愤怒时，在遇到让自己不开心的事情时，在自己坚持的理念受到他人的质疑时，我们应该怎么办？我们如何提高自己面对愤怒时的控制能力呢？

心理学家认为，避免陷入怒火中烧的最好办法就是屏住呼吸，"叫停、想一想、再去做"。想一想"愤怒能解决问题吗？为什么会如此愤怒？该如何处理令我愤怒的事情？"事实上，当你思考这些问题的时候，你的理智已经战胜了你的愤怒，想要揍人的冲动已经慢慢地缓和了下来。有一些自控能力还不错的人，在遇到不顺心事想要发脾气的时候，常常深呼吸几次，然后让自己慢慢放松，放松，再放松，这实际上正是采用了心理学家给予的应对愤怒时人们应该采用的策略。

或者是当人们想要发怒时，不妨拿出自己常用的小镜子，看看镜子里面的人此时此刻是不是鼻孔冒烟、怒发冲冠、咬牙切齿？如果是的话，那镜子里面的人该是多么的不美丽，多么的不讨人喜欢啊！看到这样不美丽的自己，你是否还有继续生气的欲望？有一些老师每天在上课之前总要先在镜子前站立片刻，整理好仪容然后再去教室。这里边整理仪容就包含了表情的整理，看看自己有没有把不该有的情绪放到脸上，看看自己有没有受到之前不好情绪的影响。这是一种情绪的整理，是人际交往最基本的一种仪态表现。

控制好自己愤怒的情绪。当愤怒的情绪平息了之后，再想想如何合理地化解让你火冒三丈的事情。如开诚布公地与让你愤怒的对象交谈不失为一个好的方法。不要一听到让你生气的事情就回击对方。不妨在冷静之后，找个合适的时间心平气和地与对方沟通。如果结怨很深的话，也不要放弃对方，放弃解决问题的努力，你可以找双方都认识的朋友充当裁判，来避免情况的恶化。

美国作家贝弗莉·恩格尔在《尊重你的愤怒》中提出了两种积极的愤怒方式：沉思型愤怒和自信型愤怒。沉思型愤怒首先考虑触发愤怒的潜在情感，自信型愤怒是直接提出了愤怒所传达的问题。两种方式都可以让你超越你的愤怒，有利于顺利解决令你愤怒的问题。

至于选择哪种方式愤怒，这与一个人的性格有很大关系。

外向的人往往会选择自信型愤怒方式，而内敛型的人常常选择沉思型的愤怒方式。具体来讲，自信型愤怒的人会直截了当地与惹烦他的人说出他的苦恼与心情，就是所谓的开诚布公。这种人通常不会责备他人，也不会以挖苦或蔑视他人的方法对他人进行感情虐待，他不会在一件事情上没完没了地纠缠。这种人容易树立自己的立场，让他人明白他的底线、准则尺度，避免类似的事情再次发生。

沉思型愤怒的人首先考虑的是他能从愤怒中以及引发愤怒的这件事中学到什么，以后要如何避免类似的情况发生。沉思型愤怒类型的人喜欢问自己："我的愤怒想要告诉我什么？是太大的压力，还是触动了曾经受伤的记忆？抑或是我对别人的言辞或行为感到恐惧？"这种类型的人不会像外向型的人那样，直白地向对方表达自己的愤怒，抑或是把自己的不满情绪直接发泄出来。但是这种类型的人也不会把愤怒埋藏于心底，不会把之前受到的不满情绪不断地压抑与累积。沉思型的人习惯反思，习惯从不愉悦的经验中反思自己的问题，反思自己从不愉悦的经验中能够习得什么，等等。总之，不管是自信型的愤怒还是沉思型的愤怒，都有助于人们正确地看待自己的愤怒情绪体验。

更多时候，纯外向型的人与纯内向型的人在人群中占很少的比例，混合型的人占多数。因此，不是每个人在情绪不好的时候，都可以向对方大声地表达自己的愤怒，或者理智沉思让自己情绪不佳的整件事情。很多人，都需要学习应对愤怒的策略与方法，都需要克制自己的冲动与盲目，需要不断地学习怎样合理地抛弃自己的不良习惯。这个修正的过程，不是轻轻松松地就

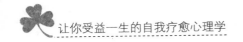

能练成，需要一个人坚强的克制能力、持之以恒的坚持能力，其结果却是因人而异、显而易见的。

合理的转化自己的仇恨

电影《伤城》不是把自我毁灭看成是解决仇恨的唯一途径，而是通过对比两个同样怀有仇恨的灵魂如何终结仇恨的故事，深刻细腻地表达了仇恨的对面有宽恕，有爱。只有宽恕才能让怀有仇恨的人放下心中的怨恨，只有心中的良善才能让人与人之间的仇恨化为乌有，只有爱才能让人真正地敞开心怀大声欢笑。

金城武饰演的阿邦是一位智谋兼备却又嗜酒成性的私家侦探。与刘正熙一样，阿邦也是突然间被丢进了命运的"伤城"中。女友的背叛让他深受打击，终日沉迷徘徊，借酒消愁。原来他深爱的女子怀着别的男人的孩子并为这个男人割腕自杀了。女友的死让他无法轻松自如地继续从前的生活，痛与恨成为了阿邦存活下去的精神食粮与前进动力。

对这个未知男人的恨让阿邦同样走上了复仇的道路。女友死后，揪出这个害死他女友的男人成为了他必须要完成的使命，也是为女友报仇的唯一方式。他想通过亲手把他杀死来祭奠死去的亡魂，于是，他颓废、努力地寻找着关于他的点点滴滴。

找着了，看到了，却想放弃了。在阿邦想要杀死对方的一瞬间，在他想要一拳捶下去的瞬间，他心软了。原来阿邦的女友死前曾在酒吧里痴情等过他，但他却在赴约的途中遭遇车祸变成了一个植物人。于是，一对有情人从此阴阳两隔，留下的只是他这个局外人混沌地挣扎着。看看躺在病床上一动也不动的这个男人，原来也曾如他一样，深深地爱着她。阿邦恨了三年，却也是枉然一场。在那一瞬间，阿邦了然了，仇恨掌控了他，让他差点失去随身的另一份幸福，所以在最后一刻，阿邦痛苦却也轻松地放手了。

阿邦选择了宽恕，选择了心中的良善。面对病床上的植物人，阿邦女友昔日的恋人，阿邦不仅没有杀他，反而每周去照顾这个男人。多年的追逐其实是不断延长受伤的记忆，不断伤害自身的过程。杀了他能够偿还什么，杀了他能够得到什么。一切皆是因误会而引起。在《伤城》中，同样身怀仇恨，同样"哀莫如心死"的两个人，命运却是截然不同。刘正熙付出了生命的代价，阿邦得到了灵魂的救赎。阿邦瞬间的良心苏醒让他脱离了仇恨的煎熬，走出了自己建筑的伤心围城，也获得了新的生命。

　　刘正熙和阿邦心中都有一座伤城，不同的是，刘正熙选择了铭记伤痛，而阿邦逐渐在痛苦中学会了理解与宽容。背负受伤记忆的枷锁，心中的仇恨只会越积越多。刘正熙虽然得偿所愿，报了灭门之仇，但同时也失去了一切。阿邦虽然没有得偿所愿，但他挽救的不仅是自己，还有爱他的人，他爱的人。曾经他以为可以毫不在意的，在他将要失去的时候才发现无法割舍。仇恨一步步将他推向深海边缘。阿邦在痛苦的挣扎中，选择了淡忘仇恨。他说："以前想当警察，总想改变世界，到头来什么都没有改变，都不晓得自己在干些什么，后来渐渐发现是世界改变了自己。"

　　在痛苦中缅怀仇恨，是一种成熟，也是一种进步。用宽容的心化解心中的伤，是理智的上升，也是人性的回归。这不由得让我想起了这样的一个故事，一个宽容的故事。

　　两个朋友结伴穿越沙漠，在旅途中因为一些小事他们突然吵了起来，其中一个朋友掴了对方一记耳光。被打的人感觉很受伤害，但他选择什么也不说，只是在沙地上写下了这么一句话："今天我最好的朋友掴了我耳光。"之后，他们继续前行。当他们穿越绿洲时，被打的人不小心陷入了泥潭，并开始深陷，之前打他的朋友伸手救了他。在他从几近淹死的边缘中苏醒过来后，他在石头下刻下："今天我最好的朋友救了我的命。"他的朋友很是不解，问他："为什么我伤你之后，你在沙子上写字，现在却把字刻在石头上？"他回答道："当有人伤害了我们，我们应该把它写进沙里，宽恕的风会把仇恨抹去；而当有人为我们做了好事，我们应该把它刻在石头上，没有

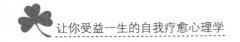

风可以将它抹去。"

毛泽东曾经说过："没有无缘无故的爱，也没有无缘无故的恨。"

人与人之间的恨主要是指人们之间的恩怨情仇，是属于个人精神感情领域的范畴。要化解恨首先要明白是哪种性质的仇恨，是情仇还是物仇。如现代社会中的婚变，即可在爱情失败或爱情抢夺中因感情失落而产生极度仇视的心理带来的仇恨。所谓"爱情可以拯救一个人也可以毁灭一个人"讲的就是爱情在正确的轨道上运行的时候带来的是幸福，而在非正确的轨道上进行的时候带来的可能就是毁灭与仇恨。又如，当一个人的自我得不到他人的认可，或者一个人的心爱之物被他人无理占有，或者一个人无力超越想要超越的人，或者嫉妒比自己强大的人时，都会产生不可名状的愤怒、仇恨心理。

在法治社会中，不管是哪种性质的仇恨，都不要去恨，要学会谅解。恨不是解决问题的方法，恨只会导致更恨，即所谓"冤冤相报何时了"。面对恨，要学会谅解。谅解是一种宽容的表现，它不仅能够让我们富有同情心，让我们变得仁慈之外，更重要的是它能够减轻由伤害而造成的痛苦，有助于治疗伤痛，有利于我们的身心健康。懂得谅解是一回事，真正做到谅解又是另外一回事，这是艰难不易的过程。但是请不要忘记，要想摆脱过去痛苦的记忆，过崭新的生活，就必须放弃阻碍我们宽容的因素，如面子问题、虚荣因素等，要设身处地地站在对方的立场想问题，对人生要有合理的期望，对他人也要有合理的要求。只有这样，你才能真正地学会宽容。

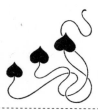

第5章
疗愈抱怨的情结，积极的态度改变一切

抱怨，是生活中常见的一种行为，也是必不可少的行为。但大多数人的抱怨都是啰唆、无聊的唠叨，给自己的生活、工作带来不利的影响，进而危害他们身心的健康。

大多数的抱怨都没有实质性意义，因为人们抱怨的是没有办法改变的事实，或者是不需要改变的事实，这样不利于问题的解决，反而使情况越变越复杂。有些人的抱怨不是为了使事情发生变化，而是为了推卸责任，这种抱怨比较自私。难道说所有的抱怨都是无益的吗？那也不见得。抱怨是门艺术，通过抱怨是否能够改变现实中一些不满意的地方，这需要很娴熟的处事技巧。想要让事情变得更好的人一般不会选择抱怨，而是积极地寻找改变的策略与方法。

你抱怨生活了吗

某天看到朋友的网络空间中有几幅非常精彩的漫画，欣喜之余就把之转载过来。在与周围朋友玩笑过后，再对之细细品味，我发现漫画中蕴藏的道理值得每个人借鉴与欣赏，尤其是对生活在复杂浮躁不安的年代中的我们来说更是如此。

漫画的故事我用语言的形式将之描述，讲的是一群上帝的信仰者，背着沉重的十字架在沙漠中一路前行。沉重的十字架让他们大汗淋漓，步履艰难，他们佝偻着腰，用尽全身的力气一步一步往前挪。这时，一位年轻人实在受不了过重的负荷了，于是乞求上帝，"可不可以把十字架砍掉一部分啊？"在得到上帝的默许之后，年轻人扛着比别人少一截的十字架，满怀激情、异常轻松地继续着他的征程。可是不久之后，年轻人感觉肩上的重量更胜于之前，他气喘吁吁地不得不停了下来。他看了看周围，无奈地向上帝抱怨："这太重了，岂是我这弱小的肩膀所能扛起的啊，上帝我可不可以把它再砍掉一截呢？"上帝无奈地摇了摇头，算是答应了这位年轻人的请求。之后，年轻人带着轻松惬意的笑容走在人群中。

就这样，年轻人不停地走走停停，每次停下来他就向上帝抱怨他的十字架太重，他扛不动，他要砍掉一截。最后，疲惫不堪的人们终于看到了幸福的彼岸，闪着明媚阳光的对岸温暖得让人恨不得立即跳入感受她的抚摸与安慰。然而，想要跃入温暖的彼岸海洋必须先要跨过一个巨大的无底鸿沟。面对深不见底的临渊，人们没有想象中的恐惧与慌乱，他们卸下肩上沉重的十字架搭成横跨两岸的桥梁，轻松走过。但是一路砍掉十字架的年轻人却不能顺利到达光芒闪耀的黄金彼岸，因为他发现自己的十字架太短了，无法够到对岸，无法做成桥梁。年轻人只能暗自遗憾，暗自后悔，默默流着眼泪，跪倒在十字架面前深深忏悔……

　　如果你也是旅途中背着沉重十字架的其中一个，你会怎么做？如果这份沉重已经重到你无力承载，你会向上帝抱怨它太重了，并乞求把它砍掉一截，轻松上路吗？我想这个问题的答案在每个人心中酝酿，每个人有每个人不同的回答。生活绝对不是一帆风顺的，有些看似平坦无崎岖的走向，未必就不会经受大风大浪的侵袭。生活给我们的重重考验不是我们通过计算就能够预料得到的，生活是个未知数，可能让你轻松，也可能使你感到喉头哽噎，也可能让你窒息而亡，面对生活如果你如漫画中的年轻人一样不停向上帝抱怨，你会感觉生活越来越重，越来越超出你能力承担范围，你会毫不犹豫地砍掉上帝给予你磨炼的十字架，到最后，在你需要它的时候却发现自己在很早以前就把它丢掉了。因为惯性使然，谁不想选择既轻松又有趣的生活呢，关键是你如何选择面对。

　　如果肩上的十字架是负重不堪的生活的话，那么上帝就是游走在生活中的人们心中不灭的信仰，她指引着人们不断前行。在这个看不到阳光彼岸的漫长旅程中，如果没有信仰的存在，不是每个人都能坚定执著地往前迈进的；扛着沉重不堪的重压坚持到底的人，看到耀眼的希望就在眼前的时候，如果没有之前的艰难困苦与沉重不堪，又如何能够品味到拥有她的快乐呢，又怎么能够感受到绝处逢生的珍贵呢！生活与信念两者缺一不可。面对生活，不能动摇信念，以自私的理由向生活、向上帝抱怨自己的不坚持，最后向上帝忏悔的绝对不是遵守信念、认真生活的人。

　　抱怨是对自己信仰的不尊重，也是一种不信任，是给自己意志不够坚定找合理的理由与借口。作业太多时，你有没有在心底无数次地咒骂昼夜不息为你批改作业、熬红了双眼、累垮了身躯的老师？工作做不完，加班加点地赶工时，你有没有心不甘情不愿地坐在办公室故意拖拉时间？当老师、老板严厉批评你时，你有没有抱怨他们多此一举却又为自己日后犯同样错误而付出惨重代价深深自责呢？向生活抱怨的人会想尽一切方法给自己找合理的理由与借口让自己过得尽可能舒服、惬意。做不完作业，那是因为作业太多；做不完工作，那是因为老板太过苛刻。抱怨的人很少会想到失败，做不到恰恰是因为自己先砍掉了通向成功彼岸的强大翅膀。仔细想想，你有没有向生活抱怨过，或正在抱怨着呢？

你抱怨的事情真的很严重吗

当小雨与楠重新握手言和，重新紧紧拥抱，重新奋力击掌的时候，她们以一种只有她们自己才能感受才能了然的淡然相视而笑了……是啊，回首不久之前发生的事情，如今的小雨才深刻感知她的抱怨是多么的滑稽可笑，多么的伤神伤气，多么的软弱无力；她抱怨的事情只不过是她想要敞开的心怀忽然受挫，忽然被人误解，忽然词不达意的变相抵抗，她抱怨的事情只不过是她热情的期望暂时遇上了凝结的冰山，骤然僵化的脆弱；她抱怨的事情只不过是她执著地想要被理解却陷入了难以理解对方的混乱困境中不自觉地衍生出的敌视……这是抱怨的本质吗？

回忆过去，无奈只剩尴尬……

楠是小雨非常要好的朋友，当楠提议一起去做新发型的时候，小雨实在是难以拒绝。爱美之心人皆有之，更何况正值青春年华的年轻女孩们，换个发型换种心情。但一想到要在美发店呆四五个小时，小雨就痛苦难耐。小雨是一个性格比较急躁的女孩，一般情况下无法忍受剪个头发要花一下午的时间。而且，小雨剪个刘海只需要一个小时，那么剩下的时间小雨就要一个人度过，这更让小雨无法忍受。楠一再向小雨保证，只要小雨陪她去，无论多么长的时间她都会陪着。小雨是一个缺乏安全感的人，所以容易把对朋友的信赖看成是维系她们之间亲密关系的纽带。

那天，小雨与楠怀着无比兴奋的心情走进了发廊，期待着她们美丽的转变。她们喋喋不休地谈论着生活的点滴，时间不着痕迹地从指尖穿过。当小雨还在感叹婀娜温柔的女子在华丽转身蜕变之前要经受怎样的痛苦与无奈时，青春靓丽的楠已经以一种全新的姿态出现在小雨的眼前，真的很美……

小雨的赞美还没有结束，楠却告诉小雨她有事要先走一步了，要小雨耐心等待做完头发……楠没有说到底是什么事情让她如此急迫，此刻她完全忘记了小雨即将要被放弃的恐惧与不安。忽然之间，信任被撕裂的痛楚溢满了小雨全身上下的每一根神经，每一颗细胞。小雨直直地盯着楠的眼睛，希望她能感受到她脆弱不堪的感觉，然而什么都没有，楠潇洒地转身，干净利落地挥手……

在发廊最后的三个小时，无论工作人员怎样逗小雨开心，泪水还是无法抑制地倾泻而出。伤心远远弥补不了小雨受挫的不平，这种不平衡感眼泪无法带走，愤怒也无济于事，小雨想了很多种能够让自己安静的方法，但都没有用。思维被撕毁的信任占据得不剩一丝空隙："如果现在你能够给我一通电话告诉我，你必须离开的理由；如果现在你能够给我一则短信告诉我，我让你为难了，那么我就原谅你！"小雨思绪混乱得如缠绕的发丝。头发做完了，完全不是小雨想要的效果。看着乱糟糟的头发，小雨心情烦躁，固执地拿起橡皮圈扎成她以往率性的马尾，尴尬地逃离。

浑浑噩噩地回到住的地方，小雨把所有的委屈全部指向了楠的忽然离开：楠让小雨又一次体验到被人抛离的痛苦，众人怜悯的目光；好好的一头飘逸长发被造型师弄得面目全非，花钱不说，原先的美感也荡然无存了。小雨感觉她今天真是倒霉到了顶点。

室友回来了，小雨把一切苦恼统统倾倒出来，抱怨造型师的烂技术，抱怨楠的无故背叛，抱怨众人不解的目光，任凭室友怎么劝说，小雨倔强地向室友抱怨全世界的不公平此刻都压在她的身上。之后心情不好的小雨早早上床休息了。快到凌晨的时候，楠哼着轻快的歌曲回来了。"今天真不好意思，本来说好等你的，对不起了。"小雨沉默以对，因为这不是她想要的答案，小雨认为她最好的朋友在她受伤之后，冷漠地递给了她一杯并不解渴的冰水，还想当然地认为一杯水疗伤已足够。

第二天，小雨依旧沉默以对……

第三天，第四天，一个月，小雨依旧无言以对，楠依旧缄默其口……

事实上，小雨十分明白那天楠为什么会突然离开，楠已经为她的失误向小雨说了抱歉，小雨无法释怀的是因为楠无意犯的过错让她体验了她最不想体验的感伤与痛苦，楠赤裸裸地揭开了遮盖小雨伤疤的面纱，所以愤怒的情绪体验让小雨暂时忘了理性是什么，宽容、理解是什么。

风和日丽，太阳普照的艳阳天，当小雨看见楠与一个高大帅气的男孩手牵手向她迎面走来的时候，小雨忽然明白之前内心衍生的诸多抱怨，对楠故意的不理不睬是如此狭隘与幼稚。与心爱的人迫不及待地见面收获一份幸福与美满，小雨又怎能忍心用自己内心的不安全来责怪、束缚朋友在寻找安全庇护的过程中无意所犯的过失呢！在爱情面前犯傻，是楠的生存哲学，小雨是楠最要好的朋友，学会谅解才是她们友谊长存的保鲜剂。这也是小雨长时间抱怨纠缠之后突然悟出的最简单也最直接的人生哲学。

看完这个简单的故事之后，我们也许会纠结小雨会不会太小气了，这么点小事也值得她这样大动干戈？静下心来仔细想一想，我们生活的周围有没有让我们大声指责、用力抱怨的小事呢？在我们大声抱怨的时候，我们是不是容易忘记"这其实是小事一桩"的思考？

在拥挤的公交车上，有的人被人狠狠地踩了一脚，推了一把，就破口大骂："没长眼睛啊，怎么这么不小心啊？"尖锐的声音顿时划过整个车厢，吸引了全车数百双眼睛的直视……知名学者、教授的演讲报告会上，瞌睡虫的光顾让不少人喃喃自语，"怎么这么无聊啊，连现场气氛都调动不起来，还知名学者呢？""简直就是催眠曲嘛"……

殊不知，在拥挤的场合，长眼睛的我们也会偶尔不小心冒犯他人，如果在我们后悔的同时得到的却是恶狠狠的羞辱，那么再怎么懊悔的心也会变得不再懊悔，反而会变成理直气壮的态度；精彩的演讲需要我们用心地思考、接纳与吸收，如果思维发生惰性，习惯占据优势，却把责任推卸于演讲的人，那么不久的将来我们注定是要感叹别人、艳羡别人或嫉妒别人，而终究不会成为被感叹、被艳羡、被嫉妒的"催眠曲"演讲者，所以说抱怨无济于事。

抱怨真的可以让事情更好吗

生活中只要有人的地方，就会有人与人之间交叉错乱的情感纠葛发生。面对这些杂乱纷扰的磕撞与碰触，人们难免会心情烦躁，产生诸多抱怨。生活之事有大有小，可大也可小，如亲密的朋友中途突然离去，公交车上的拥挤磕碰，知名教授的重大演讲等。面对生活中的大小之事，有的人积极面对，有的人抱怨不堪；有的人一笑了之，有的人斤斤计较；有的人就事论事，有的人对人不对事。生活有多大，人的差异就有多大。

小雨认为楠是她要好的朋友，朋友之言重千斤，说好等就不能不等，这是小雨的处事原则，常规情况下违背不得，破坏不得。楠固然是做错了，小雨是她的朋友，也是她的室友，她应该了解小雨为人的准则与处事的原则。特殊情况下要打破小雨的处事原则，首先要尊重小雨内心的这根准绳，之后提出自己的两难境地——离开是迫不得已的，但事先的承诺也是必须要遵守的。小雨绝对不是毫不讲理的人，也不是任性而为的人。从另一个角度来讲，如此牢固坚守信诺的人绝对是一个替他人着想、为他人甘愿付出的人，所以楠的困境根本就不是困境。遗憾的是楠没有遵守事先的承诺，也没有意识到不遵守信诺对小雨来说是种严重的伤害，所以小雨随后产生的抱怨情绪也是合情合理，可以理解的。

任何事情都存在度的界限，一旦超过这个界限，矛盾就会发生，伴随而来的不满情绪就会困扰我们的心智。

小雨也做错了。对朋友的失误或者错误，小雨采用了一种消极的回避态度。不满的情绪在心里堆积越来越多，渴望被人理解的愿望就越来越浓，所以选择向周围的人抱怨自己的委屈，抱怨朋友的不忠就成了小雨缓解内心焦虑的方式与手段。但是，抱怨真的能够使事情向好的方面转化吗？小雨无声的抗议、唠叨的指责是否真的让小雨心里舒服、心情快乐吗？小雨采取的抱怨方式达到她最初的目的了吗？一个月的冷战，"此地无声胜有声"，现实明白地告诉我们：抱怨没有使事情变得更好。

　　小雨的沉默让楠开始反思自己，到底错在了哪里。楠带着和解的心情想要与小雨好好地谈一谈，化解她们之间的矛盾。但小雨的抱怨激起了楠更强的不满与抗议，"本来是我有错在先，但你的态度让我感觉已经不存在化解的必要了"。于是，楠选择缄默其口。这就是抱怨可以让事情变得更糟的源头。矛盾的化解在于一种积极的态度，有化解的渴望才会有和解的结果。抱怨是一种回避问题的消极态度。不管小雨最初抱的是一种怎样的心态，抱怨只会让事情越来越糟。

　　这里面就要涉及两个问题：一个是矛盾的产生，一个是和解的态度，而抱怨是处于两者之间的中介变量。也就是说，生活的摩擦直接导致抱怨的产生，有了抱怨，人们就有了面对问题、解决问题的态度。这里最为关键的还在于抱怨的性质与强度。如果人的抱怨是为了能更有效地解决问题，那么抱怨太轻，起不到解决问题的目的；抱怨过重，又会引起对方的反感，也不利于问题的解决，所以中度的抱怨是最为理想的水平。如何抱怨适中，这是哲学的艺术，更是生活的思考与感悟。

　　更多人的抱怨出发点不是为了更好地解决问题，而是心理不满足的欲望奢求。小雨的抱怨没有考虑朋友的立场，没有给朋友一个解释错误的机会，或者是硬生生地切断了朋友道歉的真诚。小雨的抱怨是释放心理委屈的一种手段，是收获安全的一种方式，她忽略了问题的根本所在，于是她痛苦徘徊了一个月。楠的幸福敲醒了小雨偏执的思维，是自己给自己挖了一条钻牛角尖的死路。小雨勇敢地面对了自己，勇敢地面对了好友，误会就这样化解了。一场没有必要发生的无硝烟战争，在两人握手言和的瞬间转成了淡然的微笑。

　　我们一般所讲的抱怨都局限于第二种，是对生活中矛盾冲突的碎碎念。没有实质性的意义，对于问题的解决没有丝毫的引导作用。公交车上的拥挤，我们都经历过。在推搡中，被别人不小心踩一脚，或你"无意"还回一脚，大骂他人不长眼睛，被人大骂不长眼睛，是否能够让被踩了的脚没有被踩呢？抱怨司机开车如蜗牛一般，抱怨人多得如蚂蚁一般，是否能够让拥挤的车空间变得宽敞无比呢？是否能够让司机在道路阻塞的夹缝中疾驰飞行呢？如果可以的话，那就尽情抱怨吧！

事实上，周围抱怨的声音没有片刻停止，大家依旧你来我往地互相推搡，不去侵犯他人也绝对不能让他人侵犯，在狭窄的车空间里呼吸依旧难以顺畅，司机的喇叭按了又按，车上的人下不去，车下的人上不来，彼此的抱怨唾骂还是不绝于耳，响彻四周。抱怨有用吗？既然没有用，那就请闭嘴吧！用宽容的心，用理解的情，用真挚的笑容，用温馨的语言打破僵局，营造崭新的局面，也许在其乐融融的氛围中，等待就不会那么漫长。

抱怨是一种疾病

智者在云游四海的途中碰到一位神情挫败的男子，只见该男子衣衫褴褛，灰头土脸，犹如霜打的茄子一般垂头丧气。男子见到智者犹如见到救苦救难的观世音菩萨一样，一把鼻涕一把泪地向智者诉说他的痛苦：他们全家十几口人共同生活在一间窄小的小木屋里，紧张压抑的居住条件让他快要窒息了，他觉得他精神快要崩溃了。"我的家简直就是地狱，再这样下去，我就要死了……"男子一个劲地向智者弯腰叩头，请求智者的帮忙。

智者捋了捋雪白的胡须，眯了眯狭长的双眼，转了转清澈的眼珠，不紧不慢地说："你家不是有一头奶牛、一只山羊和一群鸡吗？你呢，只要把这些家畜、家禽带到屋子里去，与家人一起生活，你的问题就会迎刃而解。"男子一听大为震惊，虽然疑惑但还是遵守之前的约定按照智者的建议去做了。

还没过一天，男子更加痛苦不堪地前来寻找智者，"智者，我家现在完全就是地狱，家畜、家禽完全无视主人的存在，作威作福，情况变得比之前更糟，你的建议真的快要把我逼疯了，到底该怎么办呢？智者，快帮我想想办法吧。"男子的神情确实比之前还要颓废百倍，一脸的惊慌失措。智者平静地看了看该男子，"那你就把那些鸡赶出房间好了"。又过了一天，男子还是一样地痛苦不堪，"情况仍然没有好转，鸡虽然不跳了，但山羊还是撕毁了我家里的一切东西，家里的抱怨如同噩梦"。智者依旧平静地说，"那好办，你就把山羊也赶出去好了"。又过了一天，男子依旧愁眉苦脸地跑来求救智者，"奶牛现在把我家当成了牛棚在里面吃喝拉撒，人怎么能够忍受呢？可不可以把牛也赶出去呢？"智者的回答是，"还等什么，那就赶紧把牛迁出去吧。"

故事结束了吗？我不知道。我只知道过了几天男子兴奋无比地跑来找智者，想向智者表达最真挚的谢意，因为他终于找回了他渴望的安静生活，没有了家禽、家畜的骚扰，家里显得那么宽敞、明亮，妻子显得如此美丽大方，子女那么可亲可爱。可是智者几天前就已经离开，继续过他闲云野鹤般的生活。

男子的处境与之前相比有本质上的改观吗？没有。但男子的幸福程度却得到了质的飞跃。聪明的人不用思量就能明白。这是因为相比较最早之前的痛苦生活，男子经历了一段更为严峻，更为不幸的生活，所以面对一样的生活，他却感受到了无比的快乐，因为他学会了珍惜，因为他懂得了忆苦思甜的道理。

我们很难界定幸福是什么，但我们却常常抱怨自己过得有多么的不幸。从本质上来讲，这种不幸是与周围人进行比较产生的。所以说，抱怨自己的不幸是一种疾病，是因为处处比不上自己高攀不起的他人而产生的一种悲观情绪，是因为处处强求自己无力获取的他人的富有而产生的心理疾病。想一想，自己真的有那么不幸吗？

用心感受一下自己的生活，有慈祥敬重的父母，有温暖可亲的爱人，有天真活泼的子女，有舒适的学习环境，有待遇不错的工作，有不算豪华却很温暖的房子，有三五个知心乱侃的好友。用心体会，你是不是拥有了其中的一项，那么恭喜你，你是幸福的人。如果你还在抱怨为什么别人住的是别墅，别人开的是跑车，别人是从名校毕业，别人年薪几十万，别人……那么请静下心来看看身边，"几百万的大学生毕业找不到工作……""股票大跌又有人跳楼自杀……""某某飙车又撞死了无辜之人……""城市务工人员今年比重又上升不少……"比上不足，比下绰绰有余，抱怨的人常常是身在福中不知福。

大的道理谁都懂，但负面情绪的加工厂——大脑杏仁核却不会就此休眠。曾经有一篇日志叫《我们这一代》，讲的是我们这代人面对生活的转变心理产生的巨大落差。"当我们读大学的时候，读小学不要钱；当我们还不能工作的时候，工作是分配的；当我们可以工作的时候，工作变得很难找了；当我们不能挣钱的时候，房子是分配的；当我们能挣钱的时候，发现房子已经买不起了；当我们没有进入股市的时候，傻瓜都在赚钱；当我们兴冲冲地闯进股市的时候，才发现自己成了傻瓜；当我们不到结婚年龄的时候，骑单车就能娶媳妇；当我们到了结婚年龄的时候，没有房子汽车娶不到媳妇；当我们没找对象的时候，姑娘们是讲感情的；当我们找对象的时候，姑娘们是讲物质的；当我们没找工作的时候，小学生都能当领导；当我们找工作的时候，大学生只能洗厕所。"

粗略一看，好像现实就是这样，于是深陷此中、不堪与命运搏斗的一部分人被自己的杏仁核操纵窒息，衍生出大量的负面情绪，哀怨连天，甚至自暴自弃。但仔细想一想，他们是不是陷入了"杞人忧天"的困惑中去呢？

读书、工作、结婚、赚钱等都是我们生活中的一部分，我们在事事担忧着，时时奋发着。已经有了一份稳定的工作，却总在热切地回顾着别人高薪水的职位；已经拥有了温柔婉约的爱人，但"野味"的感觉又是如此地噬骨销魂，令他们欲罢不能；已经有了宽敞舒适的温馨小屋，望着别人的豪华别墅总认为自己太过不幸。可你知道还有多少人现在还游移在找工作的边缘，有多少人因为没有稳定的收入而不敢贸然步入婚姻的殿堂，又有多少人年过三十仍是城市蚁群一族？

有句俗话叫：人心没底，吃了五谷想六谷，吃了龙肉想豆腐。我们为什么总要拿那些我们得不到的东西作比较呢，总觉得拥有他人拥有的就是幸福，而自己得到的就太不稀奇，太不珍贵了？有了差异也就有了动力，但习惯抱怨的人早已习惯了比较，无论获得多少美好总认为不够好，因为在他们上面还有更好的。他们总在仰着头看世间的美好，却忘了自己脚底下的踏实。本应该是幸福占据的心却被别的东西撕毁了，难怪他们抱怨连天呢！所以，抱怨是病，抱怨是比较的贪念病，整天怨来怨去的人病得不轻。

学会控制自己的抱怨心理

通过近十年的努力工作，小刚终于拥有了一套属于自己的房子。这是小刚第一次通过自己的辛勤劳动努力拼搏而来的，所以小高的那份高兴呀，简直难以用语言来形容。小刚心想，自己一定要好好地装修这套房子，建成一个最现代最舒服的家，然后把乡下的父母亲接过来享受一下城市的舒适生活。

于是，小刚不辞辛苦地跑上跑下，跑进跑出，不遗余力地督促装饰公司的工作人员认真，再认真。而且小刚还花了大笔的钱买最好的红木家具，买最好的大理石地板，买最先进的家电、卫浴厨具。这次的房子装修几乎花光了小刚剩余的所有积蓄，但当小刚搬进焕然一新的房子时，他觉得一切都是值得的。尤其是当他铁哥们去他家做客时，所流露出的那份羡慕更是让小刚觉得自己的一切辛苦都是超有所值。因为他感受到了巨大的幸福，他让父母亲也感受到了巨大的幸福。

可没过多久，小刚认为自己的幸福被彻底颠覆了。某天，小刚受邀前去参加朋友的生日庆典，并顺便参观了朋友新装修的一栋别墅，参观之后，小刚之前对自己房子的满意感就彻底消失了。那是一栋三层的欧式别墅，房屋既宽敞又明亮，别墅的顶层还有一巨大的露台，可以俯瞰整座城市。房前有大大的草坪花园，房后有巨大的露天游泳池，最让小刚羡慕不已的是朋友停放在路边的凯迪拉克轿车，一切都是那么的完美无瑕。

　　小刚受挫了。回到自己的房子，小刚觉得大理石的地板不再那么光彩照人了，之前宽敞明亮的客厅此时显得如此拥挤窄小。小刚忽然觉得自己是多么的不幸啊，耗尽所有的积蓄装饰出来的房子还不如朋友家的一个浴室漂亮，小刚如霜打的茄子一般颓废地跌坐在沙发里，久久不言一语。

　　幸福是什么，幸福是一种主观感受，幸福是对生活的满足。对生活满足感的产生不在于生活给你提供了什么，而是你在生活中感受到了什么。感受付出，感受获得，体验幸福，这是生活真谛。但这种感受、体验容易受外界诱惑的干扰，容易淡化，容易烟消云散。小刚看到朋友的豪华别墅之后，心理落差让他忘记了幸福的来源——辛勤的劳动，汗水的付出，小刚全部的心思被不平衡感紧紧地占据着。他忘记了，朋友的幸福也是朋友付出的收获。我们是不是也常常陷入此中不可自拔？羡慕别人的成就，羡慕别人的拥有，抱怨自己的平庸，抱怨自己的一无所有？

　　很大程度上，幸福与不幸福是通过比较产生的。当小刚看到他的朋友对他的新房子露出羡慕不已的神情，听到他的朋友对他的能力赞不绝口的时候，小刚的幸福指数达到了顶级；当小刚看到他的朋友拥有比他好十倍甚至百倍的豪华房子、漂亮车子时，小刚幸福的指数顿时降到冰点。

　　不要不屑于小刚的行为，因为我们很多人都是如此。还记不记得，当十年前拥有了自己的第一部手机时，虽然外观不怎样，但还是欣喜若狂，因为你是你们班第一批拥有手机的人之一，所以非常开心。后来班上拿手机的人越来越多，你开始抱怨自己的手机有多落后，有多不潮，于是开始攒钱买时尚流行的漂亮机子。后来，你拥有了让同学羡慕不已的新手机，暗自高兴了好久。慢慢地同学都开始更换自己的手机，于是大家都不再互相羡慕，而是暗暗较劲，谁的更好，更先进。于是，幸福与不幸福的困惑在大家年轻气盛的时代此起彼伏，潮流不息。

　　长大后，当别人挤着公交车、骑着自行车去上班，你却可以开奥拓，幸福感油然而生。但当你发现周围的很多人都有自己的宝马、奥迪时，你发现奥拓是多么的老土，渐渐衍生的不幸感让你开始不停抱怨，抱怨老天的不公，抱怨命运的捉弄。奥拓还是原来的奥拓，但拥有它的心情却已是天囊之别。

控制自己的抱怨心理，也就是控制自己的比较贪念，对我们获得幸福的满足感是非常重要的。幸福就是要体会生活，而不是剥夺生活，从复杂多变的生活中体验收获的快乐，体验拥有的珍贵。常听父母讲："这要是把你放回我们那个年代，天天吃玉米面糊，你肯定不会有这般抱怨……"当然，父母并不是真的希望我们能回到过去，体验艰辛，而是让我们明白拥有现在的生活真的已经是大幸了。

试想一下，400平方米豪华的别墅，一到晚上冷冷清清，没有五谷饭香的飘逸，没有其乐融融的欢笑，小刚，你愿意拿家人相处的快乐来交换400平方米豪华的别墅吗？没有了家人的陪伴，没有了温暖的来源，任何奢侈的东西都将变得廉价不堪，就如生命只剩躯壳，丢掉灵魂一般。所以，请停止你的抱怨吧，认真感受生活的美好，别人的再怎么漂亮也是别人的，自己的再怎么不好也是自己努力奋斗得来的。始终记得：珍惜是福。

学会应对他人的抱怨

不久之前，小雪的朋友婷婷失恋了。一段只维系了不到两个月的恋情就这样以男孩的出轨而宣告夭折。婷婷说："分手了，却没有痛哭的渴望，更多时候是想哭哭不出来的压抑……"婷婷释放情绪的方式是诉说，向周围的人抱怨，熟悉的，不熟悉的，认识的，不认识的，只要是接近她的人，都难逃被当成"垃圾桶"的命运。小雪静静地、用心地倾听婷婷的诉说，没有丝毫的怨言。"为什么要放弃我？我到底做错什么了？为了配合他，我可以不做我自己，为了配合他，我可以放弃我自己。这么短的时间，他了解我吗？为什么他就不能试着站在我的立场为我想想呢？……"婷婷没有哭，但却抑制不住地反复抱怨着对方的错。

作为婷婷的朋友，小雪无法漠视婷婷无休止的诉说与哀怨。美国著名的成功学大师卡耐基曾经说过：当一个人诉说自己的想法、困惑时，即使你对他的论点不加赞扬，也要克制心中的冲动，千万不能中途插嘴，打断对方的话。因为，此时此刻对方真正关心的并不是你的想法如何，而是自己心中的困惑是否毫无保留地得以宣泄。这个时候，最明智的做法就是把说话、表现的机会让给对方！做一个完全的聆听者！

小雪明白聆听者的重要性，所以最初的时候，小雪总是无条件地倾听婷婷诸多的抱怨与悔恨。但当小雪听明白整个事情的真相之后，她发现婷婷抱怨的一切是那么的不切实际。一味地怨恨对方，一味地责怪对方，却不从自身寻找原因所在。经过多日的情绪发泄，小雪认为如此地放纵婷婷，实际上是给予她某种程度上的认可与支持，认可她错误的做法，支持她对对方的指责与批评。如果继续这样下去，婷婷将永远认识不到自己的错误所在。

婷婷是一个漂亮的气质性女生，也正因为这样，她的个性要比一般人高傲许多，自我许多。小雪本着为朋友好的意图向婷婷说道："没有一个人能够容忍他人来操纵自己的生活与思想。从一开始你渴望恋爱的心理就已经决定你的恋情要由你来操控，遇到了他，你处处表现主动。然而在过程中，你希望对方来引导你，但你一开始的表现就已经表明了你是船长，不是舵手，无论舵手驶向哪里，没有船长的口谕航线始终没有方向。男生天生有保护女生的责任、权威，当这种权威遇到了更强的权威时，他只会无力，想爱却又无力爱，所以最理智的方法就是分手。"

分手了，婷婷没有哭泣，只有抱怨。她的行为意图只是在向众人表明：这不是我的错，完全是他的错。一方面为自己的心理症结找充分的理由，另一方面又能重新获得甚至控制众人注视的目光，所以她不遗余力、不厌其烦地一遍一遍地诉说着自己感情所发生的一切。在这个过程中，很值得注意的是，她不停地强调对方是如何如何地爱她，喜欢她。实际上是用掩饰的手段来补偿自己控制的失败，她只是在保护自己。

小雪认为，婷婷的童年期肯定经历过一些创伤性事件，这些创伤性的事件由于没有及时处理好，而造成她不安全感因素的滋生。面对这种困境，她适当地利用了心理防御机制——控制，使自己免受心理痛苦。但是，一个人如果习惯用心理防御机制的手段去处理问题，结果反而会加重自己的心理痛苦。

心理防御机制有一个本质特征，就是逃避真实，否定真实的心理感受，歪曲造成痛苦的客观事件。控制的欲望导致她感情的失败，习惯采用的心理防御机制让她不停地向外界诉说，把责任归之为对方的错。

在婷婷意识表层她并不知道自己正在做什么。而控制欲望的来源，正是她幼年期的不安全感所导致的。她期望通过自己掌握主动，从而使自己心理免受伤害与痛苦。但是当她遇上一个同样具有操控欲望的对象时，这种寻求安全的方式就会失效，所以分手是必然的。

回想一下，你周围有没有这样一些习惯抱怨，习惯哀怨的朋友呢？你是他们最亲密、最知己的好友，面对好友琐碎、无趣的怨天尤人，你会怎么做？是把说话、表现的机会让给好友，自己甘愿做尽心尽情的聆听之人，还是及时制止好友，以防其陷入"抱怨轮回"的漩涡中呢？很多人面对朋友的困惑与苦恼，总急于解救好友于水深火热中，所以在朋友诉说完之后，立即滔滔不绝说个没完，丝毫不给朋友表达自己想法的机会。本来朋友是想发泄心中压抑已久的哀怨情绪，现在看来谈话已经成为对方的舞台。也许，你讲的合情合理，分析的头头是道，但过多地介入朋友内心的伤痛，朋友抱怨的筹码就又多了一项。

所以，帮助朋友梳理心中的困惑，给朋友一个抱怨的机会，从某种程度上来说有利于朋友情绪的疏泄。

然而，当一个人抱怨的心理得到了你默默的支持，就像溺水之人抓到一根救命的稻草一般时，滔滔不绝的责怨会越来越严重。因为在抱怨的过程中，人们的眼睛往往会被愤怒的情绪所遮挡，看不到事情的真实面貌，只知道自己是世界上被抛弃的人，受伤严重的人，而忘记了受伤的根源在于自己错误的理念。发现花生有325种用途的美国化学家乔治·华盛顿·卡佛说："99%的失败是由习惯找借口的人造成的。"这话有一定的合理性。

也许，有人会说，抱怨的人情绪发泄出去了，真理也就随之清晰可见了。对于明智的人来说，确实如此。但反过来，明智的人也不会滔滔不绝地抱怨，怨天、怨地、怨命运。所以，任何事情都有其合理性。

面对寻找精神支持不停抱怨的朋友，作为他的好友，你不能坐视不理。在他情绪宣泄以后，要及时帮助他理出挫折的本源是什么，要让朋友明白自己抱怨为哪般，能够心中开朗。

属于自己的不抱怨的世界

还记得2008年春节联欢晚会上那位声情并茂地演绎自创歌曲《期待》的盲人男孩吗？那位惟妙惟肖、难辨真假地模仿单田芳、曾志伟、刘欢等明星的音乐天才吗？他的音乐才华、他的模仿能力让每一位观众倾倒、赞叹不易。曾有人这样评论"他模仿的曾志伟比曾志伟本人更像曾志伟"。

他，是杨光，来自哈尔滨的北方汉子，是一位盲人，更是一位天才。他的自创歌曲赢得了无数人的欢呼与掌声。深情的《期待》打动了挑剔的春晚导演组，让亿万电视观众记住了他。他为残奥开幕式创作的《欢聚北京》成功入选，成为开幕式歌曲之一。他还是光荣的残奥火炬手。同时他也是一位非常棒的键盘手，他的竖琴吹得也相当有水平。他是音乐天才，他更是一位模仿天才，他能非常精准地抓住每个人的声音特点，如歌唱家刘欢，著名的相声演员马三立，我们耳熟能详的影视演员文兴宇、曾志伟，说评书的单田芳，他把他们最有特色的声音提炼出来为他所用，所以他的表演比被模仿之人的表演更逼真，更绝妙，更深得人心。

如果这些才华发生在一个正常人身上的话，我们除了钦佩就是赞叹。但杨光不是正常人，他是一位生活在黑暗世界的盲人男孩，所以我们不仅惊叹，更是感动。杨光出生刚刚八个月便因视网膜母细胞瘤而彻底失去了视力，当他还在襁褓中嗷嗷待哺的时候就走进了黑暗的世界，在他的脑海中没有任何关于他生存的世界的点滴影像记忆，也没有任何色彩斑斓的体验与感受。也许正因为这样，所以杨光对声音特别敏感，与其说是他与生俱来的音乐天赋，不如说是命运给他的一份特殊礼物。

我们都相信，上帝在关闭一扇门的时候，他必定会给你留一扇窗。钱钟书老先生说过，有了门，我们可以出去；有了窗，我们可以不必出去。窗打通了人和大自然的隔膜，把风和太阳逗引进来，使屋子里也关着一部分春天，让我们安坐着享受，我们无须再到外面去寻找。因为上帝开小差，杨光从小就失去了观看五彩缤纷、色彩斑斓的天空的机会，但上帝并不吝啬，他留给了杨光敏锐的听觉，让他享受春天风的自由，阳光的温暖，这何尝不是一种补偿呢？

失去门拥有窗的人，是否能够尽情享受到这份自由，这份温暖呢？我想，能够做到的人不多。但杨光做到了，他经受了常人难以承受的痛苦，他付出了常人付不出的泪水与汗水。所以，当杨光站在星光闪熠、万丈光芒的舞台上自豪地说"虽然我的名字和我的自身条件有很大差距，但我成功的标准就是把快乐、温暖传递给我的观众。谁又能说我不是真的阳光"的时候，台下的千万观众又怎么不感动落泪呢？

二十八年的阳光生活，杨光从不放弃以自己内心的热情去描绘生命的色彩，为自己也为别人的生活洒下炙热的光芒。他从不避讳自己是盲人，当小朋友嘲笑年幼的杨光是瞎子时，杨光也坦然面对，"我本来就是瞎子，他们说的也没有错，怕什么呢……"

尽管眼睛看不见，但杨光依旧坚持做自己力所能及的事，从很小的时候，他就自己穿衣、穿鞋、上厕所，而且不用拐杖。刚开始的时候，杨光总是摔跤，但倔强的杨光从不放弃，他一点一滴地记忆周围的环境，左几步右几步前面是什么后面是什么，他都要记得清清楚楚。这对眼睛正常的人来说是绝不可能做到的事情，但杨光做到了。当杨光像正常人一样自信满满地走上《星光大道》时，观众是否认真想过：他是靠什么走完这段路程的？《星光大道》分为四层，杨光在正式上台之前，靠着感觉一遍一遍地练习走台，直到他可以凭记忆准确地辨别方位，向现场每一面的观众行礼。

门是人的进出口，窗则是天的进出口。杨光用自己不懈的努力与坚持，告诉世人正常人能做到的，盲人同样能做到，而且做得更好。尽管付出了很多，但杨光做到了。在屋子里，窗引诱了一角天进来，驯服了它，驾驭了天，于是可以自由呼吸。

在现实世界中，被剥夺"天堂之门"的不只杨光一个，透过窗依旧能够触摸天堂色彩的也不只杨光一个。宋晓波，有着"沉默天使"之称的阳光好男儿，聋哑的生理缺陷并没有打垮他的人生，他精湛的才艺，他不屈的意志同样让亿万观众报以雷鸣般的掌声。看着他清澈的眼睛，看着他安静的笑容，看着他在听不见任何声音的情况下依然跟随节奏舞动，我们的眼睛静止了，我们的呼吸暂停了，我们的心跳暂停了，世界安静了……干净纯洁如天使般的宋晓波，用上帝为他打开的那扇窗，虏获了阳光，释放了热量，获得了他人生的辉煌。

眼睛是灵魂的窗户，我们用眼睛看到外界，同时也让人看到我们的内心。眼睛往往跟着心在转，所以孟子认为"相人莫良于眸子"。看宋晓波的眼睛，干净得没有一丝杂质，不是伪装，不是修饰，是天然。他舞动的身躯，传递着爱的信号。望向他干净的眼眸，我们看到了希望，看到了美好。杨光失去了美丽的双眸，但他的灵魂依旧闪亮。他用真诚热情的音乐唱出心灵的美好、情感的炙热、生活的真谛、生命的感悟。

如果换做是我们失去了灵动的双眸、失去了敏锐的双耳、失去了讲话的机会，我们会怎么样？我们有继续对抗挫折、困难的勇气吗？我们会撑开折断的羽翼继续飞翔吗？我们会隐忍痛苦的随时光临吗？还是我们会选择喋喋不休地抱怨，抱怨命运的不公平，抱怨老天的不厚爱，抱怨生命的脆弱不堪，抱怨自我的无能为力？

为什么我们拥有健全的身躯，健全的体魄，却无法完善健全的人格？为什么在有门有窗的屋子里，我们依旧看不到美丽的阳光，呼吸不到新鲜的空气，感受不到环绕四周的自由风？到底是什么遮挡了我们思考的睿智啊？

卡缪在《异乡人》里写道："仰望灰暗的天空，闪烁着星座与星辰，头一回，我的心向宇宙善意的冷漠敞开。"宇宙善意的冷漠就在于关门开窗的人的不可控，但星辰是一样的，光亮是一样的。什么时候拥有一个不报怨的世界原本就取决于你自己，开启的钥匙从来就不在上帝的手里。希望杨光、宋晓波的人生故事能够让我们警醒……

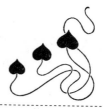

第6章
疗愈悔恨的心理，不念过去才能重新启程

心理学家认为，悔恨是一种没有尽头的"本来可以怎样怎样"的怪圈，使我们纠结于对往事的追忆当中。悔恨的感受是痛苦的，因为痛苦的来源有两个朝向，一个指向外，一个指向内。指向外的那一端让悔恨的人感受着"被恨"、"被鄙视"的痛苦；指向内的一端让悔恨者感受着"施恨"的苦楚，因为错误已经发生，他恨的只能是他自己。内外兼具的痛苦是双重的，无法消除。

俗话说得好，世界上除了没有后悔药，什么药都有。所以，悔恨是一种徒劳的心理，我们没有必要为已经发生的事情而后悔遗憾，而应当洒脱地与过去挥手告别，重新启程，开始崭新的人生旅程。

悔恨是怎么产生的

"生当作人杰，死亦为鬼雄。至今思项羽，不肯过江东"。宋代女词人李清照直白干练地为西楚霸王项羽吟唱心中的感慨与不解，成为流传千古的经典颂歌。

西楚霸王项羽以一己之力举起千斤重鼎，其勇猛为天下百姓所敬仰；凭自己豪爽的个性闯荡天下，结交了众多能人义士；他在推翻秦王朝的过程中建立了不朽的功勋，成为一代枭雄；战场上的他骁勇善战，义气冲天，他的战功曾显赫一时；他大败汉军，曾逼得刘邦四处逃窜，几次三番地丢妻弃女，狼狈之极。《史记·项羽本纪》中记载，项羽睁目叱敌，敌将"目不敢视、手不能发，遂走还入壁，不敢复出"。

项羽的勇猛善战、义薄云天让他在后人的心中留下不灭的印迹。但千百年来，人们更为疑惑的是一代枭雄项羽为何会败在草寇出身的刘邦手里，并搭上了自己的性命？他为何宁死也不肯过江东？"力拔山兮气轩昂，灭强秦兮在疆场。时不利兮乌江上，乌骓鸣兮空悲伤。"这巨大的反差让人们难以理解，难以接受。

司马迁在《史记·项羽本纪》中是这样记载的，项羽之所以自杀而不肯过江东，是因为自己羞于见江东父老。项羽被刘邦的军队追赶，逃到乌江江边。只要过了乌江，就可回到江东老家。江东虽小，地不足千里，人不足十万，但也足够使项羽成为江东之王了。渡江的船也早已准备妥当，只需项羽一个决定，项羽的人生从此就可颠覆。面对众人的劝慰，项羽无不伤感地说："天要亡我，我为何要渡！想当初我与江东八千子弟一起出去打拼，如今除我之外，无一人生还。纵然江东父老能够原谅我，依旧拥护我为王，但我又有何面目见大家呢？事情到了如今这般地步，我是多么悔恨啊……"之后，项羽自刎于乌江江边。

　　《史记》一直被世人认为是历史史料最权威的记载，司马迁的描述又带有非常浓厚的感情色彩，所以后人认为项羽虽穷途末路，但英雄本色依旧。后来的一些史学学者通过分析项羽的性格特征，对这个记载提出了很大的疑问。吕叔湘先生认为，项羽的斗争哲学是"非我即他"，也就是说，当他胜利的时候，他要把敌人彻底消灭，而当他受阻的时候，他甘愿毁灭自己，这是一种既不委屈自己，又能成全别人的选择。

　　当他为什么要在这个时候成全刘邦呢？他为何悔恨呢？项羽在自杀之前曾遭遇了无数次的失败，被刘邦军队重重包围，他最爱的女人虞姬因此而自杀身亡，他的军队溃不成军，一盘散沙，那时候他没有自杀；他受到农夫的欺骗深陷沼泽，狼狈不堪，他没有想过自杀。这些失败让他极端窘迫，但项羽没有悔恨，没有退缩，更没有放弃重建山河的气魄。被刘邦大军追赶，项羽设计的逃跑路线表明他要退守江东了，可就在将要成功的那刻，项羽选择了放弃。统领千军万马的项羽绝对是个坚强的人，他有着收复山河的雄心壮志，只要过了乌江，希望就会重生。生命力旺盛的项羽为什么会心中愧疚，为什么会心中悔恨？他的无颜回江东到底包含了怎样的悔恨心理呢？

　　项羽的勇猛，项羽的豪放，与他高傲的自尊并不相互冲突。或者从某种程度上来讲，他之前的种种战绩更是让他产生了深深的骄傲与自豪。过江为王？当时从这里信心百倍地领着几千兄弟，风风光光地离开，可是现在呢，他被敌人穷追不舍，当初与他一起离开的兄弟都已经成为刀下魂了，他甚至连他最爱的女人都没有保护好，他这般的窝囊如何再见寄予他希望的父老乡亲啊？乌江还是一样地流淌，静静的，乌江的对面是他曾经许下承诺的地方，是他立誓的起点，是他内心柔软的一角，他却没有执行到终点。他高傲的自尊让他无法面对心中的软弱，想了无数次的面对最终在面对的时候失败了。项羽用死维护了他高傲的自尊，也用死逃避了面对失败的勇气。

　　越是高傲的人，失败的时候越是悔恨。"如果当初怎样，如今也不会落得这般……""如果上天再给我一次机会，我一定会这样……"悔恨无法让失败的人低下他高傲的头颅，宁为玉碎不为瓦全是项羽的坚守策略，也是项羽的致命弱点。悔恨是一种徒劳的心理。对高傲的人来讲，悔恨是致命的，面对过去的失败，恨是痛苦的。解决这种恨的方式又是极端的。

我们身处和平年代，无法深刻体会项羽当时的人生历程。然而，在现实生活中，高傲地坚守自己的策略方针，固执地坚持自己的生存理念，即使预感到要失败，他们高傲的姿态也不允许他们承认失败。所以，当失败不可避免地降临到他们身上时，他们注定要付出血的代价。

1962年，英、法两国政府联合签署的"超音速运输计划"的失败，从某种程度上来讲，正是源于协和公司的高傲姿态。超音速飞机的造价要高出一般飞机造价的好几倍，而且耗油量也是非常巨大的。但当时的市场需求很旺盛，于是协和公司自信满满地认为，超音速飞机一定能够给公司带来丰厚的商业利润。然而，中东石油危机的爆发让石油价格飞速飙涨。超音速飞机的用油量如此巨大，而且运用和维护的成本也很高，在这样的情况下，订购该飞机的航空公司必定会大大减少。继续研制高耗油量的超音速飞机绝对是件冒险的事情。如果协和公司的管理层够理智、够低姿态的话，听到这样的消息即刻停止研发将是最正确的选择。

然而，协和考虑的是英、法两国政府的声誉，是载入史册的信心，如果现在停止了，那么之前投入的钱就打了水漂，更重要的是浪费了纳税人的钱，这是他们无法容忍的。结果，超音速飞机制成之后，由于其高昂的价格和运行成本，而少有航空公司问津。英法原本准备制造的一千三百多架飞机，最后只造了二十架，而且主要是由英、法两国自己的国有公司接收，造成英、法两国政府经济上、人力上、精力上巨大的损失。超音速飞机的研制不能不说是一个巨大的失败。

面对这样的失败和高昂的代价，他们悔恨吗？悔恨有用吗？英、法两国并没有因为制造出第一架超音速飞机而载入历史的名册，政府的声誉也没有获得大幅度的提升，美国制造飞机的霸主地位也没有任何撼动，反而承受了巨大的经济损失。想必那时候协和管理层想死的心都很强烈吧？

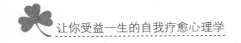

了解悔恨的真正含义

不管是远古时代的项羽，还是现代生活中的协和，到底是因为高傲的姿态而悔恨，还是因为悔恨而必须撑住高傲的姿态？这需要我们对悔恨有个清晰的界定。

某天，小刚饥饿难耐，看着街边路摊上香喷喷的包子、烤串，他热切的目光火热地注视着，他多么希望老板能够大发慈悲地给他两个。可是，老板看到穿着不洁、头发乱蓬的小刚，就如看到讨厌的苍蝇一样，一挥手，"又输钱了吧？去，别在这晃悠，免得影响我做生意"。

小刚已经好几天没吃过东西了，他实在是太饿了，可是身上的钱昨天晚上已经全部输掉了，又不敢回家面对妻子的质问。现在又被一个包子店老板当乞丐般地嫌弃，小刚非常痛恨包子店老板'狗眼看人低'的姿态，一怒之下，瞅着老板进里间的空当，跑过去端起一笼包子就跑。这时老板大喊，"抓小偷，快抓小偷啊！"小刚被正在巡逻的警察逮了个正着。面对警察和老板的迎面指责，小刚羞愧难当！

羞愧不是悔恨！羞愧是轻度的心理症状，是对之前行为感到懊悔，认为自己确实做错了。但是这个错误小刚认为并不是很严重，只是有稍许的心理不适。而且他也不渴望弥补自己的错误，而是希望这个事情赶紧过去，他就能逃开现在的尴尬。所以，羞愧是出于直觉上的一种尴尬，没有理性因素的作用。他通过直觉感受到自己行为的失误，并产生不自觉的懊恼、害羞等感觉，是人内心潜藏的善本能起作用的结果。

如果小刚所处的是非常注重礼教、道德、良知的时代，那么小刚的偷窃行为就会被社会看做是非常严重的错误。衙役和老板不仅要对他迎面教诲，还要把他关进牢房痛打几十大板，面壁思过，加以惩罚。被关进牢房的小刚就不仅仅是羞愧了，他还会强烈地忏悔。

忏悔是严重的心理症状，小刚为自己的错误行为感到极端愧疚，认为自己犯了不可饶恕的罪过，为此小刚承受了巨大的心理煎熬。他希望弥补自己的过错。如果他被放出去的话，他发誓将会好好做人。他会戒赌，他会努力地生活，他还要向妻子认错，请求妻子的谅解。忏悔是理性层面上的懊悔，是一种明确的赎罪意识，是出于人的理性思考，是自觉承担自己行为的后果，是人的良知作用的结果。忏悔往往经过了情感的洗练，上升到灵魂的感悟。

介于羞愧和忏悔之间的就是我们谈论的主题——悔恨。悔恨既不同于羞愧，也不同于忏悔。羞愧和忏悔都含有精神苏醒的成分，而悔恨直接源于事情最初的动因。如果小刚偷包子的行为是为了解决饥饿问题，那么被逮住之后，他就会产生羞愧感。他会觉得不好意思，他可能以后不再这样做了。如果小刚还感到了忏悔，那么他一定会深刻反思这件事情的严重性。如果小刚最初是为了报复包子店老板对他人格的侮辱，那么他被抓以后，感觉到的是深深的悔恨感，他觉得自己刚才做得不够，偷两个包子根本报复不了店铺老板，还把自己搭了进来，他应该亲手宰了那个家伙才可泄愤。所以，悔恨具有模棱两可的感情，在取向上具有双重性。

悔恨是感性层面的懊悔。悔恨不涉及价值判断。一个暴打妻子的丈夫感到悔恨有可能是因为这样惩罚红杏出墙的妻子还远远不够，也有可能是因为他感觉他给予妻子的惩罚过重了，面对伤痕累累的妻子他很懊悔。至于这样惩罚是不是合乎法律的规定，在道德良知上是否被大众所接受，这不在悔恨考虑的范围之内。所以悔恨的人可能出于纯粹的感性，也有可能是带有简单理性因素的懊恼成分。

再回到项羽的话题。因"无颜见江东父老"而自刎于乌江江边的项羽，不是出于对江东父老的羞愧，也不是因为没有完成雄心壮志而产生的忏悔，而是悔恨，对自己深深的恨。成千上万的江东子弟战死沙场，面对亡魂项羽没有什么值得羞愧的。曾经叱咤风云，一扫秦军战队，打得刘邦无处躲藏，为了天下百姓而战，项羽没有什么好忏悔的。项羽是悔恨啊，勇猛善战、力敌千钧的西楚霸王如今成了丧家之犬，他为自己的命运感到悲哀，他悔恨当

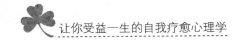

初没有听取亚父范增一举消灭刘邦的劝说而愤恨难平。

项羽的悔恨是纯粹的感性。项羽的悔恨是向下坠落的，他不会从这种感觉中获得精神上的提升。相反，他沉沦在对失败的反复体验中不可自拔，并把这种体验绝对化。从表面上看，悔恨者是对自己的抱怨，具有自我归咎的倾向。事实上，在这自我归咎的倾向下埋藏着的是对他人的怀恨，是迁怒于他人的冲动。虽然是自己犯错了，但犯错却是偶然的，可能是受环境的影响，也可能是受别人的误导而冲动所为。比如小刚对包子店老板的报复行为功亏一篑后，产生的悔恨就是一种纯粹的感性认识。他一开始不会为自己的行为羞愧，更不会忏悔。

然而，羞愧和忏悔的人很少会把自己的错误归咎于他人。他们把自己过失的行为完全归咎于自己，从理性分析中获得反思。经过负疚感的洗练，对自我进行发自肺腑的劝诫，从而转为积极的预防。小刚因为饥饿难耐偷店铺老板的包子而被官差衙役抓获，在老板和衙役的感化教育之下，小刚羞愧难当，认识到偷窃行为的不耻而产生良知上善本能的苏醒。从此，提升自我，好好生活。

试想一下，因为你的疏忽大意或者小小过失，你奋力拼搏的目标就此与你擦肩而过，你会有何感受？如同一个旅行者，一路追跑奔向期望已久的目的地，当他精疲力竭不得不停下休息的时候，却发现目的地不在前方，而是在他身后很远的地方，他早已越过了目的地。长时间的奔跑让你筋疲力尽，再也无力返回，况且即使你返回，目标也早已被他人所得。如果原地休息，又会引来狼、虎，继续往前走，就是万丈悬崖峭壁。想想你就是这位旅行者，失去目标，痛心吗？永不再现的良机，懊悔吗？这就是悔恨，痛心加懊悔……

从悔恨中感悟人生

父亲，这个在小英生命里只有哀与恨的人，现在已经彻底从她的生命里消失了。从小英的内心里来说，无所谓紧张，也无所谓轻松，但偶尔会想起，会沉思这个让她漠视了二十几年的，在血缘上被称为父亲的人。

小英从小生长在一个暴力家庭中。父亲是一个长期酗酒的酒鬼，没有工作，没有责任。母亲默默地扛起了照顾整个家庭的重担，早出晚归，日夜辛苦。在小英的记忆中，劳作了一天、累得直不起腰的母亲回到家里还要忍受丈夫的拳打脚踢、冷嘲热讽。之后，母亲看看惊慌躲闪的小英，无奈地苦笑一声，"没事，别怕"，再默默起身，给小英烧水做饭。脸上、身上浑身是伤的母亲在黑夜中无声哭泣的场景深深地印在了不懂事的小英记忆中，那么清晰，那么深刻。

长大后的小英早已经习惯了支离破碎的命运的捉弄。她把所有的精力，所有的时间全部用在了学习上，发誓要走出一片属于自己的天空，好让母亲和她离开这个冰冷的地方。小英的父亲依旧无所事事，依旧喝得烂醉如泥，依旧对小英的母亲拳打脚踢。之后，在小英的誓言还没有暖热的时候，无法忍受这样人生的母亲选择了决然的离开，丢下了她一生不舍的牵挂。

母亲的出走让父亲没有了活着的希望。长大后的小英也没有了继续留下来的希望，高考后，带着对父亲的不解与怨恨，小英开始一个人晃荡。逃离曾经的伤痛是小英远走他乡的最强烈念头。父亲、母亲和小英就这样天各几方，一晃就是十年。期间小英与母亲也有一些联系，但更多时候是双方的沉默。母亲有时也会谈到父亲，但倔强的小英还是残忍地打断了母亲，她不想听到有关父亲的任何信息。

小英最后一次听到父亲的消息是父亲走了，下落不明，生死不明。一向坚强的小英突然变得软弱无力。小英的脑海中不时浮现出父亲的不同表情：冷漠的嘴角上扬，得意的笑，吱吱的声音刺穿天际的耳膜，像是在讽刺小英的冷漠；冰冷绝望、彷徨无助的面孔，像是在乞求小英的原谅；紧皱的眉头、抱紧的双臂，像是在呼唤，又像是在赎罪；更多时候是一种慈祥安和的神态，目光柔柔地注视着小英，不语一句，像是在鼓励，之后缓缓向后退去，只留下片缕气息，之后犹如一股轻烟消失得无影无踪。

多年来，小英一直戴着坚强的面具坚强地活着。从很小的时候，父亲就已经把小英渴望的温暖残忍地剥夺了。没有了安全的呵护，剩下的只能是冷漠的支撑。但内心对父亲的渴望是如此的强烈，以至于小英在听到父亲离去的消息时，突然倒下。小英忽然明白了，作为父亲，他没有尽责尽职，但作为子女，她也没有尽孝；她比父亲更坏，更冷漠。她从来没有试着理解这个生他养他的人，也从来没有给过让父亲温暖自己的机会，到底是父亲剥夺了自己想要的温暖，还是自己切断了温暖传递的渠道？小英陷入了深深的悔恨中……

父亲依旧是父亲，是生你养你的人，无论你怎样逃避，血缘注定是牵连，割不断，扯不开。曾经的痛苦记忆，小英如今回想起来，就好像发生于昨日一般，那么清晰。然而，时间的年轮碾过痛苦的记忆，却碾开了真理。从小看到的，听到的，体验到的痛苦未必就是真痛苦，因为我们关注的总是我们自身，我们习惯为自己不平。在痛苦的边缘，我们总认为自己才是世界上最不幸、最痛苦的人。殊不知痛是互相的力，你痛，对方也会痛，也许他的痛更复杂，更身不由己，是痛上加痛。年幼的小英又怎能明白？

十年的时间，小英经历了许多，也体会了许多，更从体会中学到了许多。混沌不清的怨恨从来就是小英想要的结果。恨得越深，爱也就越深。因为越是爱的人，希望得到的就越多，要求就越苛刻。当期望受挫，小英的失落就油然而生。父亲的极端造就了小英的极端。他们在互相爱的过程中彼此折磨着。

想通了却很倔强，不肯认可，因为低头意味着软弱，意味着服输。父亲的离开让小英压抑许久的情绪彻底崩溃，隐藏的最后一丝温柔让小英喃喃自语："为什么不好好珍惜自己，就算在遥远的他乡，我也知道你还在，我也知道你还在努力生活，我们的心依旧是不缺失的，就算没有丝丝暖意，至少不是结冰的啊。可如今呢？想到你的容颜，想到你的身躯，想到你的双手，想到你的单薄，除了心口泛起的酸楚，我不知道我还能怎么办？"

"树欲静而风不止，子欲养而亲不在"。在许久之前，小英永远也想不到这句话与她会有什么相关，可如今，这句话不断地在小英的脑海中闪现。

小英隐忍了十年的泪水顷刻之间汇集成河！模糊的、忘却的记忆此时莫名地被唤醒，原来记忆中留下的不仅是痛苦，也有很多色彩缤纷的美好。

在小英很小的时候，父亲还有工作的时候，父亲对小英的笑是慈爱的笑。父亲常常把小英抱在怀中，用他巴扎的胡子搔痒小英稚嫩的小脸，银铃般的笑声响彻整个大厅。父亲好像常常不在家，可能是出差吧。但每次从外地回来，父亲总是会给小英买一些好玩的东西，有漂亮的衣服，好玩的玩具，更多的是好多好多好吃的。那时候的小英好开心啊。之后父亲遭遇的变故不是小英能够理解的，所以也是小英不能接受的。曾经美好的一切在后来不美好的感受中就此被压抑，深深地，不留一滴。

陷于过往回忆中的小英泪如雨下，记忆的闸门越开越宽，小英的悔恨也越来越浓。

高考是小英人生的一大要事，但长期忍受痛苦的小英根本没有把它放在心上。依旧如平常一样，起床，洗脸，然后准备进考场。但就在小英离家的时候，父亲从外面回来了，买了小英平常吃不到的豆浆油条，嘴里还一再唠叨，"哎，人真多，还好赶上了，快过来把它吃了，热乎着呢……"小英当时毫不在意，看也没看父亲一眼，转身就离开了。只听见身后的父亲叹息一声："哎，这孩子……"

小英如愿以偿离开了生她养她、让她痛苦的地方，常年四季漂泊他乡。父亲的影子离她越来越远，她在忘却的沉沦中生活着。如果没有收到父亲离去的消息，小英还是一如既往地倔强，一如既往地佯装坚强，一如既往地否认父亲对她的爱，一如既往地否认自己对父亲的思念。小英在深深的自责、悔恨中感受着过去的点点滴滴……

悔恨的重生力量

身体不好的奶奶一直是无极心头最隐藏的牵挂，这份担心浓烈得让她直冒汗。奶奶的音容笑貌、蹒跚步履、破旧小屋、寂寞身影不停出现在无极脑海最深处。无极一直坚信奶奶会活着，长命百岁地活下去。虽然不幸福，却仍可坚强地守着自己最后残存的意志……

忧虑有时可以成为最好的动力。无极离家多年，一直没有回家的期待与想念。如今对奶奶的思念，如此的强烈，以至于使她迫不及待地踏进多年未曾踏进的家乡，感受多年未曾感受的亲情。见着了奶奶，无极特别感慨！看到多年未见的人，身形早已经不复当初的硬朗，脸色蜡黄，长年居住的小屋丝毫感觉不到人的气息，瑟缩地发抖！无极感慨之余留下了辛酸的泪水。

看到奶奶精神还好，让无极恍惚觉得原来她的担忧是多余的……甚至象征奶奶生命不息的"万年青"盆栽，也还和二十五年前一样，郁郁葱葱，枝繁叶茂，无极依稀看到了生命长存的希望！

奶奶眯着眼，流着泪对无极说想她，好想，一直想，一直念到心痛。奶奶问无极，这么多年不回来，是不是无极把她给忘了？感触颇深的无极，抱着奶奶，摇了摇头。从小与奶奶生活在一起，奶奶给了无极很多很多母亲没有给她的东西与体验。衣服撕破了，年迈的奶奶会戴上老花镜，一针一线帮无极缝补好，可是青春花季般的无极实在不好意思穿缝补的衣服，出现在同学群中，最后奶奶的心血还是被搁置，不了了之。

在无极离家之前，她一直与奶奶居住。这是习惯，也是依赖。偶尔无极去家里住一两天，奶奶就会想她想到心慌，无极在家里也找不到熟悉的气息，于是不顾母亲的劝阻，依然返回奶奶家！无极常记得，奶奶一直有失眠的习惯，但为了她的学习，奶奶多年来学会了忍受无极通宵达旦的不眠不休。

对无极，奶奶也许没有细腻的思维，但却有最真的疼爱……

因为莫名的担忧，无极奔回了阔别十年的家。与奶奶的相聚造成的错觉让无极没有停留很久，甚至与奶奶住一晚的想法都没有。无极在离开的时候，颇为遗憾，但她一直坚信她还有机会！因为奶奶给了她希望。

然而，在无极离开不到一个月的时间，她就收到了奶奶病危的通知。眼泪如断线的珠子，哗哗地往下流，止也止不住。

　　一直以来，无极不够积极的生活态度让她选择不停地逃离，成长的过程让她学会了珍惜，也学会了感恩。因为想着安定，因为想着改变，之前毫不在意的东西如今对无极来说，变得异常珍贵。从十年前选择离开的那天起，陪伴无极长大的那个地方就已经淡出了她的记忆，没有刻意却甚是刻意地遗忘了那里的人群，包括无极亲爱的奶奶。

　　也正是因为想着改变，所以无极才会坚强果敢地走进模糊的记忆，正视过去发生的点滴，正视爱她养她的人们，所以对奶奶的怀念才会这么刻骨铭心！无极一直坚信奶奶不会离她远去，可岁月的无情终究还是没有留得住无极最亲爱的人……

　　从上次见到奶奶之后，无极的心一直就没有安定过。耳根异常地发热，总好像有人在思念她，无极的思维所向也总是有意无意地指向了家的方向！原来是奶奶呀，在弥留之际，放不下无极。所以心的牵绊有意无意地穿过时空蔓延了过来。无极多么想有孙悟空的万般变化，让她此刻就出现在奶奶的床前，让奶奶的身体健康如往常。无极多么想有观世音菩萨的万般能耐，让她隔空诉说她对奶奶的思念，让奶奶立刻容光焕发呀。然而，接到奶奶病危消息的无极，此刻除了悔恨，还剩下什么呢？伤心懊悔的无极任由思绪乱飞……

　　无极对奶奶的记忆永远停留在了十年前她离开的瞬间，那么清晰……无极不相信从小相依为命的奶奶会弃她先走，无极还是无法相信岁月会无情地在奶奶身上刻下苍老的印迹。无论万年青是如何郁郁葱葱，人在永恒的时间面前还是一样地脆弱不堪。

　　痛苦伴随了奶奶的一生：青春年华之际奶奶与爷爷天人永隔，奶奶生养的三个孩子早年夭折，最后不得不抱养了父亲与姑姑。无极一直在想，奶奶最幸福的时候应该就是陪伴姑姑与父亲的成长吧！奶奶一直把父亲看成是她生命的支撑点。然而，父亲的变故让一切成为了泡沫，父亲冷漠无声地诉说着奶奶一生的悲哀。无极的父亲是不幸的，无极的奶奶更是痛苦悲哀的。两年前，白发人送黑发人，无极奶奶陷入了彻底的痛苦之中。

　　一直到好久以后，无极才明白，父亲的离去带给奶奶的决然不是痛苦，而是致命的打击。也许那个时候奶奶就预见了她即将要离开的命运吧。奶奶走了，安静地走了，因为人间的对面有奶奶的亲密爱人，有曾舍不得放不下的儿子，奶奶大半的依靠都在那边，所以对奶奶来讲离开应该是期待的吧！

　　可是，无极的喉头依旧哽噎，心痛依旧难忍……

　　无极想着奶奶冰冷的身体，没有呼吸的躯体在阴暗的角落，孤苦无依；

　　想着奶奶躺在病床上的时候，自己没有亲自给奶奶掖掖被角；

　　想着奶奶病重的时候，自己却远在他乡；

　　想着奶奶走过的半生，自己却没有付出任何心力；

　　想着奶奶思念她的时候，自己忘记了思念；

　　想着奶奶闭眼的那刻，自己没有亲手捧起奶奶滴落的晶莹泪珠；

　　过去的一切不断地在无极的脑海中闪现，清晰到可以闻见奶奶小屋前栽种的鲜花的味道，泥土的芳香！

　　无极在心里疯狂地呼唤："奶奶，你走了吗？那道温暖的光，你看到了吗？在你走之前，能不能到我身边来最后触摸我一下，让我感觉你的存在？这样我的悔恨是否可以不再那么浓烈……"

　　不管是父亲的放弃，还是奶奶的离去，无极都体验到了深深的愧疚与悔恨。无极从她的悔恨中，明白了珍惜身边已经拥有的东西是多么的重要啊！人生何其短暂！如果我们一味地把精力、心神放在让我们痛苦的人和事上，且固执地不肯回头，那我们就真的来不及面对我们自己了。不要等到真的失去了，才恍然大悟。感受身边的点点滴滴，用心捕捉温暖的气息，把心中的爱尽情放出去……

不要让悔恨束缚你的手脚

　　前不久欣赏了一部疗伤系的励志影片《爱不胜防》，回味之中让我想起了曾经看到过的这么一句话，"记住该记住的，忘记该忘记的，不要让自己活在痛苦的回忆里"，想来非常有感触。

故事中的男主角，伯克瑞恩是一位深受大众喜爱的畅销书作家。他最畅销的作品《A-OKAY》有着心灵鸡汤般抚慰人心的力量，振奋了无数受伤的灵魂。伯克瑞恩因此成为受人推崇的心灵导师。乐观、自信、热情、积极的伯克瑞恩经常游走于世界各地进行精彩的演讲，向无数读者传授快乐的秘密，传递困境中重生的希望。他A-OKAY的手势征服了每一位到场的人。他从不避讳他的灵感是来自于他爱妻三年前去世的惨痛遭遇。面对在场的所有人，他大声呼喊他没有被那场事故击倒，他依旧可以快乐生活。他相信大家都可以，只要说OKAY，每一位都可以从中获取重生的力量。

然而，他是真的快乐吗？他真的有从妻子车祸的阴影中走出来了吗？从台上自信满满走下来的瑞恩被岳父无情地批判与指责，瑞恩面对自己留下的只能是无声的叹息。他在书中教导别人面对困境要拥有信念，要走出阴霾，要相信自己，要挑战自己的极限，但他自己却深深地怀念过世已久的妻子，不能自已。他佯装坚强，因为他早已经习惯用面具来包裹自己。偶然遇见爱乐薇姿，瑞恩沉默封闭的心泛起了点点涟漪。一个聪慧、漂亮、独立，但又渴望温暖、渴望爱情的花店老板，就像一抹温暖的阳光，悄悄渗进瑞恩受伤的心，慢慢把它抚平，慢慢把它滋养。

他们毫无征兆地相爱了……可是过去经历的伤痛让他们无法轻松自然地打开心扉，来享受这份甜蜜的爱情。伯克一直认为妻子的丧生是由于自己的失误而导致的，他无法从悔恨中苏醒；爱乐薇姿一次次的错误恋情让她向往的纯粹爱情一次次地被伤害，她怕再次受伤，所以她同样把自己包裹得严严实实。

如果瑞克与爱乐薇姿都沉迷于悔恨的伤痛中，佯装快乐，不肯面对自己，那么故事就没有故事了。甜蜜的爱情只能是画饼充饥，始终无法化解他们内心真正的伤痛。但观众需要故事的滋润，现实中的我们需要继续生活的勇气，所以故事是浪漫的，结局是完美的。

想要快乐轻松地生活，那么请牢记"记住该记住的，忘记该忘记的，不要让自己活在痛苦的回忆里"这句话。

小刚和妻子怀着无比惬意的心情去澳门旅游，准备好好地放松放松。可是一到澳门，小刚的赌瘾就犯了。不过一个礼拜，小刚就输光了身上带的所有的钱。妻子一怒之下，提前回家，留下小刚让其自己想办法。"赢不回输掉的钱，就不要回来见我。"晚上小刚躺在宾馆床上辗转反侧，万分焦虑。突然，从柜子底下反射出一道银白色的光，直直地射进小刚的视线。小刚从床上跳下，伸手去抓，费了九牛二虎之力掏出了几个硬币。在他抓硬币的瞬间，17这个数字在他脑海一闪而过。常常赌博的人非常相信命中注定这回事，小刚认为这个数字肯定可以给他带来好运。于是他穿戴整齐直奔赌场。他用他刚刚捡到的5元硬币作为赌注，并选择了17这个数字，输了就赔进去，赢了就得到35倍的数量。

按正常的推理来看，击中17这个数字的几率是非常小的，而且中国人认为有7的数字不吉利，常常不会首选这个数字。但命运就是这么神奇，小刚选了17，小球就像有意识似地毫不犹豫地跑进了17的区域。于是小刚就如着了魔一样疯狂地在数字17上下注。5元，175元，6 125元……小刚越赌越大，赢的钱也越来越多。最后赢到了1 750万元的时候，赌桌上的其他人不愿意继续输下去了，于是纷纷起身离去。小刚拿着一千多万元，那个开心呀，兴奋地给妻子打了电话，告诉妻子他的好运到了。惊喜之余的妻子特地嘱咐小刚回家的路上千万要小心。

灵感和好运以及怀中的一千多万元让小刚头脑发热，就像被人下蛊惑一样，认为今晚就是老天眷顾着他。于是意犹未尽的小刚又去了另一家赌场，选的是同样的数字，下的是同样的赌注。然而，这次幸运之神没有光顾他，小刚口袋中的钱如装在无底沙漏中的沙一样，快速地流失，直到分文不剩，最初捡到的那5元硬币也落入了他人的口袋。硬币表面反射出来的银白色亮光深深地刺痛了小刚的眼睛。他不停地问自己，"今晚到底输了多少？"一千多万元的概念不断地在小刚的脑海中闪现，就如之前的数字17。

万念俱灰的小刚失神落魄地走出赌场，看着街角的霓虹灯闪亮地微笑，小刚对自己的悔恨尖锐地穿梭于他的四肢百骸，五脏六腑。小刚看见黑暗慢慢地朝他袭来，越来越快，越来越猛，在悔恨中沉思的小刚没有意识地撞向了迎面驶来的豪华轿车。"砰"……小刚的身体被撞向了遥远的宇宙太空中，无影无踪……

现实就是这么残忍。深深地受制于悔恨的漩涡中，迎接你的绝对不是光明的火种，而是无底的深渊。

小刚输掉了赢回来的全部的钱，不是几百元，也不是几千元，而是几千元的万倍。置于云端的快乐还没来得及享受就被他亲手推下刺骨的冰洋中。悔恨就如冰水一样无情地包围着小刚，悔恨自己的无节制，悔恨自己不听妻子的劝告，悔恨自己的贪得无厌……就这样，悔恨吞噬着小刚，让他忘记了呼吸，让他忘记了挣扎，于是他拱手让出了自己的生命，补偿自己悔恨的泪水。

深处悔恨中的小刚忘记了，他输掉的钱不是他辛勤劳动所得，就连最初的五块硬币也不是属于他自己。理性思考一下，小刚是不输不赢，所以他没有必要为不存在的失去而搭上自己宝贵的生命。悔恨往往会淹没自己理性的思考。面对错误，我们需要的不是冲昏头脑的沉沦，而是冷静的心态。在电影《爱不胜防》中，伯克与威姿勇敢地面对了自己，走出了困境。他们都从悔恨中苏醒过来，学会了面对过去，也学会了珍惜未来，更重要的是学会了把握现在。所以，他们是浪漫的一对，也是幸福的一对。

消除悔恨的方法

做错了事，犯了不可饶恕的错误，人们往往会悔恨不已。人的悔恨指向的是自己，不是他人，也不是错误的事件本身。人把自己当成敌人来恨，所以，人的自我就分裂为两个部分：一个是被恨的部分，一个是施恨的部分。

所以悔恨的人常常忍受着自我分裂的痛苦，这种痛苦的体验远远胜过仇恨、怨恨带给个人自身的体验。

施恨的那部分自我是痛苦的，因为他已经体验到刻骨铭心的痛了；被恨的那部分自我也是痛苦的，因为他被自己恨着，体验着被恨的感觉，体验着被自己鄙视，被自己遗弃的痛。一个人承受一种痛已经是非常痛苦的事情了，可他还被自己怨恨、憎恨，更为重要的是他无处发泄，因为恨他的人就是他自己本身。

如果两种恨指向的方向是一致的，那么这个人可能只是痛上加痛，排解这种痛苦相对来说也不是难办的。但他体验的却是方向对立的两种痛。这无处宣泄的痛，来自于自身，又转向了自身，无法逃避，无法抛弃，面对的勇气被牵扯的痛撕裂得体无完肤。他们在受体的心中疯狂地舞动着，堆积着，当勇气被消耗殆尽时，也就是这个人走向自我毁灭的时期。

悔恨是可怕的，但悔恨又是徒劳的。

小刚输掉了赢得的钱，陷入了悔恨的痛苦中。但有用吗？悔恨没有让他重新得到失去的东西，悔恨也没有留住他妻子渐行渐远的脚步，反而让他失去了正常思考的能力，冲动之下，选择了一条不归路。项羽在自刎前夕，悔恨自己当初没有一举灭掉刘邦，悔恨自己不够果断，悔恨自己固执的臭脾气，但有用吗？悔恨没有改写历史的篇章，悔恨也没有让项羽救回自己心爱的虞姬，反而让自己葬身于滚滚的乌江之中。

有时候，我们在错误面前，产生悔恨的心也是在所难免。但重要的是面对悔恨的心，我们该如何选择。沉迷堕落，还是勇敢面对？

小李昨晚泡酒吧泡到凌晨五点才回宿舍，晕晕沉沉的他没睡两个小时就被舍友叫醒。今天是小李入校的第一天，第一节课绝对不能不给老师面子，况且还是本校最有声望的教师。于是，忍着头痛欲裂的痛苦，小李还是艰难地从床上爬起。

一路上，小李被学校优美的环境所吸引，不知不觉上课的铃声响了。正当小李要进教室的时候，忽然一群拉拉队美女从他眼前飘过，热血沸腾的小李不由自主地追了上去与美女们聊了起来，就这样忘了时间。等聊完小李才惊觉，忘记上课了！于是，小李蹑手蹑脚地打算从后门进入教室，谁知一推门，就被老师撞了个正着。"请这位同学出去，我不欢迎不尊重老师、不尊重课堂的学生，请你出去。"严肃的声音穿透整间教室。无论小李如何道歉，甚至用落泪的方式来表达自己的真诚歉意，老师都坚持自己的原则。"你不知道有句话叫覆水难收吗？如果想要上我的课，想要拿到这学期的成绩，那么就请你把泼出去的水收回来，否则，请你现在就出去。"

小李当时整个人就懵了。现在他连想死的心都有了。"都怪自己太贪玩，要是昨晚早点回来就好了……早点起床，早点来校，就不会见着那些漂亮美眉了，也就不会耽误课了……"怎么办呢？老师是全校最严格、最讲原则的人。要是没这门成绩，三年后就甭想毕业了。全班安静得可以听到针掉下去的声音，除了老师，所有的人都看着小李。小李此刻真恨不得地下开个洞，让他跳下去好了。但这能解决问题吗？无论怎么悔恨，自己都不可能因为老师的责骂而去寻死。但老师的原则又破坏不得。想到这里，小李慢慢地冷静了下来。"只要覆水可收，不就行了？"于是小李恢复了之前的自信，轻松地耸耸肩，对老师说："这有什么难的，老师，请等我一下。"

没过一会儿，小李从外面回来了，手里拎着一桶水和一块海绵擦。只见小李把这桶水倒到了地上，之后又拿着海绵一点一点地把地上的水吸到水桶里。最后，小李真诚地向老师鞠了一躬，说："老师，我今天真的是做错了。虽然我没有把覆水全部收回，但请老师再给我一次机会，给我好好做，好好学的一次机会，我会把剩余的水补回来。"最后的结局，想必大家都已经猜到，不错，老师给了小李热烈的掌声。

要想把悔恨变成改正错误的实际行动，就不要把追悔的目光定向错误的过往，而是把痛改的决心用在现在和未来。

如果你沉迷于自己对自己的指责中，无法自拔，那么这门关系你是否能顺利毕业的学科就会泡汤，因为沉迷只会让双重的痛苦更加痛苦。在极端痛苦的情况下，悔恨只会加速你迈向一无所有的绝望境地。如果你学会说"没关系"三个字,那么你就拥有了面对自己的勇气,曾经的错误不再是错误,反而会成为提醒你成长的苦口良药一剂。退缩与成长一线之隔,是退还是进也就在你一念之间。

不要认为在悔恨的阴影下,前进是如此的遥不可及。如果这样想,那么你就走进了悔恨给你设好的圈套中去了。你注定会一败涂地,痛苦终生。不要总想着"后悔当初""要是当初不这样,现在就怎样怎样了",这样想是徒劳,无意义的,你应该把这次改为下次该当如何。我们寄希望于下次,就是为了避免同样的错误发生。消除悔恨的方法,绝对不是逃避,不是固守于此次的错误,而是积极面对,积极思考,积极预防,这样你才能在痛苦中获得成长。

人生不可能完美无瑕

一位心理学家曾经做了这样一个实验:他在一张白纸上点了一个黑点,然后问他的几个学生:"在这张白纸上你们看到了什么?"学生们异口同声地回答:"看到了黑点……"之后,该心理学家得到了这样的结论:人们通常只会注意到自己或他人的瑕疵,而忽略其本身所具有的更多优点。

想想,也真是这样。偌大的一张白纸,我们可以看到更多的希望与期待,我们可以以黑点为中心描绘精彩的未来,等等。总之,我们能做很多。在我们的眼里,它应该具有更多的内涵,而不仅仅是黑点的存在。

是我们自己禁锢了自己,让我们不停感叹生活的残酷与命运的悲哀;也是我们自己赦免了自己,让我们不断缩小未来的版图与衍生的希望,是我们自己把本就不完美的人生看得更加残破不堪。如果能够把人生的不完美看成是完美的转身,那么你就真正地走在了成熟、完美的蜕变进程之中。这不是胡话,这是我们心中该有的希望。

很多时候,当我们缺少一些东西时,我们往往会有更完整的感觉。因为我们心中充满了希望与梦想，我们拥有为之奋斗的勇气与坚持。我常说："坚定地认为自己不完美本身就是一种……"一个拥有一切的人，在某种意义上讲是一个一无所有的人，他没有梦想，也没有希望。他体会不到奋发的激情，也无法感悟挫折的魅力。

人生是不完美的，所以我们要有不完美人生的快乐心境。

罗兰曾经说过："一个人如能让自己经常维持像孩子一般纯洁的心灵，用乐观的心情做事，用善良的心肠待人，光明坦白，他的人生一定比别人快乐得多。"

人生的路漫长而多彩，就像在天边的大海上航行，有时会风平浪静，行驶顺利；有时却会惊涛骇浪，行驶艰难。但只要我们心中的灯塔不熄灭，我们就能沿着自己的航线继续航行。在阳光中学会欢笑，在阴云中学会坚强；在狂风中抱紧希望，在暴雨中坚定信念；我们终究能走出一条属于自己的人生大道。

现实生活并不会时时刻刻为我们保留快乐幸福的味道，所以我们要学会自己储存爱与希望。有人说，心灵就像是一个容器，装的事情太多，会杂乱；装的事情太久，会腐掉。杂乱、阴暗、潮湿的事情会让我们烦躁与不安。没有轻松愉悦的心情，人就不会焕发自信的光彩，怨恨、冷漠就会悄悄降临我们身边，点点滴滴渗透，直至我们脆弱不堪，苟延残喘。所以，我们要不时地打开心灵的窗户，让阳光直射，清洗心灵滋生的霉菌，让绿色铺满整间心房，洋溢暖暖的爱意与希望。

人生是不完美的，所以我们要遗忘不完美人生的痛楚与悔恨。

一位教师，为了让自己的学生明白一个道理——过去的悔恨是无益的，在课堂上她将一只装满牛奶的瓶子朝地上猛地摔下去，瓶子被摔破碎了，牛奶流了满地。在座的学生百思不得其解。她告诉学生："你们可能为这瓶牛奶感到惋惜，可是这惋惜已经无法使这瓶牛奶恢复原样了。所以，在你们今后的生活中如果了无可挽回的事情，请记住这摔破了的牛奶瓶。"

错误已经造成，明知错误无法挽回却偏要一意孤行，结果只能是徒劳无益。人生的路非常漫长，人生的路坎坎坷坷。抬眼眺望，哪一个行路者不是身背行囊？哪一个行路者的心灵不曾有伤？不要因生活中的一些细小过失而后悔，如果事事追悔，恐怕一个人一辈子都会生活在数不清的悔恨之中。与其悔恨不如当机立断：汲取教训，以后不要再犯。毕竟人生不是完美无瑕的。

如果你受伤了，遇挫了，请抬起头，对着镜中的自己，每个人心灵深处都有自己宝贵的东西。此刻流泪了，只是不完美的人生在告诫我们要懂得珍惜，懂得珍惜不完美外的完美。我们都在行走的旅程中，都只是永恒中的一个匆匆过客。我们遇见的每个人，走过的每个地方，都是这段旅程中的精彩，是不完美中的完美！所以，我们要学会感悟有瑕疵的生命真谛！

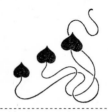

第7章
疗愈猜疑的心病，用欣赏的眼光看待周围的人

　　培根说：猜疑之心犹如蝙蝠，它总是在黄昏中起飞。这种心情是迷陷人的，是乱人心智的，它能使你陷入迷惘，混淆是非，从而破坏人的事业。

　　猜疑的人，细微敏感，思虑过度，凡事都往坏处想。别人无意之中说的一句话，会被猜疑的人捕风捉影，无中生有。猜疑的人自我偏向太重，总喜欢把与自己无关的事情往自己身上拉扯，总觉得什么事情都与自己有关。猜疑心理是一种不健康的心理，它会直接危害到人的健康。猜疑的人容易忧虑，很多事情看不开，容易导致严重的身体疾病。同时，猜疑的人会伤害到人际交往，没有人喜欢与不相信自己的人做朋友的。所以，克制猜疑心理，对我们维持一种积极健康的心理状态至关重要。

猜疑危害了我们的健康

曹操的疑心之重，是世人皆知啊！不管是他掌权之前还是掌权之后，多疑的性格一直伴随着曹操左右，影响着他的一言一行，一举一动。对于一代枭雄曹操的评价，可以这样说：成也疑，败也疑。

据说东汉末年，皇室衰微，董卓弄权，曹操一心想除掉董卓，重整汉室。谁料刺杀董卓不成，反被追杀。不得已，曹操只能一路逃亡。逃亡途中路过吕庄，他想起了父亲的好友吕伯奢就住在此山庄，于是曹操决定拜访吕伯奢，在此暂歇一宿。

吕伯奢见到故友之子曹操，自然非常高兴。又听说曹操被董卓追杀，关心之情更是溢于言表。吕伯奢吩咐家人杀猪宰羊，盛情款待曹操，自己前往西村买酒。曹操心中有事，在客厅坐卧不宁，忽然听到后院有"沙沙"的磨刀声，还有说话声："别让他跑了……"曹操顿生疑心，以为吕伯奢要杀自己。于是，曹操拔出宝剑，准备在吕伯奢杀掉自己之前先把他杀了。就这样曹操只为自己一时的疑心，不问青红皂白就将吕家八口残忍杀害。只是曹操从前院杀到后院，也没见着吕伯奢。后来曹操在后院看到角落里捆着一头猪，才知自己杀错了人，但曹操担心吕伯奢知道后告发自己，于是把从西村打酒回来的吕伯奢也给杀了。曹操的同伴责备曹操此举不义，毕竟吕伯奢帮助了落难中的曹操。但曹操的回答是："宁我负人，毋人负我。"

曹操的疑心不只如此。据说曹操为建始殿，亲自挥剑砍伐卧龙祠前的梨树，得罪了梨树之神，当晚做了噩梦，惊醒之后得了头痛顽症，遍求良医，均不见效。这或许只是一个传言故事，但历史中的曹操确有头痛总是发作的顽疾。后来有人向他推荐了华佗。

华佗诊脉视疾之后，认为曹操的头痛是因为中风而引起的，病根在脑袋中，不是服用汤药就可以解决的，需要服用麻沸散，即一种麻醉剂，然后利用利斧砍开脑袋，取出风涎，方可根除。曹操听后，并没有认为这是名医倡导的医治之法，而是非常愤怒，怀疑华佗是要谋害于他，于是下令把华佗投入监狱之中，致使一代名医屈死狱中。此后，曹操病情越来越重，疑心也越来越重，常自言自语：孤纵横天下三十余年，群雄皆灭，只有江东孙权，西蜀刘备，未曾剔除。对司马懿三父子更是疑心加忧虑，常夜梦三马同槽而食，狐疑不定，弄得病势转危，长叹一声，气绝而死。

心理学认为这与曹操患有中风与其多疑的性格有很大的关系。多疑的性格常常让曹操焦虑不已，发怒不止，使他情绪多变，起伏不定。处心积虑地怀疑他人，揣摩他人，必然会磨损人的身体机能，各系统功能必然失调，免疫力随之下降，各种疾病就会乘虚而入，特别是对于那些年事已高者，多疑往往容易引起情绪的爆发，导致大脑皮层机能紊乱，血管收缩，神经兴奋性增高，全身细小动脉痉挛，致使血压骤升而突发中风。

可见，疑心对人的影响多大，不仅影响人身体的健康，也影响人们心理的健康。

在日常生活中，我们常常会碰到一些疑心很重的人，这些人看到别人在讲悄悄话时，就以为是在说他们的坏话；别人态度冷淡一些，他们就会觉得人们对他们有成见、有看法。他们总是疑神疑鬼，怀疑他人看不起自己，会加害于自己，他们不相信别人，不相信自己。如果有人对他好一点，他也会觉得人家是别有用心，居心不良。别人脱口而出的"无心之语"，也会被疑心重的人看得很严重，认为这就是事实的全部。他们总是不厌其烦地揣摩别人口中的话语，挑选片面之词加上自己的主观臆想，怀疑这些人居心叵测，无端给人定罪。

疑心重的人，总是习惯自己一个人胡乱猜想，猜想他人这么说这么做的动机之所在，而猜想的动机往往偏向于不利于自己的方向，如危害自己，蔑视自己等。习惯猜疑的人不喜欢与人交谈，他们把一切都藏在心底，不管是误会也好，还是争执也好，他们都不去化解，不去探讨背后的真相。他们想当然地以为自己知道的就是真相，殊不知已陷入了自己设定的死角中。把纠结置于心底，就如同把痛苦置于心底一样。痛苦时时刻刻啃噬着他们多疑的个性，让其更加痛苦、更加郁闷。最终导致的结果不是身体出毛病，就是心理出毛病。

疑心重的人，不能轻松地与他人敞开心怀，进行正常的人际交往，因为他们总是在怀疑别人，总觉得这个世界上除了自己就再也没有其他人可以相信了。久而久之，身边的人一个一个离他而去，他还不知道原因是出在自己身上。他们不交心，也不相信别人，他们没有好人缘，逐渐地封闭了自我。困于自己的世界，既阻隔了外界信息的输入，也使自己无法体验、感悟人间真情的流露。于是，恶性循环，他们更加地怀疑自己，处处神经过敏，事事捕风捉影，完全体验不到信任为何物，体验不到信任他人带给自己的那份愉悦感，最终弄得自己身心疲惫，产生自卑、怯懦、消极的不健康心理。疑心始终是害人又害己的不良习惯。

我们为什么会丧失信任

话说早年，一个穷汉与结发妻子含辛茹苦度时日，为了生计每天去捡垃圾换点散金碎银糊口。让自己的妻子过着这样的生活，男人不禁流下了痛苦的泪水："我这样没出息，让你这般受苦……"妻子笑着安慰自己的丈夫："我相信你，你会捡回一座金山的！"几度春秋，曾经过着穷苦生活的男人成了远近闻名的破烂大王。在妻子的信任与鼓励之下，他不断开拓新的领域，最终登上事业成功的巅峰。

故事有点老套，但故事中体现的信任却不老套。

心理学对信任的定义是相信而敢于托付。在上面提及的故事中，妻子对丈夫的那种信任是令人感动而又震撼的。丈夫在最艰难、最窘迫、最需要温暖的时刻得到了妻子信任的激励，维护了作为一个男人该有的自尊。妻子用信任的双手呵护了丈夫干枯的心田，犹如注入了甘甜的泉水。于是，"山重水复疑无路，柳暗花明又一村"的奇迹就发生在了这一对相濡以沫、相互信任的夫妻身上。奇迹的发生源于存在的信任。

信任是难能可贵的，尤其是对深处于变化莫测的现代社会中的我们，寻求一份信任，维护一份信任，更是不容易。让我们再来品味一个关于信任的故事。

公元前4世纪，在意大利有一个叫皮斯阿斯的年轻人，因为触犯了国王而被判处死刑。皮斯阿斯是个孝子，他希望在他临死之前能够见一见远在千里之外的母亲，以表达他对母亲的歉意，因为从此以后他不能再孝敬母亲了。

国王被皮斯阿斯的这份孝心所感动，于是同意他回家与母亲相见，但条件是皮斯阿斯必须找一个人来替他坐牢，否则他的愿望就不能达成。这个看似简单的条件，但事实上却非常难，甚至不可能实现。有谁肯冒着被杀头的危险替别人坐牢啊，这简直就是自找麻烦，自寻死路呀！然而，皮斯阿斯的朋友达蒙在听说这一条件后，义无反顾地站了出来，答应了国王的要求。

达蒙进了牢狱之后，皮斯阿斯回家与母亲诀别。日子一天一天地过去了，皮斯阿斯一去不返。眼看刑期在即，皮斯阿斯还没有回来的迹象。刑期的那一天，达蒙被押付刑场，人们都说达蒙上了皮斯阿斯的当了，有人嘲笑他的愚蠢，有人替达蒙惋惜，更多的人痛恨那个出卖朋友的皮斯阿斯。但刑车上的达蒙丝毫没有惧色，反而展现出的是一副慷慨赴死的豪情。

追魂炮被点燃了，绞索也被套在了达蒙的脖子上。胆小的人吓得闭上了眼睛。就在这千钧一发之际，皮斯阿斯飞奔而来，他高喊着："我回来了，我回来了！"刑场上的所有人都被这一幕深深地撼动了，大多数的人都以为自己是在梦中呢！但事实不容怀疑，皮斯阿斯最后一刻赶回来了。消息传到了国王的耳朵里，国王同样是不相信的表情。他甚至亲自赶到了刑场，然而，他看到的却是铁一般的事实。国王惊喜万分，为有这样的子民而感到由衷高兴。他亲自为皮斯阿斯松了绑，并亲口赦免了他的罪。

这是一个传说中的故事，但我们宁愿相信这是真实发生的事。皮斯阿斯与达蒙之间的信任拯救的不仅是他们之间多年的情谊，还有皮斯阿斯生死关头的性命。这同样是信任创造的奇迹。

不管是远古时期，还是信息多变的现代社会，我们始终相信人世间存在着信任这份珍贵的礼物。但在相信的同时，我们也不得不承认生活中还是存在信任丧失的现象和猜疑之心的衍生现象。针对疑心重重的人，丧失信任的人，我们不禁要问：信任有着这么大的神奇魔力，人们为何还要抗拒它呢？

　　古人云："长相知，不相疑。"反之，不相知，必定长相疑。对他人怀疑，对他人缺乏信任，往往与自信不足有关。疑神疑鬼的人，看似怀疑别人，实际上也是对自己存有怀疑，是自信心不足的表现。有些人在某些方面自认为不如别人，因而总以为别人在议论自己，看不起自己，算计自己。

　　有气吞万里之志、定国安邦之才的一代奸雄曹操，却是一副多疑、暴虐、喜怒无常的性格。心理学家分析他的多疑个性源自于他的不自信。很多人可能会惊讶，曹操也会不自信，也会自卑？事实上，他的不自信、自卑源于他不明不白的身世。曹操的父亲是曹嵩，曹嵩是曹腾的养子。曹腾虽贵为费亭侯，却自幼是一个宦官。在当时讲究家庭和出身背景的社会气候下，宦官是一个被人歧视，看不起的阶层，深受那些出身名门的官僚大夫的轻视。所以，事业如日中天的曹操还是无法逃脱世俗眼光的审视。曹操父亲对宦官出身的自卑情结从小就深深地根植于曹操的潜意识中。

　　除了宦官身份，曹操的自卑还源自于他的相貌。魏晋时期的人都很注重个人的仪表风姿。相比较袁绍和刘备的帝王之相，曹操只能算是"身长七尺，细眼长髯"。他个子不高，相貌更是无可取之处。这与当时曹操所取得的成就是极其的不相符，身处高位的他难免会因自己的相貌心生自卑。

　　曹操的自卑情结深深地影响着他，他不相信任何人，对涉及自己利益的事情也总是万分地猜疑。在因疑心而错杀父亲故友吕伯奢之后，曹操也毫无愧疚之心，"宁我负人，毋人负我"的回答更是深刻表露了他自卑潜意识之下的猜疑性格。

　　现实中的人们疑虑重重：当他走进办公室时，热烈交谈的同事突然鸦雀无声了，他就怀疑同事们肯定是在说他坏话；当平日里对他热情关照的领导某天态度忽然淡漠了，他就认为老板对他有成见了，或者同事向老板说他坏话了；当他穿着一件自己非常喜欢的衣服出现在众人视线里，却没有得到他想要的赞美时，他立刻会产生"自己穿这件衣服不好看"的疑虑心理，于是心爱的衣服从此被压在箱子底下……

事实上，你刚进办公室别人就鸦雀无声了，那是因为他们突然发现跟在你后面的是一脸严肃的老板，而你自己却沉浸在自己的猜疑中没有发现尾随你之后的老板；一向热情的老板某天忽然冷漠了是因为那天老板与爱人吵架了；别人没有赞美你穿的新衣服是因为他们压根就不知道你穿的是新衣服呀……所以，当你了解事情真相之后，你还会那么疑虑忧心吗？你对自己的不肯定，不自信导致了你无端的猜测。如果能够正确地面对自己的优势缺陷，能够正视自己存在的意义，那么这种猜疑是不是就不会发生，信任是不是就不会丧失？我想，答案是肯定的。所以，请记住：你就是一道风景，没必要在别人风景里面仰视。

管中窥豹的蛛丝马迹是可信的吗

东晋著名书法家王羲之的儿子王献之，从小就非常聪明，写字、绘画都非常出色，深得父亲的喜爱。有一次，他看到父亲的几位门生在玩樗蒲（古代的一种游戏），好奇心甚重的王献之自然也围了过来。不一会儿，不甚精通樗蒲的王献之对其中一位门生说："你就要输了……"门生很不服气，就对王献之说："你这是管中窥豹，只见一斑呀！"但结果这位门生真的输了。其他人对王献之小小年纪就如此聪慧非常佩服。

"管中窥豹"从字面意义上来理解，就是说从竹管中透过视线来看豹子，由于视线受到竹管圆孔面积的限制，而无法看到全豹，只能看到豹子身上极具豹子特征的斑点花纹，于是就此推论出这是一只豹子。这个成语最初是用于褒义的，是指人们从观察到的事物的一部分来推测该事物的全貌，是一种极具智慧的思考方式，通常用来赞扬那些从小事情中理解大道理的聪慧之人。如王献之管中窥豹，却能准确地观察出事情的发展趋向，不得不另他父亲的众多门生对他刮目相看，赞叹有加。

细致入微的观察有时候确实能够让人从部分的体验中觉察到事情全部的真相，如心理咨询师需要的就是一种深刻细腻的察觉与感悟。从来访者偶尔、不经意间表现出的一个小动作，无意间说出的一句话，咨询师立刻就能够断定其背后隐藏的心理动态。于是，循循善诱，耐心开导，咨询师用其敏锐的感觉一点一滴地把来访者意识不到的矛盾纠结公开化、清晰化，一层一层，抽丝剥茧，直至来访者豁然开朗。这是一个漫长艰难的过程，这个过程需要"管中窥豹"，从"只见一斑"推测事实的全部面貌。

最新热播的美剧《千谎百计》从某种程度上来说，讲述的就是多个"管中窥豹"的故事。一个人是不是在说谎，从他的身体语言、生理特征等都可以读出来。剧中的莱特曼博士，用其广博的知识与经验，从这些人身上表现出的部分特征上进行全方位的推测，用其敏锐的目光与视线穿透说谎者脆弱的心理防线，进行真相的挖掘，不可谓不神奇。

"察一叶可见春秋，观滴水可知沧海"，"一发不可牵，牵之动全身"，就因为细节可定人生永恒。世间的事物有时就是这么不可思议。蝴蝶在热带轻轻地扇动一下翅膀，遥远的国度就有可能发生一场毁灭性的龙卷飓风；马蒂尔德丢失了一串项链，就可以让她背负一生的债，也足以道尽她自身的爱慕与虚荣；宋太祖的一杯薄酒，映射出了一个衰落帝国的凄凉背影；鲁迅笔中一个带血的馒头，就可见一个时代人性的压抑与残酷啊……

睹一蕊而晓春将至，管中窥豹，见一斑而可知全身。

然而，"管中窥豹，可见一斑"，可见一斑者皆为豹吗？

当然不是。如果从竹管中透过视线看到类似豹子的斑点花纹，就认为是一只豹子，那就与"盲人摸象"没什么区别了。想想看梅花鹿身上的斑点花纹并不逊色于豹子身上的纹斑，我们有什么理由从一支小小的竹管中就能窥探出全部事实呢？要知道王献之之所以能"管中窥豹"，在于其细腻的观察能力、分析能力以及思考能力；莱特曼博士能够读懂一个人的感情在于他多年坚持不懈地观察、亲身体验的结果，没有深厚的理论知识、丰富的实践知识的强有力支撑，想要"管中窥豹"也只能是"只见一斑"，只能是"盲人摸象"，从一斑中是不可能看到事实的真实面貌，不可能看出事情的发展趋向的。

生活中的大多数人，可能既不是王献之那样的天赋聪慧之人，也不是莱特曼博士那样的测谎专家，他们只是平平凡凡简简单单的常人一个。对于大多数人来说，管中窥豹中窥探到的蛛丝马迹是否可信，就成了人们热衷关心的话题。我们总以为我们看到的就是事情的全部真相，于是我们夸夸其谈，大声高呼，"我们的见解是正确的，我们的推理是严密的……"至于别人的反驳，不管正确与否，坚持片面观点的人们总是不习惯接受，习惯认为自己正确的人往往比较偏执，比较倔强。事实上，由一粒沙能否看到全世界，由一滴水能否了解整片大海，这是不言而喻的。可是，全世界人都知道的事情，为什么发生在我们的身上，我们就伪装自己了呢？

把部分的数据或事件看成是事实的全部，人可能就会止步不前，无法取得更大的成就，人类社会也就不会发展到如今这般现状了。在哥伦布发现新大陆之前，是存在世界地图的。如果哥伦布"管中窥豹"，那么他的航海之行是否还会有所发现呢？《物种起源》的创始人达尔文登上海军勘探船，几次身临绝境的丛林探险，才得以收集万千的动植物标本。如果达尔文"管中窥豹"，那么《物种起源》还会成为划时代的巨著吗？他还会成为进化论的创始人吗？

再看看我们身边，如果我们专注的仅是我们手边获取的一点点成绩，那么被残酷的社会竞争所吞灭的只能是我们自己，而不是其他人。毛泽东曾经说过："没有调查，就没有发言权！"意思就是不可管中窥豹，窥到的东西未必是真实发生的事情。如果把窥测到的事情看成是全部的事实真相而大声地宣告，那么结果只能是流言满天飞。

星光璀璨的娱乐圈吸引了无数的少男少女，他们为它痴迷，也为它疯狂。他们选择自己喜欢的偶像加以崇拜，并通过各种各样的方式维护着自己心中的那片圣地。但繁华的背后是否真的是一片纯净呢？孩子们的"管中窥豹"，是否窥到了全身？"艳照门"事件、明星自杀事件、"潜规则"事件等层出不穷地出现在各大媒体、网络上，事实告诉我们，光彩熠熠的表面其实背后隐藏了太多黑暗的色彩，走在圈之外的孩子们又怎能轻易读懂呢？

患得患失的心理在作怪

人有疑心，无可厚非，只要有根据，怀疑得合情合理，自然是可以理解的。所谓"害人之心不可有，防人之心不可无"也属正常。如果没有根据无端地衍生怀疑，猜疑这个猜疑那个，对谁都心存芥蒂，其结果自然是伤人又伤己。无端地猜疑是人性的弱点之一，它使生活中的人们常常忘记了信任的存在，给自己无缘无故增添了一副沉重的精神枷锁，使敏感的心更加的脆弱不堪。

猜疑就像一条无形的绳索，它时刻捆绑着人们的正常思考。只因为一些根本不存在的事情而多生疑虑，忧愁烦恼，甚至郁郁寡欢。猜疑的人不能够很好地与朋友沟通，常常是牛头不对马嘴，最后朋友一个一个地选择离开，剩下的就只有越加孤独寂寥的自己。无端猜疑的人如果认识不到自己的问题所在，常疑神疑鬼，神经高度过敏，对他人总抱着一种不相信的态度，将会严重地影响到其正常的社会交往能力，并损害自己的身心健康。

猜疑一般都是无客观依据的猜测，无中生有地起疑心，对人对事都不放心，怀疑别人会对自己不利。他们总习惯从主观臆想出发想问题，围绕着自己打转，转来转去关注的始终是自己是否受伤，自己是否获利。生性猜疑的人不懂得站在别人的角度想问题，不懂得与人为善就是与自己为善的神奇魔力。他们怀疑他人对他好是别有用心，他人对他不好是嫉妒排斥他，总之做什么事情都要以自己的利益中心为旋转轴进行旋转。有了利益，同样的一件事情在他看来味道就完全不同了，他对待它的态度，对待周围人的态度也会

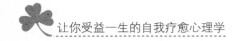

随之而改变。

据说有一位神射手，他练就了一身百步穿杨的好本领，立射、跪射、骑射样样精通，而且箭箭都能射中靶心，几乎从来没有失手过。人们争相传诵他高超的射技，对他是非常钦佩。

国王从身边的护卫口中得知了这位神箭手拥有高超的神射本领，于是也想亲眼目睹一次他精湛的射箭表演。国王把这位神箭手招进了宫中，要求他单独给他演示一番。他把他带到后花园一个较为宽阔的地带，并命人拿来一块一尺见方，靶心直径大约一寸的兽皮箭靶，并告诉这位神箭手："这个箭靶就是你的目标。但为了使这次表演不至于因为没有竞争而沉闷乏味，我还要给你定个赏罚规则。如果射中了的话，我就赏赐给你黄金万两，如果射不中，那就要削减你一千户的封地。现在就开始吧。"国王已经做好了尽情领略神箭手炉火纯青的射技的准备了。

本来信心十足、面色镇定的神箭手，在听了国王的话后，脸色变得凝重起来。他慢慢走到离箭靶一百步的地方，脚步显得相当沉重。然后，他取出一支箭搭上弓弦，摆好姿势拉开弓开始瞄准。这时，他的呼吸开始变得急促，拉弓的手臂也开始微微发抖，瞄了几次也没有把箭射出去。

最后，他终于松开了拉弓的手，箭射出去了，但却钉在了离靶心足有几寸远的地方。神箭手的脸色一下子变得惨白。他再次弯弓搭箭，精力却越来越不集中，射出去的箭偏得更加离谱。

神箭完毕之后，一言不发，脸色凝重的他走到国王面前，故作欢笑地辞别了国王，悻悻地离开了皇宫。国王在失望的同时也掩饰不住心头的疑惑，就问手下："这个神箭手好像并没有传言中所说的那么百发百中啊，而且他今天的射箭水准确实很糟，这是什么原因呢？"

手下向国王解释道："那是因为您给他定了一个赏罚规则的缘故。平日里他射箭，不过都是一般性的练习，没有得失权重，他保有的是一颗平常心，水平自然可以正常发挥。可是今天射出来的成绩直接关系到他的切身利益，叫他怎么能够静下心来充分施展他的射箭技术呢？看来，他把得失看得太重了。只有真正地把赏罚置之度外的人才能成为当之无愧的神箭手啊！"

如果这时又出现了一位神箭手，他也一样优秀，一样拥有百步穿杨的射箭神力，也同样受到国王的邀约，那么故事会如何发展呢？第二位神箭手，面对国王给出的赏罚条件，他丝毫不受影响。他进宫表演只是简单地想满足国王欣赏精湛射技的渴望，或者只是机械地在服从国王的命令。他不在乎他是不是能够拿到百万黄金，也不在乎他是否会失去千户封地，因为这些都是身外之物，根本无法与射到靶心的那种骄傲与快乐相比。

如果在比赛开始之前，第二位箭手主动与第一位箭手握手示好，第一位箭手的心里容易产生严重的失衡，且认为第二个箭手存有不良企图，可能是想让他放松警惕，输掉这场比赛，最后奖金被对方赢走。这种猜疑使第一位箭手态度冷漠、敌意，对对方不理不睬，甚至还会嗤鼻冷笑，嘲笑对方虚伪作秀。第一位箭手把得失看得很重，因为担心失去，所以他失去的更多。第二位恰恰相反，他心态平和，镇定自若，所以他赢得了掌声与奖赏。

现实生活中，这样的例子很多。把得失看得很重的人容易把对手的善意看成是别有企图，怀疑对方善意的动机，主观地把对方打入不被相信的黑名单中。事实上，他们不友好，他们敌意，是因为他们害怕别人抢夺他目前正在全力以赴争夺的东西，担心他获取的筹码减弱或消失。把他人的善心看成是居心叵测的伪装，是因为心胸狭隘的斤斤计较。

患得患失的人，特别在意得到什么，又会失去什么，如名利、地位等。"熙熙攘攘为名利，时时刻刻忙算计"，结果多半会是"算来算去算自己"。患得患失的人，时刻计较的人就如在痛苦与无聊，欲望与失望之间摇晃的钟摆，永远没有真正满足，真正幸福的一天。

猜疑折射出来的真实想法

培根说："猜疑之心犹如蝙蝠，它总是在黄昏中起飞。这种心情总是迷陷人的，又是乱人心智的，它能使你陷入迷惘，混淆敌友，从而破坏人的事业。"在人与人的交往中，疑心重的人思虑过度，凡事都往不利于自己的方面想。说者无心，听者有意，捕风捉影，无中生有，是猜疑之人共同具有的特性。

大家耳熟能详的寓言典故《杯弓蛇影》，反映的就是天下本无事，庸者自疑之的情况。应彬是汲县的县令。某天他的一位老朋友前来拜访，应彬设宴款待。两人相谈甚欢。当朋友端起酒杯正欲饮酒时，他看见酒杯中有一条游动的小蛇，但出于惯性的力量，他已经把酒喝进肚子里去了。朋友当时非常害怕，可出于情面，他并没有向应彬谈及此事，只得匆匆赶回家中。回去之后，应彬的朋友顿觉胸腹疼痛难忍，之后茶饭不思，身体日渐消瘦了下去。家人为他请了很多医生，用了好多办法，他的病一直不见好转。

老朋友那天拜访之后，已经好长时间没有消息了。应彬觉得甚是奇怪，于是决定到朋友家去回访。见着朋友之后，应彬吓了一跳。只见朋友面容憔悴，身体虚弱不堪。应彬急问是什么原因。朋友如实相告，"上次在你家喝酒，发现酒杯中有一条游动的小蛇被我喝进肚子里去了，我非常担心与害怕，回家后就一病不起了……"

应彬听完朋友的诉说后，心中非常疑惑，总觉得事情有些蹊跷，酒杯中怎么可能有蛇呢？回到家后，应彬还在琢磨这件事情。猛一回头，他看见了墙上一直悬挂着的弩弓。应彬心里一下子明白了。

之后，应彬专门备了马车，把老朋友再次请到家中，重摆宴席，仍让朋友坐在原来的位置上。当朋友拿起酒杯一看，朋友惊叫了起来，杯中又出现了游动的蛇。这时，应彬也端起了自己的酒杯走到朋友的座位旁，将自己的酒杯端给朋友看，里面同样有蛇的影子在。后来，他请朋友端着酒杯离开自己的位置，朋友一看，蛇影消失不见了。朋友心中非常迷惑。这时，应彬请朋友回头看看身后墙上挂着的那把弩弓，并对朋友说："弩弓映在酒杯中，就是你看到的杯中的蛇，其实那只是弩弓的影子，杯中根本就没有什么蛇……"朋友一开始还半信半疑，直至与应彬演练几遍，这才恍然大悟。心中多日的惆怅瞬间消失不见，精神一下子清爽了许多。之后，病痛痊愈了。

　　疑心病重的人，容易陷入庸人自扰的泥沼中难以自拔。在我们周围也会见着类似应彬朋友这样的人。外出吃饭，有些人总觉得餐厅很不干净，很不卫生，好像餐厅的桌子、餐具都带有病毒细菌似的。落座之前，把椅子、桌子擦了又擦，还总觉不得劲，吃饭还要带专属自己的筷子、勺子，就差没有拿根银针在饭菜里试一试有没有毒了。

　　实际上，爱干净，讲卫生并没有什么不对，相反还应该得到提倡。但任何事情做得过度了，就会朝反方向发展，如你去餐厅吃饭还要带自己专属的餐具，这就会让其他人产生不舒服的感觉。因为你带餐具去餐厅吃饭，这本身就是一件很矛盾的事情。想想看，你自己带餐具去餐厅用餐从另一个侧面来说，就是餐厅的餐具不卫生，但饭菜是餐厅提供的，餐具也是餐厅提供的，既然你怀疑餐厅提供的餐具，那你必定也会对餐厅提供的饭菜产生怀疑。然而你狼吞虎咽吃饭的行为却告诉他人餐厅的饭菜真的很不错，这与你内心潜在的意识是相互矛盾的。或许你不来餐厅用餐才是最正确的选择。

　　既然选择外出就餐，就应该尊重餐厅。尊重对方，实际上也是在尊重你自己。太多的猜疑，只会让自己更困惑，让周围的人徒生不解，感觉不舒服，最后造成不必要的麻烦。疑心太重，结果只会是自寻烦恼。

　　此外，无端猜疑的人，自我牵连倾向往往太重。总觉得别人说的话、做的事与自己有关，他们对他人的言行表现出了过分的敏感与不信任，这份不信任反过来又会驱使他们去剖析他人背后的动机与目的，最终让自己陷入作茧自缚、自寻烦恼的困境中，逐渐失去他人的信任。

　　有的人在听到别人赞扬他之后，显示出的却是一副忧心忡忡的神情。他怀疑这个人是在挖苦、讽刺他，他认为人家对他的赞美不是发自于内心的，而是"别有用意"。所以，在这种情况下，他总会以一种审视的目光看待对方，甚至充满了敌意。当对方感受到他散发出的抵抗性的态度时，心情又如何能够轻松呢？"我明明是在真心赞扬他，真的觉得他很不错，怎么反而会如此怪异呢？"频频摇头之后，对对方善意的友好表示自然也会终止。

小雨在认识我之前，是出了名的敏感、多心之人。她的疑神疑鬼曾经让她身边的朋友在面对她时都小心翼翼，谨言慎行。很长一段时间，她都不知道问题出在了哪里，直到她面见了心理咨询师，倾心交谈之后，让她一度困惑不已的症结才得以解开。释然之后的小雨，再次回顾她之前发生的事情时，亦能坦率地承认是她自己的自我倾向太重了。

记得有次，小雨穿了一件新买的公主裙去上班。衣服是昂贵，重要的是它非常适合小雨。穿上它，小雨顿觉自己是如此的清丽脱俗。小雨多么希望公司的同事在见着她之后，能够流露惊赞的目光呀！那天早上，小雨踩着轻快的步子踏入了公司的大门。同事在看见她之后，像平常一样与她打了招呼，之后就各忙各的事情了。平常与小雨很交好的两个同事，也没有像平常那样热情高涨，只是互相看了看小雨，淡淡地问候了一下，之后两个人就都出去了。

说实话，这时候的小雨心里非常不舒服。"难道是自己穿的这件衣服不好看？""他们没有任何反应，也许这件衣服真的很不适合我……""他们为什么要那样看我呢？""是我做错什么了吗？"……懊恼不已的小雨，坐在她办公桌边回想那两个同事对她的不寻常态度。她认为，"这两个同事在看到她穿的新裙子之后，产生了强烈的嫉妒心，因为她们是那样的黯然失色。她们现在走出去，肯定是到洗手间说她坏话去了"。

猜疑之心驱使小雨尾随进洗手间，却发现没有人在。之后，她又去了休息室，发现也没有人。最后，她在公司走廊的转角处找到了那两个同事，果然听到她们在窃窃私语。这时的小雨更加肯定了自己的想法，于是，怒气冲冲的她冲上去就质问同事："我穿的新衣服有这么碍眼吗？用得着这样计较吗？还跑到外面来指责、攻击我。"小雨的两个同事顿觉莫名其妙："什么新衣服啊？什么指责啊？""我们在谈昨天还没完成的工作呢，担心影响大家，所以才来这里的呀……"她们疑惑不解地看着愤怒的小雨，面面相觑。这时，小雨朝自己一看，原来她还没来得及脱掉外面常穿的那件旧风衣呢，新裙子此时还静静地被包在旧风衣里自我陶醉，自我欣赏呢！

也许，这样的丑事也曾经发生在我们身上，我们周边吧！很多时候，我们带着浓郁的主观观念，围绕着自己的所思所想看待他人的言行，习惯设想假想性的目标，并以此目标为出发点来进行思考，验证我们的设想。这样的思考是非理性的，也就是我们常常讲的戴着"有色眼镜"去观察别人，用他人的举动来验证自己的想法，因而常常歪曲事实，诬陷他人。

疑心重的人既要以别人的评价作为衡量自己言行的是非标准，又很在乎别人的说长道短，最后转入了困惑自己的死角中无法自拔。尤其是当别人的态度不明朗时，他们总是从不利于自己的方面去怀疑他人，自寻烦恼。

审视自己的出发点

猜疑一般总是从某一假想目标开始，最后又回到假想目标，就像一个圆圈一样，越画越粗，越画越圆。猜疑的人，容易混乱自己的思维，抓不住自己心的指向，最后也只能围着自己所设想出来的观念打转。尤其是在人与人的交往中，他们禁锢于自己的思维角度上，不去体会他人内心的语言，结果是困住了自己，也迷惑了他人。

一个人丢了斧头，怎么找也找不着，就怀疑是邻居家的小孩偷的。他以自己设想的这个假想目标为出发点，观察邻居家小孩的言谈举止、神色仪态，觉得无一不是偷斧的样子。错误的出发点导致错误的思考，其结果进一步巩固和强化了原先错误的设想目标，他断定贼非邻居儿子莫属了。可是，不久之后，他在山谷里找到了斧头，这时再看那个邻居家的小孩，竟然一点也不像偷斧者了。

"疑人偷斧"的寓言清楚地告诉我们，面对需要审视的事情时，首先要审视自己的出发点。如果出发点偏了，那结果还会正吗？

一个劳改犯人在外出修路时，捡到了一千块钱，然后毫不犹豫地交给了警察。可是，警察却轻蔑地对他说："你别来这一套，用自己的钱变着花样贿赂我，想换资本减刑，你们这号人就是不老实！"

面对警察的侮辱与蔑视，犯人万念俱灰，他觉得这个世界上再也不会有人相信他了。于是，在一个漆黑的夜晚，他成功越狱了。逃亡途中，他大肆地抢劫钱财，准备外逃。在抢得足够的钱财后，他乘上开往边境的火车。火车上非常拥挤，他只好站在厕所旁。这时，一位十分漂亮的姑娘走进厕所，关门时却发现门扣坏了。她走出来，轻声对他说："先生，你能为我把门吗？"他一愣，看着姑娘纯洁无邪的眼神，他点了点头。姑娘红着脸进了厕所，而他却像一位忠诚的卫士一样，严严把守着门。

在这一刹那间，他突然改变了主意。在下一站火车停下时，他下车到该地车站派出所投案自首了。

这是一个关于信任的故事，也是一个关于拯救的故事。来自灵魂深处，胜过金钱和武力，信任洗涤了黑暗的灵魂，唤醒了人性的良善。但同时也给人们留下了深刻的反思：有些人为什么不能够抛开成见，抛开疑虑，抛开世俗给予需要温暖、需要认可的人一个崭新的信任的拥抱呢？姑娘纯洁清澈的眼神恰好与警察吝啬给予他人信任的狭隘心胸形成鲜明对比！如果警察能够重新审视自己的出发点，就事论事，他拯救的就不只是这个囚犯，而是千万个囚犯了。

祛除猜疑，给自己一份坚守的良善本性，才能相信他人，相信自己，才能创造不平凡的奇迹。

第二次世界大战期间，圣诞夜发生的一个故事，让我们相信人性中善良的温情，让我们相信只有相信他人，和谐共处才能成为人们记忆中的永恒经典。风雪交加的寒冬冷夜，两个迷了路的美国大兵拖着一个受了伤的兄弟敲响了德国西南边境亚尔丁森林中的一栋小木屋的门。小木屋的主人是一个善良的德国女人，她轻轻地拉开了门上的插销。屋子里洋溢的温暖瞬间拥抱了三个又冷又饿的美国大兵。

女主人微笑着邀请他们进来享用她早已准备好的圣诞晚餐，她没有丝毫的慌乱与不安，也没有丝毫的警惕与敌意。一切都是那么的自然与随意，就好像是认识好久的朋友来拜访她一样。

　　这个善良的德国女人在见着美国大兵的那个瞬间就相信：他们只是战场上的敌人，而不是生活中的坏人。美国大兵们静静地坐在炉边烤火，除了燃烧的木柴偶尔发出一两声脆响外，屋里安静得几乎可以听见雪花落地的声音。

　　就在这时，门又一次被敲响了。站在门外的不是来送礼物和祝福的圣诞老人，而是四个同样疲惫不堪的德国士兵。聪慧善良的女主人用智慧的语言告诉她的同胞："这里有几个特殊的客人。今夜，在这栋弥漫着圣诞气息的小木屋里，要么发生一场屠杀，要么一起享用一顿可口的晚餐。"在女主人的授意下，德国士兵们礼貌地向屋子里的客人点头示意，之后鱼贯进入小木屋，并且顺从地把枪放在墙角。

　　在战场上厮杀的两国士兵，在一个奇特的夜晚，见证了第二次世界大战史上最为奇特的一幕：一名德国士兵慢慢蹲下身去，开始为一名年轻的美国士兵检查腿上的伤口……没有人担心对方会把自己变成邀功请赏的俘虏。第二天，睡梦中醒来的士兵们在同一张地图上指点着，寻找着回到己方阵地的最佳路线，然后握手告别，沿着相反的方向，消失在白茫茫的林海雪原中。

　　也许是圣诞节这个特殊的夜晚，给予了饥饿疲乏中的人们一股浓浓的温暖与思念，让他们轻而易举地卸下了心中的堤防；也许是德国女人慈爱良善的温暖目光给予了焦虑困惑中的人们一股坚信人性存在的强大力量；也许是跳动的烛光勾起了他们友善的心怀，也许是苦楚的伤痛让他们暂时忘记了厮杀……不管原因是什么，圣诞节的那夜确实产生了奇迹。温暖的女人给了他们温暖的信任，他们彼此之间没有了隔阂，至少在那时那刻他们之间是彼此信任的，他们都坚守了信任的原则……

　　在生死攸关的时刻，人们都能够做到释怀仇恨，彼此信任。为什么在安静平和的环境中，反而容易丧失信任的原则，互相猜疑呢？理由可能很多，但猜疑造成的后果却是再多的理由也无法弥补的。奥赛罗始终挽救不了自己心爱的妻子苔丝狄梦娜，生性多疑的林黛玉，也只能一个人悲哀哭泣，园中葬花，最后吐血而亡。人生本就苦短，猜疑只会让苦更苦，让痛更痛！面对短暂的人生，何不多点信任，多点美好，就像德国女主人一样，柔和地付出关爱，拯救的却是人性大爱！

消除不合理的猜疑

在人际交往中，我们难免会碰到不合自己理念的人和事，难免会争执，难免会猜忌，难免会受伤！交往中的磕磕碰碰，几乎每个人都会碰到，都会有所体验。毕竟人不是圣人，人都有七情六欲，都有判断失误的时候，都有感情冲动的时候，也有迷惑不解、胡乱猜疑的时候。在日常生活中，这是再正常不过的事情了。不同的是面对困惑、面对挫折、面对伤害，有的人放下芥蒂，从中感悟生活的真谛，而有的人却执著于伤痛，缅怀自己的美好，不肯放手向前迈进。面对巨大的感情挫折，他们变得不再相信能够给予他们快乐的人、给予他们幸福的事。"一朝被蛇咬，十年怕井绳"是他们受伤后采取的不合理态度。

他们把自己推进冷漠、猜忌的"陷阱"中，独自扑腾，暗自抚慰，结果变得更加敏感、狭隘，更加脆弱不堪。他们怀疑他人不能够给自己带来幸福，他们怀疑自己再也得不到美好的情感。每个人脸上都戴着诡异多变的面具，稍不小心就会陷入他人设下的陷阱，让自己再次伤得体无完肤。胡乱猜疑的人，习惯沉浸在自己设想的主观思维中，不与朋友交流，不去碰触令他们敏锐疑虑的问题，结果人际关系越来越糟，自己变得也越来越孤独，越来越寂寞，严重影响到身心的健康发展。

我们每一个人，都应该扩宽我们的胸怀，增大对别人的信任，排除不合理的猜疑。尽可能敞开心扉，将我们内心最美好、最良善的东西展现给他人。遇到困惑不解的问题，将我们心灵深处的疑虑和猜测大声说出来，增加心灵的透明度，这将有助于人与人之间的沟通和了解，增加相互间的信任，有助于隔阂的消除。对我们周围传播的流言蜚语，不要无端去附和，要不然无形中你也会成为长舌妇、长舌男。

无端的猜疑，本来就是自己毫无逻辑的主观设想。胡乱猜疑他人的言行，本就没有客观事实的支撑，是一种形而上学的生活态度。信人者不疑人，疑人者不信人。疑心太重的人，"以小人之心，度君子之腹"，总怕别人争夺自己的利益，终日疑神疑鬼，顾虑重重。想想看，你对别人不放心，别人能对你坚信不疑吗？虽说防人之心不可无，但如果时时提防，处处疑人，人际关系还能和谐吗？

信任是人际沟通的奠基石，猜疑是人际和谐交往的绊脚石。要想消除猜疑，获取信任，首先就要排除自己主观片面的想法，要实事求是，明辨是非。要想客观地待人处事，就要有一个冷静的态度，这样才能避免自己陷入猜忌的情绪中失控。

当发现自己开始怀疑别人时，应当立即寻找产生怀疑的原因。在没有任何凭据之前，不要妄下定论。

针对所疑之事，摘下有色眼镜，客观地收集正反两个方面的信息。如"疑人偷斧"中的那个人，在丢失斧头之后要冷静考虑一下，斧头会不会是自己砍柴时忘了带回家，或者是挑柴时掉在了路上？有了这样的想法之后，他定会立即返回砍柴的地方寻找，对邻居家的小孩就不会产生怀疑了。在还没有调查事实真相之前，人们就被自己的主观假设所束缚，恐怕真相只会无限期地隐藏。等到真相大白时，你就会发现自己曾经的猜疑是多么的荒诞可笑。

其次，想要消除疑虑，就要树立坦荡无私的胸怀。人们常说"做贼心虚"，意思就是说当自己内心不够坦荡的时候就会心怀鬼胎地去猜忌他人。曹操绝对不是一个心怀坦荡之心，所以他总是担忧有人会对他不利，即使做梦也在时时刻刻防备他身边的下人，最终忧郁成疾，含恨而死。

心怀坦荡，人就要自信。不自信的人，心里总是有太多的包袱放不下，于是他无法做到坦荡、磊落。每个人都有自己的长处，每个人都应当看到自己的长处，每个人都需要自信心的呵护。自信的人总是能很好地相信他人，被他人信任。自信的人能够妥善地处理各种人际关系，能够热情积极地工作

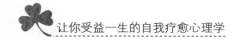

和生活，他们不担心自己遭人质疑，也不随便怀疑别人。

心怀坦荡的人，总是不断地加强个人心理品质的修养，不断地提高精神文化境界，这反过来又会增加他们对他人的信任度，以及他人对他的依赖性。这是一个良性循环的自然过程。

此外，当发现自己有猜疑他人的倾向时，要敞开心扉，增加心灵的透明度。猜疑往往是心灵封闭者人为设置的心理屏障。它禁锢了人的正常思维，使人不断地把心理困惑投向自身，隐藏于内心深处。在得不到正常合理的化解的情况下，疑惑容易转化为愤怒、嫉妒、仇视等不良的情绪反应，害己殃人。

人只有敞开心扉，将心灵深处的猜测和疑虑公之于众，或者面对面地与被猜疑者推心置腹地交谈，让深藏在心底的疑虑来个"曝光"，这样不仅能够增加心灵的透明度，求得彼此之间的了解沟通，更重要的是能够增加相互间的信任，消除隔阂，排释误会。

最后，疑心重的人容易听信流言蜚语。煽风点火，好事之人总是能够让心存疑虑的人找到验证自己心中设想的方法与途径，最后越加地肯定自己的猜疑是正确的，助长了其猜疑之心。流言蜚语在"长舌人"的煽动下，会使人失去理智、酿成恶剧。因此，当人们听到"长舌人"传播流言时，千万要冷静，谨防受骗上当，必要时还可以当面给予揭露。

人与人之间的相处方式、性格特征或者坚持理念都是千差万别的。所以世界上不可能不存在不被误会的人，关键是我们要有消除误会的能力与办法。如果误会得不到尽快解除，就会发展为猜疑。猜疑得不到及时解除，就可能会导致不幸。上面提供的几种解除猜疑的方法，都是非常有效的。猜疑者生疑之后，首先要冷静地思索，冷静思索之后如果疑惑依然存在，那就该通过适当方式，与被疑者进行推心置腹的沟通。通过沟通，及时地了解对方的想法，有助于隔阂、矛盾的化解，这于加强双方的了解也是非常有好处的。

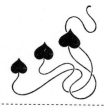

第8章
疗愈私心的杂念，少一些计较多一些回报

　　如果一个认为自己的利益同他人、社会的利益不矛盾时，这种为自己利益考虑的动机即为客观上"利己利人"的行为；当一个人认为自己的利益同他人、社会的利益构成矛盾时，这种为自己利益打算的动机，就表现为牺牲、损害他人、社会的利益，先满足自己私利的被社会大众所唾骂的行为。为人处世，应当摒弃自私的观念，凡事多替他人想一想，多考虑他人的利益，这既是一种美德，也是创造良好人际关系的应遵从的准则。

自私的天性

想象你置身于一个这样的场景：包括你在内的八个不同种族的面试者在一个密闭的房间里为竞聘一家背景神秘影响力却极强的国际大企业的助理职位而进行终极比拼。房间内有八张桌椅，桌上各有一份试卷和一支铅笔。房间四处都装有闭路电视监控，在竞聘者的正前方是装有单向镜的墙壁。出口处有配枪警卫把守。应聘者不得与警卫交谈，也不得呼叫监考官，不得擅自离开房间，不得损毁答题试卷，否则将被取消竞聘资格。竞聘者在80分钟之内回答试卷上的一个问题，而且问题是唯一的。等竞聘者了解规则之后，监考官启动倒数计时器，随即离开房间。

你了解规则了吗？能进入终极面试的自然是精英中的精英，所以房间中的你们一个个展现出的是自信与淡定。然而，当你翻开试卷，你发现试卷上除了"问题×"（×对应的是你的序号，如你是第七位竞聘者，那么卷面上呈现的就是"问题7"）三个字之外，卷面上空白一片，什么信息也没有。这个时候你会怎么做？你的第一反应是什么？

这是英国最新上映的一部惊悚片《终极面试》中的故事情节。事实上，抛开电影不管，面对职场或生活中的强力竞争者，即将走上工作岗位或者已经在职场中闯荡的人们对此都要有一个清晰的认识。如果你是终极面试中的一位，你会怎么做呢？让我们先来看看电影中八位主角的反应吧……

空白的试卷丝毫掩饰不了他们的紧张、焦虑与困惑，他们不明白监考官给他们安排一份空白试卷的用意是什么。大家都在焦虑环顾着……三分钟过去了……这时一位亚洲籍的女性按捺不住，开始在试卷上写字，结果违反了面试的规则，被警卫强制带出门外。剩下的七个人冷静地看着发生的这一切……其中有一位白人大胆地站了起来，"只要不破坏规则，我们可以采取任意的策略来获取这个问题，前提是我们要合作。"他开始游说在场的每个人，希望大家形成一个团队，合力找出问题所在。这个提议得到了大部分人的认可。大家开始群策群力，集思广益，寻找最有可能破解试卷隐藏的问题的方法。然而，令人意想不到的是，白人偷梁换柱，用诡计使他的一名队员在不知情的情况下亲手烧毁了自己的试卷，另一位面试者也不堪忍受白人咄咄逼人的压力而选择自毁试卷，结果竞聘者剩下了五位。白人受到了大家的指责，可是为了各自的利益，指责显得如此地苍白无力。故事渐渐进入高潮……

很明显白人为了一己私利，逐渐排斥，而且严重鄙视强有力的竞争对手，竞聘者之一的黑人无法容忍白人的所作所为，一拳挥了过去，将白人彻底打晕，并请求其他人帮忙一起把白人抬出门外，以消除他对他们造成的威胁。但金发女郎的一席话瞬间制止了黑人的行为："如果是你选择将他推出去，那么你将会被取消竞聘的资格。"时间一秒一秒地流过，最后剩下了不到30分钟，可他们依然没有找到他们要回答的问题是什么。

为了得到自己想要的答案，他们践踏了自己的良知，自私地认为良知意味着最后竞选的失败。当白人犯病，全身抽搐不止时，他们犹豫不决，没有立即给白人吃药来缓解他的病情。其中也有人争论，也有人感到羞愧，但自私的心理导致的自私行为让他们为自己的漠视寻找着让人最信服的理由。有人为了达到减少竞争者的目的，甚至偷偷地用口香糖把白人的药丸粘在桌子下面，激化矛盾。为了得到他们想要的答案，他们诋毁了信任，信任让他们如此紧张。有人怀疑他们其中的一位竞聘者了解这次竞聘的内幕，为了逼迫她说出公司招聘的目的，这个人竟然采用性侵犯的方式来威胁对方，其手段极其残忍。

不管影片的结果是什么，它传递的主题已经非常鲜明，非常透亮了。人自私的天性，总是会在自身利益受到威胁的时候一览无遗。这说明了什么？观看电影的我们或者身处那个环境的你们是否有资格大声地评判他们人性的残忍呢？因为人性从本质上来讲就具有一种自私性，这种自私性在后天社会文化的教养以及道德的束缚下，被深深地隐藏起来。不到关键时刻，它是不会露面的。

这不由得让我想起了1993年台湾大学与复旦大学关于人性本善还是人性本恶的超级精彩辩论赛。持人性本恶的一方坚持认为人的本性是自私的，是恶的，有恶的本性才会有恶的行为。我们都知道人性是由社会属性和自然属性组成的，自然属性指的就是无节制的本能和欲望，这是人的天性，是与生俱来的；而社会属性则是通过社会生活、社会教化所获得的，这是后天培养的。所谓人性本恶，指的就是本能和欲望无节制地扩张，而善则是对本能的合理节制，一个是自然属性，一个是社会属性，所以说人性是自私的，是恶性的。曹操说过"宁可我负天下人，不可天下人负我"，可谓把本性自私发挥到极致。

　　在现实生活中，人们可能不太会认可人性的自私，那是因为后天教养、社会文化的熏陶成功塑造出来的结果。社会是一个群体，人也是群体动物，要想在群体中快乐健康地生活，就要遵循群体规范。几千年来文明的不断进化，让人的自私本性渐渐隐藏，显露出来的是能够被社会大众所接受的态度与行为。但隐藏并不是消除，在适当的时机，自私的本性还是会压倒一切地显露出来。如威胁到自身的安全、威胁到自身的利益等。

自私与生活环境有关

　　被隐藏的自私的本性在一定的条件下会被赤裸裸地激发出来，这个条件与生活息息相关。当人们想独自占有生活中的某件东西或独自享受生活中的某件事情时，自私的本性就会从灵魂深处跳出来，指责或者谩骂那些想要与他一起分享的人们，或者采取某些手段来满足自己独享的欲望。除了无限扩张的欲望导致的自私之外，还有另外一种自私是源自于生活压力。在高压的环境中，如果不为自己的利益着想，不为自身的安危着想，最后输掉的就不止是良善而已。

　　张艺谋的力作《大红灯笼高高挂》中的二太太，贪心、精明、狭隘、自私，为了博取陈家老爷的欢心，告发了三太太的奸情，识破了四太太假怀孕的诡计，其用心之深，真的是无人能及啊！这是人性自私赤裸的演绎，是封建传统社会中女人的悲哀与不幸。然而最让我们悲叹的还是影片中的女主角也是陈家四太太颂莲的跌宕起伏的悲剧人生。

大学一年级的学生颂莲是一个反叛和好胜的女孩，因为家境破落，不得已才嫁入这个妻妾成群的古堡式大院中，成了多数妾中的一位。陈家有四位太太，分别住在四个院落，每当大红灯笼高高挂在哪位太太的院落，那么当晚侍奉主人的就非她莫属了。四位太太都想得到主人的宠幸，所以妻妾之间争风吃醋的事情比比皆是。按道理来说，受过高等文化教育的颂莲应该与其他太太是不一样的，对于这种争风吃醋的事情她应该是不屑参与的，并且是极其鄙视的。然而，事实是从她进入大院的那瞬间，她就进入了一个不受她控制的阴森恐怖、钩心斗角的生存环境中。为了能够生存下去，她必须要为自己争取一席之地。于是，她含羞地举灯，让陈家老爷尽情地欣赏着自己的美丽胴体。她开始对二太太三太太的挑战做出反击。她开始用心计来获取大红灯笼高高挂起的机会。她假装怀孕，却因丫鬟告密而被识破，最后被陈家老爷以欺主之罪封了灯。为了获取自己生存的筹码，就连敢于抗争的颂莲，人性也发生了质的转变。这是她们的生存环境造成的。

大红灯笼高高挂起，谁有了挂灯的机会，谁就拥有了仗势欺人的权力。好强的颂莲在这样的环境中需要这样的支配权利，所以争夺挂灯权，打击压制其他房太太，魅惑主人，成了她获取和巩固自己地位的筹码。有时候环境真的是蛊惑人心的毒药，它让你不得不自私地做出选择，它让你不得不自私地沉沦。受封建礼教束缚的女人是，受过高等文化熏陶的颂莲也是。在现实生活环境中生存的我们也是一样。在职场中，为了升职，为了获得上司的青睐，有很多人可以自私地、颇有心计地撕毁团队的信任，甚至可以出卖最好的朋友。当然不是说每个人都这样，但不能否认的是现实生活中确实存在。

小孩子为了得到令人垂涎的礼物，自私地打压、排挤其他的伙伴，说他人的坏话，向爸爸妈妈撒谎等，可谓费尽心机，其目的就是为了得到在大人来看丝毫不值得得到的礼物！受贫穷压迫的人们，为了生活得更好一些，改变自己窘迫的境遇，获得更多人的尊重与敬仰，常常采取一些常人所无法容忍的手段与措施，来达到自己的目的。没有人喜欢自私的人，甚至有人会憎恨他们，可事实上，如果不是受环境所逼迫，他们人性的劣根性又岂能展现得如此淋漓尽致呢？故事来源于生活，没有生活中典型的素材，再怎么生动有趣的画面也是无法勾起人们的共鸣与反思的。人都有欲望，不同的是触发欲望的锲点不同。触发的锲点在很大程度上与生活境况有关。

有这样一档心理节目，节目讲述了一位"富二代"男孩因为女朋友父亲阻止他们的来往所遇到的困惑。女朋友的父亲反对他们在一起，主要原因不在于这个男孩没有一份稳定的工作，而是男孩压根没有去找工作的念头。男孩的家境非常好，每个月都有一两万的零用钱，所以男孩理所当然地认为他与女朋友的生活根本不必为钱而担忧，他们现在最应该做的就是享受自由自在的生活，追求想要做什么就去做什么的自由才是他们真正需要把握的人生。他无法理解女朋友的父亲为什么一定要他找一份工作，他也不明白他和女朋友一致认可的生活方式为什么会遭到女朋友父亲的百般阻挠。

一个成年男子已经不是懵懂无知的青少年了，踏入社会的他们应该具备一种社会责任，应该有男人该有的社会责任，可在这个男孩身上，完全感受不到这个年龄段该有的特质。女朋友的父亲，一位成功的商人，一位有责任感的男人，一位爱子女胜过爱自己的父亲，苦口婆心的劝说换来的只是一份冷漠与拒绝。不仅仅是男孩，还有女孩。在节目上，女孩控诉父亲的专制，她不喜欢工作，她也不喜欢父亲让她男友工作，她喜欢自由自在地享受生活，她对人生的伴侣最大的期望就是他能够陪她一起玩。女孩的父亲对男孩的要求很简单，只希望他有一份工作，不需要多大成就的工作，只要生活中有个可以催促他前进的目标就好。可是男孩依旧坚持自己的理念，依旧坚持不改变自己现有的生活模式的理念。就连女孩最后的请求，"为了爱我，你就不能向父亲退一步吗？就一步……"他也没有做出任何的妥协。

父母辛苦缔造的财富成了他们挥霍的资本，而且挥霍得如此心安理得。

有能力、有个性成为他们为自己不负责任的行为掩饰的最佳借口与理由。"我以后会开公司会赚钱呀,只是现在我想过自由自在的生活","我不需要为一个月一两千块的工作而这样辛苦委屈自己","我喜欢打网球,唱歌,为什么一定要我去做工商管理,一定要去看那些财会报表呢?"年轻的一代,为什么长大的你们不懂"责任"二字的负重呢?

男孩从很小的时候就由外婆抚养,母亲一直觉得自己对孩子非常内疚,所以倾注了她全部的爱,至少她是这么认为的。她给孩子全部的自由,想做什么就做什么的自由,他喜欢打网球就支持他,他喜欢打麻将也支持他,因为母亲有足够好的经济实力,所以她从不给孩子任何的经济压力。女孩的家庭境况也是十分优越,十六岁就被父亲送出了国,生活一直无忧无虑,她从来就没有任何经济方面的压力,所谓的责任她从来就不懂,自由地享受是她最大的向往。现在的"富二代"越来越多,这样的自私心理在他们身上也不少见,可以说在相当程度上这源自于他们所处的生活环境。在这样的环境中成长,他们形成自私的个性也就不奇怪了。

自私会伤害自己

我们小时候都听过《自私的巨人》这个童话故事,长大后却忘记了我们很多时候也在犯巨人所犯的错误。

巨人有个漂亮的花园。绿绿的草丛中盛开着五颜六色的花朵,花园中高大的果树在春天来临的时候总是会开满鲜艳的花朵,秋天来临的时候果实累累。孩子们总是在放学之后闯进巨人的花园尽情游玩。这个时候,鸟儿唱着歌,孩子们嬉戏着,花朵也在努力地奔放着,他们都在向滋养他们的大地诉说,他们是多么快乐!

巨人离家已经七年了。一天他回来了。他一进家,就看到孩子们在花园里玩,他大吼道:"你们在这儿干什么?"孩子们一听就吓跑了。"我自己的花园就应归我自己，"巨人说，"除了我自己，我不许任何人在里面游玩。"于是他在花园四周筑了一道高高的围墙，还贴了一张告示："禁止入内。"

自私的巨人让孩子们丧失了游玩的地方。他们只好在马路上玩，可路上尘土飞扬而且到处是坚硬的石头，他们不喜欢。他们放学后就在高墙外转来转去，谈论着墙内美丽的花园。他们不无伤感地回忆着："以前我们在这儿多快乐呀！"

冬天很快就过去了，又到了百花盛开的季节。除了巨人的花园仍旧是一片残冬的景象之外，其他地方都是鲜花盛开，鸟儿到处飞。巨人的自私行为使得花园内没有孩子的踪迹，鸟儿也就不愿在这儿歌唱，连树都忘了开花。雪花铺满草地，寒冰覆盖着所有的树木，它们身上都披着厚厚的银装。冷冽的北风、倾盆大雨总是时不时地光顾着巨人的花园。自私的巨人坐在屋子窗前，望着外面寒冷雪白的花园，自言自语："为什么今年春天来得那么迟，我多么希望天气能变得好一些。"但是春天和夏天一直都没来。当别的花园结满金色的果子时，巨人的花园里却一个果子也没有。那儿永远是冬季，有凛冽的北风，寒冷的冰雪和瓢泼的大雨。渴望温暖、渴望美丽花园再现的巨人只能疑惑重重，整日用棉被紧紧包裹着自己窝在床上睡懒觉。

某天早上，被厚厚的棉被包裹着的巨人忽然听到一种优美的音乐，是小鸟在唱歌。巨人已经很久没听到鸟儿的歌声了，他忘情地倾听着他认为是世上最美的音乐。这时，狂风息了，暴雨停了。"是春天来了吗？"期待已久的巨人跳下床朝窗外望去。他看见一副美妙的景象。孩子们坐在树枝上，欢快地嬉戏着，原来是围墙下有一个洞，孩子们抑制不住想要进来的渴望，于是不顾巨人墙外张贴的告示，进来了。当孩子们进来的刹那，果树们张开了沉睡已久的身躯，尽情地释放着自己，花朵展露了笑脸，草丛也开始抬头张望。鸟儿争先恐后地从远处飞来，它们快乐地飞翔，尽情地歌唱。

巨人看到这一切后，突然明白了自己是多么的自私。他不仅剥夺了孩子们快乐的领域，也剥夺自己的快乐，他不仅伤害了天真可爱的孩子，也在深深地伤害着自己。他为自己之前所做的事情而后悔。于是，他推到围墙，让他自己的花园变成孩子们永远的游乐场。

后面的故事我不再叙说。我想要表达的主题是巨人的自私差点毁了他原有的幸福生活。为了独享自己美丽的花园，为了自己的一己之私，巨人抛弃了孩子们的欢笑，却不知他的幸福正是由孩子们的快乐带来的。在我们生活的周围，为了自己的某种目的，而表现出的自己行为伤害最深最大的正是他们自己本身。

上文中提到的"富二代"男孩坚持不放弃的自私理念，"我就是要快乐，不工作怎么了？"不工作真的能使他得到永久的快乐吗？作为一个旁观者，我无法苟同；女朋友的父亲，一个阅历无数、经验丰富的长者，即使不是从女儿将来是否幸福的角度着想，单从一个父亲的角度来看待这个年轻人，他同样无法相信没有人生目标的孩子其未来会是星光璀璨的。男孩的母亲为了弥补多年的歉疚，可以无条件地纵容、溺爱自己的儿子，可是当母亲老到不能动的时候，当母亲的经济遭到灾难般的毁灭的时候，试问一下，一个没有工作能力和工作动力的孩子将如何在这个社会上竞争、生活？这个母亲理解不了，这个男孩也理解不了。有时候，也很奇怪，为社会缔造了这么多财富的老一辈（男孩的母亲），自己对人生的领悟应该是非常深刻的，怎么在自己儿子身上就如此糊涂呢？

身为"富二代"的男孩，也许现在你可以不为那一个月只有两三千块薪水的工作而努力，也许现在你可以无忧无虑地享受你认为是自由、无约束的生活，你也可以把大量的时间精力用在打网球、唱歌、约会女友上，你甚至可以在闲暇的时间与一群老太太老大爷玩麻将，但是再过10年、20年呢，当你年过半百的时候，你还会这么悠闲这么心安理得吗？也许你会说等我需要工作了我就去工作，我需要钱了我就去赚，你凭什么认为这一切将会唾手可得？你凭什么认为你的信心可以解决一切？男孩，你错了。母亲不可能给你提供温暖的港湾一辈子，也许多年之后，你更需要的是一种精神上的豢养，而这种豢养不是靠现在这种方式得到的。贪图安逸享受是一种自私自利的行为与态度，是对自己不负责任的表现，也是没有社会担当的表现。现在这种自私的心态其危害性还在酝酿期，如果不改变，等待你的将是痛苦与悔恨的泪水。

自私会伤害他人

　　她是某市级机关处级干部，能干、好强，在别人眼里，她果断干练，气势很强，无疑是一个成功的女性。她有一个乖巧懂事的女儿，两年前大学毕业后，主要靠在网上做设计为生。但母亲对女儿的这份工作一直心怀不满，她多次劝说女儿去自己介绍的机关面试，而且一再保证，只要女儿愿意去面试，她就有非常大的把握能得到这份很多人都求之不得的工作。但女儿在这件事情上很坚持，"我说过我不会去那些地方一张报纸一杯茶地混日子，你一定要我去，除非我死。"为这个事情，母女俩不知吵过多少次了，每次都是不欢而散。

　　这天中午，母亲办完事之后特地回了趟家，想陪女儿吃顿饭。到家已经快11点了，女儿才刚起床。母亲看到之后，气不打一处来，毕业之后女儿一直没有一份稳定的正式工作，说了多少次让她去机关去工作，女儿对此都不屑一顾。母亲忍不住又提起了工作的事情，话还没说完，女儿就一口回绝了。母女俩又是不欢而散。吃完饭之后，母亲气鼓鼓地离开了家。

　　谁知，这一离开竟成了永别。刚到单位这位母亲就接到了物业管理部的电话，说她女儿出事了。她匆匆赶回家，发现女儿躺在楼下，一片血泊，已停止呼吸。看着女儿的尸体，一向坚强的她瞬间倒下，她整天躺在床上哭泣，完全没有了之前干练的神色。女儿以前一直都很听话，家里经济条件也不错，她不知道，也不明白女儿为什么要做这种傻事。几天之后，女儿电脑里的一篇日记解开了她所有的疑惑，可是却让她陷入了更大的痛苦。

　　"毕业以来，妈妈几乎天天念我，吃饭念，看电视念，睡觉也念……我不就是不愿意接受她安排的稳定工作，选择做自己喜欢的事情吗？20多年来一直都是按她的喜好在生活，难道我真的不能有自己的选择？我又没有闲着，为了证明自己在工作，我每天拼命在网上找设计单子，每个月交给妈妈

800~1 000元不等的生活费，拼命证明自己，可在她看来，这都没用。我到底做错了什么？她念得让人心烦，现在一看到她回来我就只想躲进自己房间，好多时候烦得都想一死了之。有时候想，要是哪天真的受不了了，就从这窗口跳下去算了，只是不知道会不会痛……"

一直以来她认为自己是最爱女儿的，结果自私的爱却成了害死女儿的凶手，幡然醒悟之后，她后悔不迭，无法原谅自己自私的行为。她是经历过贫困和动荡的，深知稳定的重要，所以对女儿这也担心那也担心，就是没想到过女儿是不是开心。现在想来，所谓自由职业还是稳定工作的好坏，都只是站在自己角度一厢情愿地评判，对孩子来说，只要能实现自己价值，能自己养活自己，开心才是最重要的。可是，一切都无法挽回，女儿现在已经不在了，被懊悔折磨着的她，受着良心的谴责，从此一蹶不振。

这是一个真实的案例，在现实生活中，这样的事件并不少见。并不是说父母不爱自己的孩子，只是父母的身份与地位让他们爱自己的孩子时无意中预设了一个前提：孩子要接受父母爱的给予，孩子要回报父母爱的付出。上述的案例血淋淋地揭示了父母预设的这个前提条件。经常听见很多父母这样讲：养儿防老。这就是说把儿子养大，是为了将来自己老时让儿子奉养。父母爱儿子的前提条件是让儿子养老。当然，作为子女，我们不能否认我们有这份责任在，但这不能成为父母爱孩子的前提。如果父母拥有这样的心理，爱就会成为自私的爱。

"孟母三迁"的故事流传至今，受到了人们极高的赞誉。孟母为了让儿子有一个良好的受教育环境，希望儿子有出息，总是替孟子选择良好的栖息地，一连搬了三次家，从靠近墓地的城郊到离闹市不远的城市到学宫附近。然而，这三次搬家，孟母都没有问及儿子是否同意，也没有过问每次搬家儿子是否支持，是否开心。毕竟，每次搬到一个新的环境，小孩子就要重新适应，之前的生活氛围全部要丢弃，结交的小朋友也要离开，能否承受，是否开心快乐这都是小孩子自己的一种感受。如果父母漠视或者忽视孩子的这种心理变化，可能会对孩子的成长不利。

"孟母三迁"的故事从某个角度来说颂扬了母爱的伟大，但从另一个角度来说，母爱的付出，是与孩子的心愿不相联系的。孟母的爱，不关心儿子的心情，不关心儿子的悲喜，关心的只是儿子是否有出息，关心的只是儿子是否能光宗耀祖，关心的只是儿子将来是否大有作为，所以说孟母的爱是自私的。当然也有一种可能，那就是孟子在母亲的严厉管教之下根本没法做出任何的反抗，只能选择依从，这是后话。当然这个故事的结局是可喜的，孟子在这种教育环境下成为了我国古代最为杰出的思想家和教育家。这里想要强调的重点是父母对孩子的爱要建立在尊重孩子意愿的基础上，不要把孩子看成是一张白纸，为了自己想当然的想法，来压抑孩子。

　　在我国父母对孩子的教育中，流行这样一种信念，"棍棒底下出孝子"，担心孩子将来不成材，担心孩子做错事情，所以采用压力的棍棒教育。这样的教育方法在国外是犯法的，是不正确的。何谓孝，为什么一定要对你孝？"你用棍棒教育我，却要我叩头谢恩，这不是很可笑吗？"说白了，就是父母对孩子一种自私的爱在作祟。在学术上有高深造诣的傅雷，对儿子的管教非常之严厉：他在楼上翻译作品，孩子在楼下练琴，中间稍有停顿，他下来抓着儿子的头就往墙上撞。他的这种做法不仅使孩子的身心受到摧残，也使他的妻子在精神上受到了很大的刺激。虽然傅雷的儿子——傅聪后来大有作为，非常成功，但这能归功于父亲的棍棒教育吗？我想傅聪先生肯定不会这样认为。相反，如果没有父亲的棍棒教育，我想傅聪的成就可能会更大。对于自己年轻时对儿子的棍棒教育，傅雷后来明白了自己当初的教育方法是多么失败，他为他的行为深深地感到后悔。

　　后来，他在给儿子写的信中也提到："我也知道，从小受到挫折对你的将来多少有些帮助。然而，爸爸毕竟犯了很多很大的错误，自问人生对朋友无愧，唯独对你和你母亲感到有愧良心，这是我近年来的心病。这些天一直像噩梦一样在我脑海里徘徊，可怜我过了45年，父性才真正觉醒。伴随着你痛苦的童年，度过的是我不懂做父亲艺术的壮年，幸亏你得天独厚，任何打击也摧毁不了你！"这是一个父亲对儿子的真诚忏悔，正在实施棍棒教育和

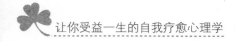

想要用棍棒方法教育孩子的父母是否能获得多少启迪呢？

转过头来，看看我们身边。很多时候，父母秉着为孩子好的心态，做出的很多决定一般都不问及孩子是否乐意，如给孩子请家教老师，要求孩子学习的科目众多繁杂，书法、钢琴、游泳等，总是不厌其烦地为孩子做决定。当孩子们表示厌烦或者拒绝的信息时，父母苦口婆心地只会一直劝说，"这是为了你好，你现在还不懂，将来你一定会明白的"。在父母高压强迫之下，孩子只能把不满隐藏在心里，慢慢累积，等到适当的时机，其爆发的后果将是十分严重的。就如上面的故事一样，孩子在无法忍受压力的时候，选择轻生，造成终生无法弥补的遗憾或悲哀，父母对此一定要有所警惕。

父母的爱有时候特别像《渔夫和金鱼》故事中的老太婆：当了贵夫人不满足，她要当女皇；当女皇后又不满足，她要当海上霸王，还要金鱼做她的仆人。孩子进了学堂的时候，父母就希望孩子是全班第一名，等成了全班第一名了，父母又希望孩子成为全校第一名，之后又要孩子成为全市、全省第一名……这种自私的爱，贪念太多，欲望太大，最后孩子一定会受到伤害。爱的付出不应该有预设的前提，有前提条件的爱是自私自利的爱，而不是真正的爱！真正的爱是无条件的。

不要做"囚徒困境"中的"囚徒"

范美忠，四川一所私立中学教师，在5·12汶川大地震发生时丢下学生一个人跑出了教室。10天之后，他在博客中详细描述了当时发生的一切以及之后他自己的心路历程，这番地震后的"表白"举动立刻掀起了网友们的强烈愤恨，被网友讥讽为"范跑跑"，并引发了一场关于道德是否沦丧的热烈争论。

据他的描述，当时他正在上语文课，忽然感觉到一阵轻微的晃动，他认为是轻地震，叫同学们不要慌张。但他的话还没说完，整个教室就开始地动山摇地震动起来。他立刻意识到这是大地震。然后猛然向楼梯间冲过去，他是第一个到达操场的人，过了好一会才见有学生陆陆续续地来到操场。后来，他问学生为什么不出来。学生是这样回答的："我们一开始没反应过来，只看见你一溜烟跑得没了踪影，等反应过来我们都吓得躲到桌子下面去了。后来等震动稍微平息了一点我们才敢出来！老师，你怎么不把我们带出来再走呀？"范美忠回答道："我从来就不是一个勇于献身的人，我只关心我自己的生命，你们不知道吗？上次半夜火灾的时候我也逃得很快！"之后，他发现学生对他有些失望，他接着说道："我是一个追求自由和公正的人，却不是先人后己勇于牺牲自我的人！在这种生死抉择的瞬间，只有为了我的女儿我才可能考虑牺牲自我，其他的人，哪怕是我的母亲，在这种情况下我也是不会管的。因为成年人我抱不动，在这种时刻能逃出一个是一个。如果过于危险，我跟你们一起死亡没有意义；如果没有危险，我不管你们，你们也没有危险，更何况你们是十七八岁的人了！"在博客的最后，范美忠一直强调自己没有丝毫的道德负疚感，他也绝对不是一个勇斗持刀歹徒的人。

人们看到这段文字，简直不敢相信自己的眼睛。范美忠是自私的、懦弱的，是只为自己着想，只考虑自身利益的人。或者说他根本就不配做一名人民教师，人民教师首先要为人民，指的是社会；其次是要为教师，指的是学生；但范美忠谁都不为只为自己，这不符合人民教师的师德标准。大地震之后，他的这番言论引起了大众媒体的深刻痛批，南方周末报的评论文章认为：从权衡利益来看，在当时那种情况下，作为教师的范美忠如果能坚守岗位，组织学生有序撤退，或许可以挽救更多的生命；其次，如果范美忠为了学生牺牲了，由于他的学生比他年轻很多，仅仅从生命的长度来算，这个学生的存活所保有的幸福量就有可能远高于范美忠的存活所保有的幸福量。从博弈论的角度来看，范美忠绝对是一个有道德缺陷的"道德囚徒"，所以他受到社会的谴责也无可厚非。

"囚徒困境"是20世纪50年代就职于兰德公司的梅里尔·弗勒德等人提

出的。下面的这个案例包含了经典的"囚徒困境"的核心理念：A和B是两个因盗窃而被抓的惯犯。警察局局长正在调查该局管辖区域内的一宗悬而未决的银行抢劫案，他根据一系列的线索判定A和B是这桩案子的凶犯，但又缺乏确凿的证据判他们入狱。在上级的压力下，警察局局长不得不花大量的时间和精力来提审A和B，并要求他们从下列的策略中做出选择：如果只有一个人坦白认罪，作证检控对方（背叛对方），而对方保持沉默，则认罪的一方即时获得假释，沉默的人则会因抢劫银行而被判10年；若A和B都选择保持沉默（双方合作），则两人同样被判半年；若两人相互检举（互相背叛），则两人同样判监2年。

A和B到底应该选择哪一种策略，才能将个人的刑期缩至最短？

我们假设A和B都是精明、会打小算盘的自私自利的不讲义气的人，且他们被分别审查是无法进行沟通的。在这种情况下，A会想，如果选择背叛，那么B选择背叛时两人将判刑2年，B选择沉默时自己将被无罪释放；若是选择沉默，那么B选择背叛时自己将被判10年，若B选择沉默，那么两人同被判刑半年。结果出来了，如若对方沉默，背叛会让我获释，所以我会选择背叛；如若对方背叛指控我，我也要指控对方才能得到最低的刑期，所以我还是会选择背叛。两个人面对的情况是一样的，所以两个人的理性思考得出的结论也是一样的，他们都选择背叛，结果是两人坐牢2年。如果A和B选择合作保持沉默，两个人最多只会被判半年，总体的利益更高，但囚徒只会追求自己的个人利益，所以达到均衡的状况最佳的选择就是选择背叛。

再来看"范跑跑"事件。丢下学生一个人落荒而逃，事后还大言不惭地认为自己的所作所为没有什么不对。自私的人总是能为自己自私的行为找到合理的借口。在这场博弈论中，范美忠最先逃跑了出来，却受到了全社会的指责与讥讽，他失去了成为一名合格教师的资格，也失去了让他人信任的力量，或者说他从来就没有信任过他人，也就谈不上信任有多重要。如果在地震之时，他选择留下，安排学生一个一个有序撤退，那么学生生存的可能性就会大增，即使范美忠牺牲了，他留下的也是他光辉的形象和高尚的人格，留下的是社会的希望，这是团体利益、全局利益。而范美忠为了一己之私，其行为留下的只能是遗憾。在生与死的考验下，范美忠不会想到还有符合大家利益的其他选择存在，正如"囚徒困境"中的两个囚徒一样，只为自己的利益精打细算着……

自私带来的无私

话说地球上有一个君子国。既然是君子国，里面住的自然都是君子了。君子们当然都是无私的，多少年来一直以"利他"为荣，"利己"为耻。有一次，两个君子在路上捡到一块黄金，一个人一定要给另一个人，而另一个人坚持要给对方。因为两个人都是君子，所以他们谁都不肯要。结果两个人推来让去，争执得面红耳赤，老半天也解决不了这个问题。这时，恰巧有一个"乞丐"路过，就说："既然你们俩谁都不要，那就给我吧！"在这个乞丐的帮助下，两个人的争执才得以解决。

可谁也没想到，这个"乞丐"并不是真的叫花子，他是从小人国来的。从这件事情发生之后，小人国的人发现君子国是最适合他们生活的地方，因为他们可以不劳而获，他们可以通过各种手段来维护、获取财富。于是大量的小人国人民涌向了君子国。在慷慨无私的给予条件下，君子国人们的生活变得越来越艰难，那些君子们后来发现当小人其实可以让自己生活得更容易，更舒坦些，于是那些君子们渐渐地都变成了小人。从此，地球上最后一个君子国灭亡了，地球上留下的都是宣言"私有财产神圣不可侵犯"的小人国。

成为富人的小人国人民开始在保护"私有财产神圣不可侵犯"的理念的前提下，一方面继续创造和累积财富，一方面向全世界其他的贫穷国家捐款捐物，略显一点"君子"的风度。一心维护自己利益的小人国人民，在获得财富变成富人之后，或者曾经慷慨的君子变成小人之后，都没有被自私吞灭，相反，他们会给弱势群体或者弱势国家的人民提供帮助，因为自私获得的财富让他们具备了帮助他人的实力与财力。

什么是自私？自私真的就是"损人利己"的吗？凡是利己的行为都会损害他人的利益吗？当然不是。美国富翁比尔·盖茨和梅琳达·盖茨夫妇，以及沃伦·巴菲特倡议全美的亿万富翁宣誓，在有生之年或死后将自己的一半家产捐给慈善机构。《财富》杂志曾经估算过，如果这个"日落条款"能够获得成功，那么他们竟会募捐到近6 000亿美元，这个数额将会大大地改变美国的慈善事业。除此之外，这个举动将会带动全世界的富豪积极投身于慈善行业，这将直接改变慈善事业的全貌。这是自私的行为吗？从某种程度上来说是的。因为他们只要牺牲自己部分的物质财富，就能获得更大的精神满足。但这个过程又是无私的，因为他们带动的是整个社会的进步，甚至是全世界文明的不断进步。这样的"自私"绝对是一种无私的表现。

亚当·斯密在他的《道德情操论》中指出：一个人追求自己的利益，往往比他在真正出于本意追求社会利益的情况下，更能有效地促进社会的利益。因为利己之心人皆有之，正是由于人人都有利己的动机，从而造成了"利他的善果"。人们对个人利益的追求带来了更大的社会利益，即"主观为自己，客观为别人"。著名经济学家茅于轼教授也说过："自私就像'万有引力'一样维持着这个社会的秩序，如果没有'万有引力'，这个世界是无法想象的。我们坐飞机为什么安全？因为那个飞行员也是自私的，他也想活命。如果让一个恐怖分子来驾驶飞机，那大家的安全就无法保障了。因为恐怖分子是无私的，他命都不要了，那大家怎么能安全呢？"

我们通常把自私看得过于狭隘了，认为自私就是无私的对立面，自私是可耻的，是万恶之源，认为社会上之所以存在杀人放火、烧杀掳虐以及战争等，都是人性的自私在作怪，而无私才是最高尚的，无私奉献是一种社会的美德，是人人都该称赞与颂扬的，只有无私付出社会才能和谐共存。我们试想一下，在竞争异常激烈的今天，一无所有的你拿什么去无私贡献，又有什么能力让这个社会和谐发展呢？

2008年5月12日，汶川发生了7.8级大地震。让人感动的是人们义不容辞的捐献。通过这次的抗灾救灾表现出中国人悲天怜悯的情怀，无限慷慨之义举，每一个人都是那么真诚，这种高尚的行动背后也深刻折射出现今社会普遍所存在的问题。

捐赠是一种自愿的行为，不应该在被逼迫的情况下去做，更不能把它看成是一项必须完成的任务来完成，这样的捐赠多了抱怨，少了真诚。在我们能力范围之内，尽我们最大努力把它做到最好。如果我们在帮助他人的同时内心却在深深咒怨，极不情愿，甚至违背良心去做不想做的事情，那这样的捐赠便没有意义。

要想无私地奉献，首先要有奉献的实力与能力，也就是先要武装好自己，要积攒丰富的资源，要维护好自己的个人利益，这是人性自私的一面，这种自私不具有损人的性质，是为将来无私付出先要做的奠基准备。再来看看那些被大众常常指责的商人、明星，很多人认为这些人太过自私，总是为自己的利益着想，他们唯利是图。然而，在每次灾难中，捐款最多的正是这些被大众指责的人，他们在无私地付出，捐钱捐物，不求回报。所以说，我们不能把自私的定义狭隘化，而应该以一种更宽阔、更客观的视角来看待自私与无私之间的关系。

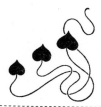

第9章
疗愈膨胀的欲望，放空名利心赢得大自在

人不可无自尊心，当自尊心受到损害或威胁时，或过分自尊时，就可能产生虚荣心，做出招摇过市、哗众取宠等失控行为。

虚荣之人常会失去自我。为了表现自己，常采用炫耀、夸张甚至戏剧性的方式来引人注目。爱慕虚荣的人，总会制造一处炫目的"光环"，自我陶醉，从中得到极大的心理满足。一旦炫目的"光环"被戳破，将是极其难堪的境况。所以，要戒除虚荣心，抛弃虚荣的面具，才能拥有真实的幸福。

你有虚荣心吗

虚荣心理的产生及其强弱与个体心理品质、思想修养有着直接的关系。除此之外，还受个体所处的生活环境及社会文化传统的影响。

那么，哪些人容易产生虚荣心呢？

1.自尊心过强的人易产生虚荣心理

每个人都有维护自尊的需要，每个人都喜欢听恭维、赞扬的话，这在一定程度上是人的本性的显现。如果一个人的自尊心过于强烈，渴望获得别人对自己的重视、尊重和赞扬，而自身又缺乏过人之处，不具备足以令人称道的实力，则不得不寻求其他手段，如借用外在的、表面的，甚至是他人的荣光来弥补或替代自己实力的不足，以此满足自尊的需要。在此过程中，虚荣心理的产生在所难免。

2.私心过重的人容易产生虚荣心理

私心过重的人会时刻考虑个人的利益得失，总希望自己时时处处胜过别人、超过别人。为了达到这一目的，常常煞费苦心地营造或借用本来不属于自己的、虚假的荣誉来掩饰个人的缺陷和不足，以抬高自己，显示自己的"过人之处"。

3.缺乏自信的人容易产生虚荣心理

虚荣心理的产生往往是那些缺乏自信、自卑感强烈的人进行自我心理调适的一种结果。某些缺乏自信、自卑感较强的人，为了缓解或摆脱内心存在的自惭形秽的焦虑和压力，试图采用各种自我心理调适方式，其中包括借用外在的、表面的荣耀来弥补内在的不足，以缩小自己与别人的差距，进而赢得别人对自己的重视和尊敬，虚荣心便由此而生。

对虚荣心这种东西，要正确把握、合理引导和适当应用，千万不能任其

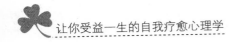

发展，殃及他人，祸及社会。对于我们每个人来说，就是要使自己的虚荣心适可而止，虚荣本无错，虚荣太盛就是错了。

虚荣心的表现及危害

虚荣心是不实事求是，不考虑具体条件，追求虚假的声誉，也就是我们平时所说的"打肿脸充胖子"。我们在平时的学习和生活中，有没有这种类似的表现呢？

有人把虚荣心的表现分为十四个方面。

（1）喜欢谈论有名气的亲戚朋友或以与名人交往为荣。

（2）热衷于时髦服装，对西方的流行货倾倒。

（3）喜欢购物喜摆阔。

（4）不懂装懂，海阔天空。

（5）热衷于追求一鸣惊人的成果。

（6）对名著、大片只求一知半解，夸夸其谈。

（7）好表现自己，尤其想在大庭广众面前露一手。

（8）好掩盖自己。

（9）对表扬沾沾自喜。

（10）对批评耿耿于怀。

（11）表面热情，内心冷淡，讨好别人。

（12）找对象过分追求长相门第。

（13）婚礼讲排场、摆阔气。

（14）讲面子，面子第一。

虚荣心理，其危害是显而易见的。

其一是妨碍道德品质的优化，不自觉地会有自私、虚伪、欺骗等不良行为表现。

其二是盲目自满、故步自封，缺乏自知之明，阻碍进步成长。

其三是导致情感的畸变。由于虚荣给人的沉重的心理负担，需求多且高，自身条件和现实生活都不可能使虚荣心得到满足，因此，怨天尤人，愤懑压抑等负性情感逐渐滋生、积累，最终导致情感的畸变和人格的变态。

严重的虚荣心不仅会影响学习、进步和人际关系，而且对人的心理、生理的正常发育，都会造成极大的危害。

正确认识和对待虚荣心

18世纪的著名诗人威廉·科贝特在他的《乡间行》中，曾经挖苦地描述新一代资产阶级追求时髦的心态："摆上几把惹眼的坐椅和一个沙发，挂起六七幅镶有金框的版画，装满小说的旋转书柜……许许多多的酒瓶酒杯和'一套正餐餐具'、'一套早餐餐具'以及'甜食刀具'……最糟的是客厅！还有地毯和拉铃！"这种消费攀比的热烈景象和氛围，生活在今天的我们恐怕是再熟悉不过了。

虚荣心是一种递增的发展事物，好像一只被吹起来的气球一样，总是希望越吹越大。人的虚荣心可以说是无限的，俗话说做了皇帝还想成仙。满足了一个愿望，随之又产生了两三个愿望。满足这个琐碎的愿望，很快又新生了那些庞大的愿望。由此可见，虚荣心具有一种强烈的渴求的力量。求而得之，则满足快乐；求而不得，便苦恼愁闷，便寻求新的获得途径，自然要进入创新的境界。

再者，虚荣心还有一个显著的特征，就是跟时尚有关。时尚推动虚荣心的旺盛和强大，旺盛的虚荣心反过来又推动时尚的繁荣和更大面积上的流行。比如大街小巷美女如云，便是女人的虚荣心造就的锦绣景观。女人比男人对青春的敏感度要强烈得多，所以追求年轻和漂亮便成为女人们互相攀比的虚荣心了。年龄不是随便能伸能缩的东西，所以年轻是肯定求之不得的。

于是女人便把心思都集中在追求美丽上，大概是美丽了也就年轻了。于是扮靓便成了女人最直观的表现。女人们纷纷去美容厅、去健身房、去游泳池，为的都是关心自己、呵护自己和美丽自己。由于虚荣心使女人对自己的美丽更赋予细致和耐心，当然也无形中使城市的街道日益缤纷灿烂。你说这虚荣心有什么不好？她们不仅用自己的身体成为满街流动的风景让人赏心悦目，而且还积极有效地推动了服装业、化妆业、美容业等行业的快速发展；再比如家庭装潢的时尚化，也是虚荣心带来的结果。

生与欲密不可分。虚荣心的满足，究其实质应该是有利于生命，有利于生存，有利于进步。但是，对于虚荣心的满足，要适可而止，如果饱而不止，也会导致灾害。

虚荣心强的人喜欢在别人面前炫耀自己昔日的荣耀经历或今日的辉煌业绩，他们或夸夸其谈，肆意吹嘘，或哗众取宠，故弄玄虚，自己办不到的事偏说能办到，自己不懂的事偏要装懂，一切为了提高自己。虚荣心强的人喜欢炫耀有名望、有地位的亲朋好友，希图借助他人的荣光来弥补自己的不足，而对于那些无名无分、地位"卑微"的亲朋则避而不谈，甚至唯恐避之而不及。

因此，对虚荣心这种东西，要正确把握、合理引导和适当应用，千万不能任其发展，殃及他人，祸及社会。对于我们每一个人来说，就是要使自己的虚荣心适可而止，做到顺着大路跑而决不乱来。

攀比是一把刺向自己的利剑

某机关有一位小公务员，过着安分守己的平静生活。有一天，他接到一位高中同学的聚会电话。十多年未见，小公务员带着重逢的喜悦前往赴会。昔日的老同学经商有道，住着豪宅，开着名车，一副成功者的派头。这位公务员重返机关上班，好像变了一个人，整天唉声叹气，逢人便诉说心中的烦恼。

"这小子，考试老不及格，凭什么有那么多钱？"他说。

"我们的薪水虽然无法和富豪相比，但不也够花了吗？"他的同事安慰说。

"够花？我的薪水攒一辈子也买不起一辆奔驰车。"公务员心疼地跳了起来。

"我们是坐办公室的，有钱我也犯不着买车。"他的同事看得很开。但这位小公务员却终日郁郁寡欢，后来得了重病，卧床不起。

攀比是一把刺向自己心灵深处的利剑，对人对己毫无益处，伤害的只是自己的快乐和幸福。

攀比，是人的一种天性。一个人有思维，必定有思想。看到人家好，人家强，凡夫俗子，哪个不心动？就算是道人法师，也要三声"阿弥陀佛"，才能镇住自己的欲望和邪念。

这世间、有的人家财万贯、锦衣玉食；有的人仓无余粮、柜无盈币；有的人权倾一时，呼风唤雨；有的人抬轿推车、谨言慎行；有的人豪宅、香车、娇妻美妾；有的人丑妻、薄地、破棉衣……一样的生命不一样的生活，常让我们心中生出许多感慨。

看看别人，比比自己，生活往往就在这比来比去中，比出了怨恨，比出了愁闷，比掉了自己本应有的一份好心情。

生活的差别无处不在，而攀比之心又是难以克服，这往往给人生的快乐打了不少折扣。但是，我们能换一种思维模式，别专拣自己的弱项、劣势去比人家的强项、优势，比得自己一无是处，那样多累。要把眼光放低一点，学会俯视，多往下比一比，生活想必会多一份快乐，多一份满足。正如一首诗中所写："他人骑大马，我独跨驴子，回顾担柴汉，心头轻些儿。"再说骑大马的感觉也并不一定就是你想象的那么好，也许跨着驴子，优哉游哉，尚能领略一路风光，更感悠闲、自在。

不要戴着虚荣的面具生活

世上有以金钱财富为荣者，有以职称名誉为荣者，有以文凭服饰为荣者……然而，这些东西都不能表明一个人的真实价值。如果一个人不是通过自己的劳动和创造，为社会和他人作出自己应有的贡献，如果不是坚持正直、诚实、高尚的人格，那么一切财富、地位、职称、文凭、服饰，以及华而不实的"知名度"，都不过是掩盖其真相的假面具。

发光的并不都是金子。分清人生的真实和虚假，力求真实而高尚的人生。

古希腊有这样的传说：一名叫赫洛斯特拉特的牧羊人，为了要出名，竟放火烧毁了阿泰密斯神庙。这就是所谓的"赫洛斯特拉特的荣誉"，就是常说的虚荣。

一般人都有一点虚荣心，这很正常。因为虚荣与人的自尊心有关，自尊心这个东西不太容易掌握。一个人的自尊心若是过强，或是走向极端，就很容易变成虚荣心，虚荣心给人带来的只有伤害。

托马斯·肯比斯说："一个真正伟大的人是从不关注他的名誉高度的。"一个人不会因为自己的成就而傲慢，也就不会抱怨自己命运的悲惨。相反追慕虚荣的自我卖弄，是一种腐蚀人类心灵的通病，没有人能够在一生中完全不受它的影响。

虚荣使人变得自负，误以为自己很了不起，可事实上并非如此。有些人遇事常常十分无奈，但还是拼命想出风头，结果什么也得不到。一旦真相大白，他们便无地自容，失去信心，放弃了使自己重新振作起来的机会，到头来，虚荣带给他们的只有失败。其实，这些人是在玩一场注定要失败的赌博游戏。

虚荣心重的人，所追求的东西，莫过于名不副实的荣誉；所畏惧的东西，莫过于突如其来的羞辱。因为害怕羞辱，所以不定时活在恐惧中，经常没有安全感，不满足。

虚荣心所引起的后遗症，几乎都是围绕在其周遭的恶行及不当的手段，所以严格说来，每个人的虚荣心应该都和愚蠢等高。

虚荣的方式是多样的，正和海洋一样无限，从人种、身体到眼睛、鼻头，都值得人们自夸。虚荣是一种特性，它取攻势而不取守势，因此凡是虚荣感强的人，周围的人便都成为他的仇敌。他并不能从与他人交往中获取愉悦和帮助，反而时常和他的邻居、同事、好友，甚至亲人发生冲突。虚荣虽然可以自欺欺人，但断乎欺骗不了自然，自然是不容任何侮辱的。

虚荣心已成为人性中根深蒂固、难以根除的心理弱点。那么，有什么方法能够趋利避害，把它利用到好的地方去呢？现代心理学家告诉我们，虚荣心完全可以利用。

当你视荣誉为虚无的时候，你的荣誉是实在的；当你唯名利是图，视荣誉为至宝的时候，你的荣誉是虚无的。你没有荣誉时追求虚荣，虚荣可以助你，成为你生命的动力；你为了私欲而贪图虚荣，虚荣可以害你，成为你生命的累赘。所以，对于虚荣心，切不可从如何破坏它入手，而应该放在如何改善它、诱导它走向有用的地方去。

真正的成功人士，是不会因某些成就而沾沾自喜的；即便是为所成就的人和事物感到骄傲，也应该是心存感恩，而非华而不实的虚荣。

抛弃虚荣，拥抱实在的成功

英国哲学家培根说："虚荣的人被智者所轻视，愚者所倾服，阿谀者所崇拜，而为自己的虚荣所奴役。"德国哲学家叔本华说："虚荣心使人多嘴多舌；自尊心使人沉默。"

心理学家下了不少工夫研究人类的虚荣心，得到一个简单的结论：虚荣心是20世纪末过渡到21世纪时，最顽强也最类似艾滋病的痼疾。

从近处看，虚荣仿佛是一种聪明；从长远看，虚荣实际是一种愚蠢。虚荣者常有小狡點，却缺乏大智慧。虚荣的人不一定少机敏，却一定缺远见。虚荣的女人是金钱的俘虏，虚荣的男人是权力的俘虏。虚荣心太强，使男人变得虚伪，使女人变得堕落。

古语云："上士忘名，中士立名，下士窃名。"

虚荣者，也有一种"窃"的功夫。虚荣者，容易轻浮；轻浮者，容易受骗；受骗者，容易受伤；受伤者，容易沉沦。许多沉沦，始于虚荣。

虚荣，很像是一个绮丽的梦。当你在梦中的时候，仿佛拥有了许多，当梦醒来的时候，你会发现原来什么也没有。与其去拥抱一个空空的梦，还不如去把握那些实实在在的东西。

日本人福富太郎在《智慧赚钱法》一书中提到获得财运的第48种方法"勿一味追求时尚"：

一个成功男性要具备下列五项：胆量、金钱、面貌、才干和幽默感。可是有些年轻人却本末倒置，觉得能言善道，懂潜规则，懂厚黑学才能成功。这类人在公司虽抱怨薪水太低，却不知如何争取合理的薪水，瞻前顾后，亦没魄力脱离公司，独立经营事业，他们就像井里的一群青蛙，整天呱呱乱叫不停，却没有跳出井口的本事。

能够走向成功的人，是不会只注重表面功夫的，他们会稳扎稳打地把事情做好，也不会因某些成就而沾沾自喜；若为所成就的人和事物感到骄傲，也应该是心存感恩，而非盲目虚荣！

虚荣心一旦形成后，它所带来的诸多不良心态、习惯和行为，会让你只看得到眼前，离成功却愈来愈远。

虚荣心最大的后遗症之一是促使一个人失去自我，他们为了使自己被他人认可，不惜玩弄欺骗、诡诈的手段，使虚荣心得到最大的满足。

要迈向成功，必须远离虚荣；不想成功，就会爱慕虚荣；要事事踏实，便会远离虚荣；想获得不实在的荣誉，就会满足虚荣。唐代诗人柳宗元有诗云："为农信可乐，居宠真虚荣。"

六大心理战术彻底战胜虚荣心

社会生活中的虚荣心，主要表现为一种自夸炫耀行为，通过吹牛、隐匿等欺骗手段来过分表现自己。例如有的人吹嘘自己是某要人的亲戚、朋友，有的人将自己的某些短处隐匿起来，偷梁换柱、欺世盗名。这些情况已蔓延到生活的各个方面。总之，爱慕虚荣者在真实面上制造一处炫目的"光环"，使人真假难辨，而他们从中得到极大的心理满足。

物质生活中的虚荣心，主要表现为一种攀比行为，其信条是"你有我也有；你没有我也要有"，以求得周围人的赞赏与羡慕。

精神生活中的虚荣心，主要表现为一种嫉妒行为。虚荣与自尊及脸面有关，自尊与脸面都是在社会活动中才能得以实现。通过社会比较，个体精神世界中逐步确立起一种自我意识，自我意识又下意识地驱使个体与他人进行比较，以获得新的自尊感。"尺有所短，寸有所长"，有虚荣心的人是否定自己有短处的，于是在潜意识中有嫉妒冲动，因而表现出来的就是排斥、挖苦、打击、疏远、为难比自己强的人，在评职、评级、评优中弄虚作假。

虚荣心是一种为了满足自己荣誉、社会地位的欲望，生活中每个人都或多或少地会产生这种欲望。然而，如果你表现出来的虚荣超过了范围，那也许就成为一种不正常的社会情感。有虚荣心的人为了夸大自己的实际能力、水平，往往采取夸张、隐匿、欺骗、攀比、嫉妒甚至犯罪等反社会的手段来满足自己的虚荣心，其危害于人、于己、于社会都很大。

虚荣心是要不得的，应当加以克服，具体的可以从以下几个方面去做。

1.提高认知，自尊自重

提高自我认知，正确认识自己的优缺点，分清自尊心和虚荣心的界限。

诚实、正直是做人最起码的要求。我们绝不能为了一时的心理满足而丧失人格。只有做到自尊自重，才不至于在外界的干扰下失去人格。我们要珍惜自己的人格，崇尚高尚的人格可以使虚荣心没有抬头机会。

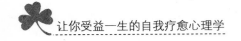
2.树立理想，追求真善美

人应该追求内心的真实的美，不图虚名；一个人追求真善美就不会通过不正当的手段来炫耀自己，就不会徒有虚名。很多人能在平凡的岗位上做出不平凡的成绩，就是因为有自己的理想。同时，要正确评价自己，既看到长处，又看到不足，时刻把实现理想作为主要的努力方向。

3.正确对待舆论

要正确对待舆论，正确看待他人的优越条件，不要影响自己的进步。要通过自己的努力满足自己的需要。只有这样的自信和自强，才能不被虚荣心所驱使，成为一个高尚的人。

4.克服盲目攀比心理

人人都会有攀比心理，但在社会生活中要把握好攀比的尺度、方向、范围与程度。从方向上讲，要多立足于社会价值而不是个人价值的比较，如比一比个人在学校和班上的地位、作用与贡献，而不是只看到个人工资收入、待遇的高低。从范围上讲，要立足于健康的而不是病态的比较，如比成绩，比干劲，比投入，而不是贪图虚名，嫉妒他人，表现自己。从程度上讲，要从个人的实力上把握好比较的分寸，能力一般的就不能与能力超强的相比。

5.树立正确的荣辱观

人生在世界上要有一定的荣誉与地位，这是心理的需要，每个人都应十分珍惜和爱护自己及他人的荣誉与地位，但是这种追求必须与个人的社会角色及才能一致。面子"不可没有，也不能强求"，如果"打肿脸充胖子"，过分追求荣誉，显示自己，就会使自己的人格受到歪曲。同时也应正确看待失败与挫折，"失败乃成功之母"，必须从失败中总结经验，从挫折中悟出真谛，这样才能自信、自爱、自立、自强，从而消除虚荣心。

6.采用心理训练的方法

如果你已经自觉虚荣心比较强了，可以采用心理训练的方法，对不良的虚荣行为进行自我心理纠偏，即当病态行为即将或已出现时，可以给自己施以一定的自我惩罚，如用套在手腕上的皮筋反弹自己，以求起到警示与干预的作用。久而久之，虚荣行为就会逐渐消退，但这种方法需要有超人的毅力与坚定的信念才能有效。

　　虚荣心有轻重大小之分。各方面都很虚荣的人固然有，而更多的还是某些方面有虚荣心，其他方面则不大明显。一般说来，自己希望超过别人而又难以超过别人的地方，以及当某种荣誉想得到而得不到、想不失去而无法不失去的情况下，较易产生虚荣心。有许多时候，虚荣心又往往同自尊心交织在一起。有些行为的表现，既有自尊的成分又有虚荣的成分，所以，我们又要善于把两者区别开来。应该努力做到：虚荣心要克服，自尊心要爱护。

　　生活中，以那些脚踏实地、不图虚名、努力进取的革命领袖、英雄人物、社会名流、学术专家为榜样，努力完善人格，做一个"实事求是、不自以为是"的人。

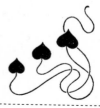

第10章
疗愈烦恼的心理，生活再苦也要笑一笑

　　烦恼如影随形，时时伴随着我们。情感的迷茫，生活的波折，人际的复杂，工作的压力等都会给我们造成烦恼。烦恼如果得不到及时排解，淤积心中，不仅会影响健康，还会影响到事业和生活。

　　烦恼是心灵的垃圾，是成功的绊脚石，是快乐生活的病毒。烦恼或许每天都有，或许今天丢了明天还会再来，但明天是明天，你现在真正能拥有的是今天。为了今天的美好，为了今天晴朗的天空，丢掉烦恼吧，别让它那么轻易地跟着你。

烦恼皆由心生

最近比较烦，比较烦，比较烦

总觉得日子过得有一些极端

我想我还是不习惯

从默默无闻到有人喜欢

最近比较烦，比较烦，比较烦

总觉得钞票一天比一天难赚

朋友常常有意无意调侃

我也许有天改名叫周转

最近比较烦，比较烦，比较烦

我看那前方怎么也看不到岸

那个后面还有一班天才追赶

……

周华健有一首名为《最近比较烦》的歌，深得人们喜爱。因为这首歌表现了现代人的真实感受，唱出了多数人的心声。随着经济的发展，生活水平不断提高，有时人们感觉不是快乐与日俱增，而是凭空增加了许多烦恼。这是为什么呢？

生活中，为了满足各种欲望，人们整日劳苦奔波，身不得闲，而心灵欲念膨胀，被杂念纠缠，故亦不得闲，烦恼便由此而生。所以说，烦恼皆由心生。

佛教第二代传人慧可曾向达摩祖师诉说他内心不安，希望达摩祖师能帮他把心静下来。达摩祖师让他拿心来，才肯替他安心。慧可找了半天回答说没找到，达摩祖师说："给你安心竟然没有找到。"

真的，心在哪里呢？心都不可得，哪里还有可得的烦恼？心是烦恼的关键。现代人一心追逐名利，心中充满欲望，整天患得患失，自然会有烦恼。

笑对生活，一笑解千愁

在现实生活中，困扰我们的烦恼在我们的心中，如一片阴沉沉的云，让人透不过气来。

有一个年轻人从家里出门，在路上看到了一件有趣的事，正好经过一家寺院，便想考考老禅师。他说："什么是团团转？"

"皆因绳未断。"老禅师随口答道。

年轻人听了大吃一惊。

老禅师问道："什么事让你这样惊讶？"

"不，老师父，我惊讶的是，你是怎么知道的呢？"年轻人说，"我今天在来的路上，看到了一头牛被绳子穿了鼻子，拴在树上，这头牛想离开这棵树，到草场上去吃草，谁知它转来转去，就是脱不开身。我以为师父没看见，肯定答不出来，没想到你一下就说中了。"

老禅师微笑道："你问的是事，我答的是理；你问的是牛被绳缚而不得脱，我答的是心被俗务纠缠而不得解脱，一理通百事啊。"

法国作家拉伯雷说过这样的话："生活是一面镜子，你对它笑，它就对你笑，你对它哭，它就对你哭。"如果我们整日愁眉苦脸地生活，生活肯定愁眉不展；如果我们爽朗乐观地看生活，生活肯定阳光灿烂。朋友，既然现实无法改变，当我们面对困惑、无奈时，不妨给自己一个笑脸，一笑解千愁。

俄国生理学家巴甫洛夫说过："忧愁悲伤能损坏身体，从而为各种疾病打开方便之门，可是愉快能使你肉体上和精神上的每一现象敏感活跃，能使你的体质增强。药物中最好的就是愉快和欢笑。"

笑声不仅可以解除忧愁，而且可以治疗各种病痛。微笑能加快肺部呼吸，增加肺活量，能促进血液循环，使血液获得更多的氧，从而更好地抵御各种病菌的入侵。

印度有位医生在国内开设了多家"欢笑诊所"，专门用各种各样的笑："哈哈"开怀大笑、"吃吃"抿嘴偷笑、抱着胳膊会心地微笑等等来治疗心情压抑等各种疾病。在美国的一些公园里都辟有欢笑乐园。每天有许多男女老少在那里站成一圈，一遍遍地哈哈大笑，进行"欢笑晨练"。

笑不仅具有医疗作用，而且生活中它还能产生人们意想不到的用途。有个王子，一天吃饭时，喉咙里卡了一根鱼刺，医生们束手无策。这时一位农民走过来，一个劲地扮鬼脸，逗得王子止不住地笑，终于吐出了鱼刺。

雪莱说过："笑实在是仁爱的表现，快乐的源泉，亲近别人的桥梁。有了笑，人类的感情就沟通了。"笑是快乐的象征，是快乐的源泉。笑能化解生活中的尴尬，能缓解工作中的紧张气氛，也能淡化忧郁。

一对夫妻因为一点生活琐事吵了半天，最后丈夫低头喝闷酒，不再搭理妻子。吵过之后，妻子先想通了，想和丈夫和好，但又感到没有台阶可下，于是她便灵机一动，炒了一盘菜端给丈夫说："吃吧，吃饱了我们接着吵。"一句话把正在生闷气的丈夫给逗乐了，见丈夫真心地笑了，妻子自己也乐开了。就这样，一场矛盾在笑声中化解开来。

既然笑声有这么多的好处，我们有什么理由不让生活充满笑声呢？不妨给自己一个笑脸，让自己拥有一份坦然；还生活一片笑声，让自己勇敢地面对艰难，这是怎样的一种调解，怎样的一种豁达，怎样的一种鼓励啊！

赫尔岑有句名言说："不仅要学会在欢乐时微笑，也要学会在困难中微笑。"人生的道路上难免遇到这样那样的困难，时而让人举步维艰，时而让人悲观绝望；漫漫人生路有时让人看不到一点希望。这时，不妨给自己一个笑脸，让来自于心底的那份执著，鼓舞自己插上理想的翅膀，飞向最终的成功；让微笑激励自己产生前行的信心和动力，去战胜困难，闯过难关。

清新、健康的笑，犹如夏天的一阵大雨，荡涤了人们心灵上的污泥、灰尘及所有的污垢，显露出善良与光明。笑是生活的开心果，是无价之宝，但却不需花一分钱。所以，每个人都应学会笑对生活。

不为未到来的明天烦恼

一个农场主，雇了一个水管工来安装农舍的水管。水管工的运气很糟，头一天，先是因为车子的轮胎爆裂，耽误了一个小时，接着，电钻坏了，最后，开来的那辆载重一吨的老爷车也趴了窝。他收工后，雇主开车把他送回家去。到家时，水管工邀请雇主进去坐坐。在门口，满脸晦气的水管工没有马上进去，而是沉默了一阵子，又伸出双手，抚摸门旁一棵小树的枝丫。待到门打开时，水管工已是笑逐颜开，和两个孩子紧紧拥抱，再给迎上来的妻子一个响亮的吻。在家里，水管工喜气洋洋地招待这位新朋友。雇主离开时，水管工陪他向车子走去。雇主按捺不住好奇心，问："刚才你在门口的动作，有什么用意吗？"水管工爽快地回答："有，这是我的'烦恼树'。我到外头工作，磕磕碰碰总是有的。可是烦恼不能带进门，这里头有太太和孩子嘛。我就把它们挂在树上，让老天爷管着，明天出门再拿走。奇怪的是，第二天我到树前去，'烦恼'大半都不见了。"

烦恼如果得不到及时排解，淤积心中，不仅会影响健康，而且会传染给身边的家人和朋友。给自己养成一种排解烦恼的习惯，把烦恼挂在"心"外的某个够不着的地方，让它像离开了生长的土壤一样消失灭亡。

一位老农的农田当中，多年以来一直横亘着一块大石头。这块石头碰断了老农的好几把锄头，还弄坏了他的播种机。老农对此烦恼之极，但又无可奈何，巨石成了他种田时挥之不去的心病。

一天，在又一把锄头打坏之后，老农终于下决心要搬走这块巨石。于是，他找来撬棍伸进巨石底下。他惊讶地发现，石头埋在地里并没有想象的那么深、那么厚，稍使劲就可以把石头撬起来，再用大锤打碎，便可轻而易举地将石头从地里搬走。

老农脑海里闪过多年来被巨石困扰的情景，想到其实可以更早些把这桩头疼事处理掉，禁不住一脸的苦笑。

人生中会遇到很多问题，如果找出根源，立即处理，绝不拖延，便不会被这些烦恼压得透不过气来。今天的痛苦就在今天解决和消化，千万别拖到明天，明天有明天的烦恼。

烦恼是心灵的垃圾，是成功的绊脚石，是快乐生活的病毒。烦恼或许每天都有，或许今天丢了明天还会再来，但明天是明天，你现在真正能拥有的是今天。为了今天的美好，为了今天晴朗的天空，丢掉烦恼吧，别让它那么轻易地跟着你。

莫要自寻烦恼，何必庸人自扰

现代人总爱自寻烦恼，这是何故？美国心理学家曾提出四点假设：

（1）自寻烦恼是人的本性。人并不完全是理性的动物，人常为情绪所困扰，而困扰的原因多半是来自于自己，很少是由于外界因素造成的。

（2）人有思考能力，但在考虑自身问题时，则多表现出心态上不平衡的倾向。对与自己息息相关的事，往往做过多的无谓思考，这是困扰自己的根源。

（3）没有事实根据，单凭想象就可形成自以为是的信念，这是人有别于其他动物的特征之一。这种无中生有的想象力过于丰富，就会使人陷入无尽的烦恼中。

（4）人有自毁倾向，同时也有自救能力，合理的情绪疗法可以通过转化前者来帮助发展后者。

每个人都有理性的一面，同时也有非理性的一面。人生来都具备以理性信念对抗非理性信念的能力，但又常常被非理性信念所干扰。也就是说，每个人都有不同程度的不合理信念，只不过有心理障碍的人所持有的不合理信念更多、更复杂而已，然而，就是这种不合理的思维造成了心态上的不平衡。我们所能感觉到的世界只是整个世界的一小部分，由这一小部分所得出的观念往往是不正确的，但人们又总是把这些不正确的观念当作生活真理，结果使自己陷入了不必要的苦恼之中。

有一个和尚，每次坐禅都感觉有一只大蜘蛛在干扰他，他想赶走它，但总是束手无策，这使他很烦恼。师父知道后，让他在坐禅前先预备一支笔，等蜘蛛来时就在它身上画个记号，以便知道它来自哪里。和尚照办了，等他坐禅完毕，一看原来记号画在了自己的肚皮上。这个故事告诉我们，烦恼就源于我们自己。

我们在生活中几乎都有这样的体会：同样的事情作用于不同的人身上往往会引出截然不同的行为反应。为什么呢？原因就在于在刺激与反应之间存在着一个重要的因素，那就是认知。由认知对刺激做出解释和评价，使刺激具有了意义，人再由这种认知意义做出相应的行为反应。

为了便于理解这个道理，下面我们以离婚为例进行分析。

离婚是个事件（刺激源）。对这一刺激源的认知不同，将导致不同的行为反应。

如果认为离婚说明自己所选择的人生道路是走不通的，离婚使自己的幸福梦想破灭，"一失足成千古恨"，想从头再来已经不可能了。结果只会悲观失望，陷入痛苦的深渊难以自拔，严重者会引发忧郁症。

假如认为对方坚持要与自己分手，只是因为自己没有什么优点和长处可以吸引人，于是从此就很自卑，在今后与异性的交往中也变得被动、悲观，甚至怨天尤人，就会给整个生活蒙上一层阴影。

假如认为离婚是一件很丢人的事，结果就很容易使自己进入一种惶惶不安的状态，总以为别人对自己另眼相看，瞧不起自己，总觉得背后有人对自己指手画脚，总想躲避众人的视线。

假如认为离婚说明了人是不可信的，男人都是忘恩负义的东西，或者女人都具有喜新厌旧的本性，结果就会以一种无所谓的态度游戏人生。

假如认为离婚是现代社会流行的事，很多名人都有离婚的经历，有的已经离过几次婚，人这一辈子什么事情都应该尝试一下，没离过婚同样也是人生的一大遗憾。结果就会对离婚的反应很平淡，并有可能在平淡之中还带有一丝兴奋。

假如认为对方没有良心，自己把什么都给了他（她），没想到对方竟然忘恩负义、喜新厌旧，玩弄和欺骗了自己的感情，结果就会怀恨对方，甚至流露出报复的思想。

假如认为离婚终于使自己从痛苦的婚姻中解脱出来，从此又自由了，又有选择的机会了，凭着这次失败的婚姻给自己留下的经验，相信再处理婚姻问题时一定会更加成熟，结果离婚带来的就会是解脱与成长。

通过上述分析，我们可以看出，事件本身并不是行为反应的根源，对事件的认知才是行为反应的直接原因。人的苦恼通常来自于人的不合理认知，正应了"天下本无事，庸人自扰之"。

不为小事抓狂，不为琐事烦恼

在我们的日常生活中，真正惊天动地的事情并不多，发生在我们身上，我们身边的，大多是一些鸡毛蒜皮的小事。所以，困扰我们的并非大事，而是这些琐碎的小事，把这些小事处理好了，我们的内心也就不会被烦扰了。

人活在世上只有短短几十年，却浪费了很多时间，去发愁一些一年之内就会忘了的小事。

那么，现在有以下两种问题需要我们去回答：

第一种问题是——

你是否经常因一些琐事烦心？你是否偶尔会控制不住自己发发脾气？你

是否在工作中受到同事闲言碎语的"旁敲侧击"？有时候你是否会忍不住和他们争辩一番？

大多数人的回答是：是的。

第二种问题是——

你是否有着未来三年的人生计划并把它装在自己的脑子内？你是否时时审视自己有没有做到足够宽容和乐观？你是否因某个难题生出一些创意？你是否依靠自己的谅解和幽默又赢得一位朋友？

同样，回答的人很多，但他们的结果是：NO。

太多的人把目光放在自己身上，放在每天的一成不变的生活规律上，而很少去关注别人的冷热以及自己的内心。他们只看到眼前，而忽略了生活的连续性，忘记了在做事的同时为自己积累下发展的资本。

我们需要一种战略眼光，做人需要一种大的境界。因此，你不能因那些琐事耽误了你的计划进程；在这个时代，你应该在冷静中保持高效；和庸人争辩显示出你的口才，但也缠住了你前进的脚步。

所有因鸡毛蒜皮的事而起的争执都是不明智的，因那些乱麻般的琐事而被绊住脚是得不偿失的。

因此，最重要的是：你应该坚持不断地培养自己这种意识——不要因琐事烦恼，不要和小人纠缠，还有更重要的事等着自己。

我们一般都能很勇敢地面对生活中那些大的危机，却常常被一些小事搞得垂头丧气。著名企业家柏德先生也常发此感慨："我手下的人能够毫无怨言地从事危险而又艰苦的工作，可是，我却知道，有好几个同房的人彼此不说话，因为怀疑别人把东西放乱，占了自己的地方。有一个讲究空腹进食细嚼健康法的家伙，每口食物都要嚼28次。而另一人一定要找一个看不见这家伙的位子坐着，才吃得下去饭。"

权威人士认为，"小事"如果发生在夫妻生活里，还会造成"世界上半数的伤心者"。芝加哥的约瑟夫·沙巴士法官，在仲裁过四万多件不愉快的婚姻案件之后说道："婚姻生活之所以不美满，最基本的原因往往都是一些小事。"

如果让小事不断累积变成了大事，最终无法解决，那就成了一种无奈。不光是无奈，还会带来很多的烦恼和问题，让你应接不暇，无能为力。

我们每天需要面对很多的事情，每件事情都可能在一定程度上影响自己的情绪，或高兴，或烦恼。高兴自不必说，而如果放任烦恼不断出现、累积，那一天的好心情就会荡然无存。而如果让每一天的烦恼这样累积，每个月如此累积，我们会很快在这种周而复始的不断累积中产生忧郁情绪，更严重者还可能得精神忧郁症。

因此，我们没有必要为一些微不足道的小事而烦恼，以至影响自己的健康和生活。不为小事抓狂，不为小事纠结，大事化小，小事化了，是一种豁达大度的生活态度，是一种应对生活琐事的能力。

把你的烦恼写进日记中

生活中，令人烦恼的事情在所难免。解决烦恼的方法有很多，每个人处理烦恼的方法不尽相同：有的人会去酒吧痛饮，有的人会通过运动发泄，有的人会向朋友倾诉。还有一种方式，也许已经被大家淡忘，那就是通过写日记，来发泄自己的烦恼。

记得以前曾经听过这样一个笑话：

某厂长因为管理不善，企业经济效益逐年下降，被上级领导点名批评了一顿。厂长认为效益不好，是市场不景气所致，不能全怪自己，上司把责任推到自己身上，心里压了一股子火，越想气越大，总想找个地方出这口气，于是他便通知全厂职工集合开会。会上，厂长拍桌子、瞪眼睛，找着茬把几个职工点名批了一通。

厂长把怒气撒在了职工身上，他自己心里舒坦了，可挨批的职工又受不了了，他们想："自己工作好好的，又没出啥差错，为何好端端挨顿批评啊？"

有个心窄点的职工，心里想不开，下班后把无名之火带回了家。到家后对妻子鼻子不是鼻子，脸不是脸，又找着茬把妻子数落了一通。

受了委屈的妻子最后又找茬让儿子当了回出气筒。故事的结尾是儿子又把自己平时坐的小板凳当了替罪羊，挨了妈妈的说后，一脚把板凳给踢飞了。凳子没有灵性，如果凳子也会动，或许这个故事还不会完。

这虽是一个笑话，但笑过之后不禁让人深思：生活中，碰到挫折，遇到烦心事在所难免，此时，内心的郁闷、愤怒总想找个地方发泄一下，不然会感到心里憋得慌。找朋友诉说自然是个好方法，但有时有些话不能对朋友说，同时怒气也不能往朋友身上撒。那怎么办呢？此时最好的方法莫过于建一本烦恼日记，把不快融于笔端，在日记中大倾诉，把怒火化为文字。

心理学家建议病人坚持写"烦恼日记"，每天早起10分钟，把自己的感受写满三页纸，事后不要修改，也不再重读，过一段时间，当你把自己的烦恼表达出来后，发现脑子更清楚了，也能更好地处理这些问题了。这种自我交谈的方式能帮你解决许多问题。

当感到沮丧的时候，不妨把自己的低落情绪写入日记，把心中的不快向日记"诉说"，写完后你会感到精神振奋，自己又重新燃起生活的热情。你可以在日记里把给你穿小鞋的领导骂个狗血喷头，可以把你的情敌在笔下贬得一无是处，也可以把让你心烦的事大书特书，反正别人也看不到，只要能让自己气顺就行。对心灵来说这是一种净化，可以使人心胸开阔，情绪稳定，心理重新回到良好状态。

诗人韦苇曾经说过这样一句话："路之值得赞美，在于它不站起来要做纪念碑。"同样，日记之所以值得赞美，在于它不站起来反抗，日记是最忠实的朋友，它甘愿成为你的出气筒，从来不会反抗，还能为你保守秘密。这是一种很好的心理控制方法。

退一步海阔天空，将日记作为自己宣泄的最好工具，作为知心朋友，会给生活带来颇大的帮助。烦恼中的你不妨试试看！

烦恼还是快乐，由你自己决定

烦恼是一种心态，快乐也是一种心态。烦恼还快乐？其实由你自己决定。请看下面的故事：

有一位国王终日闷闷不乐，为了解除他的心病，大臣们遍访名医。一位智者献计说："只要找到世界上最快乐的人，把他的衬衫脱下来给国王穿上，国王就会高兴起来。"

于是，国王立刻下旨寻遍全国各地，找一个最快乐的人。不久他们就发现，这世界上快乐的人可真少。富人们衣食充足却无所事事，倍感无聊；智者们终日恻恻、思虑过多；美人们日日担忧年华老去。最后，他们终于在柴草堆上找到了一个快乐地唱着歌的年轻人，可是，当他们遵照国王的旨意决定脱去他的衬衫时，却发现他竟穷得连衬衫也没有。

世界上有一种心情，它并不因为人们财富的多寡、地位的高低而增减，全部的奥秘只在内心，那就是快乐。有一种人生最可宝贵的无形财富，它简单易得却又千里难寻，任谁也无法将它夺走，那就是快乐。

英国有一个天生乐观的人，从不拜神，令神不开心，因为神的权位受到挑战。

他死后，为了惩罚他，神便把他关在很热的房间。七天后，神去看望这位乐观的人，看见他非常开心。神便问："身处如此闷热的房间七天，难道你一点也不辛苦？"乐观的人说："待在这间房子里，我便想起在公园里晒太阳，当然十分开心啦！"（英国一年难得有好天气，一旦晴天，人们都喜欢去公园晒太阳。）

神不甘心，便把这个快乐的人关在一间寒冷的房间。七天过去了，神看到这个快乐的人依然很开心，便问他："这次你为什么开心呢？"这个快乐的人回答说："待在这寒冷的房间，便让我联想起圣诞节快到了，又要放假了，还要收很多圣诞礼物，能不开心吗？"

神不甘心，便把他关在一间阴暗又潮湿的房间。七天又过去了，这个快乐的人仍然很高兴。这时神有点困惑不解，便说："这次你能说出一个让我信服的理由，我便不为难你。"这个快乐的人说："我是一个足球迷，但我喜欢的足球队很少有机会赢。可有一次赢了，当时就是这样的天气。所以每遇到这样的天气，我都会高兴，因为这会让我联想起我喜欢的足球队赢了。"

神无话可说，让这个快乐的人自由了。

没有什么能打败快乐的人，因为他总会在生活中找到开心的窍门：烦恼和快乐都是自己的感觉，只是自己的感觉。因此他才会轻而易举地找到快乐，甚至让烦恼也变得快乐起来。

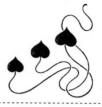

第11章
疗愈焦虑的心情，世界如此浮躁你要内心淡定

　　焦虑是现代人生活中的一部分。焦虑始于对某种事物的热烈期盼，形成于担心失去这些期待、希望。每个人都会出现或多或少的焦虑症状，它可能是关于你的家庭、你的事业、你的生活等等，长期的焦虑会影响我们的心理健康。

　　焦虑对解决任何问题都无济于事。所以我们要学会心平气和、乐观、勇敢、自信面对一切，活得积极自主，潇洒自在，这是克服焦虑的精神良药。

焦虑：现代人的心理综合征

34岁的费清早已把博士学位揣入怀中，在别人眼中她是当之无愧的女强人。但在丈夫和小女儿的眼里，她却是个没有感情的"工作狂"。费清是一家咨询公司的投资顾问，在工作中她遇到许多客户的咨询委托，有些是她不熟悉的领域，但为了扩大客户群，她就先把业务接下来，然后再恶补这方面的知识。几年的时间里，已经是博士的她还拿下了注册会计师、审计师、律师资格，如今又在读工商管理硕士，也快毕业了。但她仍觉得自己的知识欠缺，很多东西还不懂，觉得还要再学点什么。

丈夫对她一肚子的埋怨，本来也身为博士的丈夫也想在事业上有一番作为，但是为了爱情他把所有的家务都承担下来，但是现在妻子却把所有的温存都给了学习，让他很失望。最可怜的就是他们的小女儿，整天被放在寄宿幼儿园，周末回家也常常见不到到处奔波上课的妈妈。当丈夫、女儿想和费清一起看看电视时，她也只是看时事新闻、财经新闻，丈夫常说她越来越没有情趣了，他们的婚姻堡垒也不再坚不可摧。近来，费清的身体也不再像从前那样好，经常出现恶心、焦躁等症状。

很多人都在说："唉，生活充满焦虑！"

总有这样的现象：

孩子说："明天考试成绩公布，我今晚一定睡不好！"

妈妈说："看着孩子的功课一天比一天退步，我不知该怎么办才好！"

先生说："最近业绩不好，回到公司都感到战战兢兢！"

婆婆说："每当儿子夜归，我就坐立难安！"

"睡不好""不知该怎么办好""战战兢兢""坐立难安"，表示心中有焦虑。

当一个人心中感到焦虑，意味着他有心理和情绪开始失控了。

因为焦虑是人处在压力底下一种生理及情绪上的不愉快、不舒服的感觉。

换言之，"考试成绩公布""孩子功课退步""工作表现欠佳""儿子夜归"等生活事件，已经变成焦虑事件了！

近年来，许多22~35岁的拥有高学历的正常成年人常会突发一种奇怪的疾病：没有任何病理变化，也没有任何器质性病变，但突发性地出现恶心、呕吐、焦躁、神经疲惫等症状，女性还会并发停经、闭经和痛经等妇科疾病，发病间隔不一定，起病时间也不一定。有关专家认定，这是一种身心障碍，未正式公布的名字是：焦虑综合征。

焦虑已经是现代人生活中的一部分了。可是很多人在焦虑的心理升起时，往往不晓得自己正处在焦虑的状态底下！

焦虑症患者的异常表现

焦虑是一种复杂的心理，它始于对某种事物的热烈期盼，形成于担心失去这些期待、希望。焦虑不只停留于内心活动，如烦躁、压抑、愁苦，还常外显为行为方式。表现为不能集中精神工作、坐立不安、失眠或梦中惊醒等。短时期的焦虑，对身心、生活、工作无甚妨碍；长时间的焦虑，会使人面容憔悴，体重下降，甚至诱发疾病，给身心健康带来影响。

焦虑症多发生于中青年群体中，诱发的因素主要与人的个性和环境有关。前者多见于那些内向、羞怯、过于神经质的人，后者常与激烈竞争、超负荷工作、长期脑力劳动、人际关系紧张等密切相关，也有部分患者诱因不典型。临床上医师常把焦虑症分成急性焦虑和慢性焦虑两类。

1.急性焦虑

急性焦虑主要表现为惊恐样发作，在夜间睡梦中多发生，有濒死的感觉。患者心脏剧烈地跳动，胸口憋闷，喉头有堵塞感并呼吸困难。由惊恐引起的过度呼吸造成呼吸性碱中毒（二氧化碳呼出过多导致血液偏碱性），又会诱发四肢麻木、口周发麻、面色苍白、腹部坠胀等，进一步加重患者的恐惧，使患者精神崩溃。这类患者就诊时往往情绪激动、紧张不安，常给医师一种心血管疾病发作的假象。一般急性焦虑发作持续几分钟或数小时，当发作过后或适当治疗后，症状可以缓解或消失。

2.慢性焦虑

急性焦虑常在慢性焦虑的背景上产生，但更多患者主要表现为慢性焦虑的症状。一般慢性焦虑的典型表现为五大症状，即心慌、疲惫、神经质、气急和胸痛。此外，还有紧张、出冷汗、晕厥、嗳气、恶心、腹胀、便秘、阳痿、尿频急等，有时很难与神经衰弱或其他专科疾病相区分，故需要医师对病情有全面细致的了解，以免误诊。有时候一些必要的辅助检查有助于排除器质性疾病，像心电图、X线胸片、消化道造影、胃镜等可以帮助医师查出疾病。不过，焦虑症的主观症状虽然严重，但客观体征却是很轻或阴性。

焦虑会导致身心的负面变化

在你面临一次重要的考试以前，在你第一次和某一位重要人物会面之前，在你的老板大发脾气的时候，在你知道孩子得了某种疾病的时候，你可能都会感到焦虑不安。这样的感受可能我们都曾有过。

成功学大师卡耐基在他的书中提到一个石油商人的故事，这个人自诉了一段自己的经历：

我是石油公司的老板，有些运货员偷偷地扣下了给客户的油量而卖给了他人，而我却毫不知情。有一天，来自政府的一个稽查员来找我，告诉我他掌握了我的员工贩卖不法石油的证据，要检举我们。但是，如果我们贿赂他，给他一点钱，他就会放我们一马。我非常不高兴他的行为及态度。一方面我觉得这是那些盗卖石油的员工的问题，与我无关；但另一方面，法律又规定"公司应该为员工行为负责"。另外，万一案子上了法庭，就会有媒体来炒作此新闻，名声传出去会毁了我们的生意。我焦虑极了，开始生病，三天三夜无法入睡，我到底应该怎么做才好呢？是给那个人钱还是不理他，随便他怎么做？

我决定不了，每天担心，于是，我问自己：如果不付钱的话，最坏的后果是什么呢？答案是：我的公司会垮，事业会被毁了，但是我不会被关起来。然后呢？我也许要找个工作，其实也不坏。有些公司可能乐意雇用我，因为我很懂石油。至此，很有意思的是，我的焦虑开始减轻，然后，我可以开始思想了，我也开始想解决的办法：除了上告或给他金钱之外，有没有其他的路？找律师呀，他可能有更好的点子。

第二天，我就去见了律师。当天晚上我睡了个好觉。隔了几天，我的律师叫我去见地方检察官，并将整个情况告诉他。意外的事情发生了，当我讲完后，那个检察官说，我知道这件事，那个自称政府稽查员的人是一个通缉犯。我心中的大石落了下来。这次经验使我永难忘怀。至此，每当我开始焦虑担心的时候，我就用此经验来帮助自己跳出焦虑。

焦虑并不是坏事，适当的焦虑，对个体的生存保持警觉性，激发人的积极性，对促进个人和社会的进步都有好处。焦虑往往能够促使你鼓起力量，去应付即将发生的危机。

但是如果你有太多的焦虑，以至于患上焦虑症，这种情绪就会起到相反的作用——它会妨碍你去应付、处理面前的危机，甚至妨碍你的日常生活。

焦虑过度不仅可以引起心理上的变化，也可引起生理上的一系列变化。

焦虑时，心烦意乱、坐立不安、搓手顿足、心绪不宁，甚至有灾难临头之感。工作学习时不能集中注意、杂念万千，做事犹豫不决。焦虑会影响睡眠，引起失眠、多梦或噩梦频繁。白天头昏脑胀，感觉过敏，怕噪音、强光及冷热，容易激动，常会有不理智的激情发作。

生理方面，出现唇焦舌燥、口渴、多汗、心悸、血压升高及发热感，同时大小便次数增多。严重时，有三种焦虑发作形式：

（1）濒死感。发作时胸闷，气不够用，心中难受，有快断气之恐惧，有人会在急诊室大呼："医生护士，快拿氧气来！"但决不会因此死人。

（2）惊恐发作。莫明其妙地出现恐惧感，如怕黑暗、怕带毛的动物、怕锋利的刀剪、怕床下有小偷……甚至素来胆大的人也会有恐惧，但指不出害怕的对象。

（3）精神崩溃感。此时心乱如麻，六神无主，有精神失控感，担心自己会"疯"而恐惧焦虑，但这绝不会是精神病发作。

以上三种发作形式均短暂，只历时数小时，焦虑缓解后，一切如常、风平浪静。

如果一个人长期处于焦虑状态可以引起诸多疾病，如焦虑性神经官能症，高血压、糖尿病、神经性皮炎等心身疾病。急性焦虑发作时，往往易引起脑血管破裂或心肌梗死，故应对焦虑及时处理治疗。

如果你得了焦虑症，你可能在大多数时候、没有什么明确的原因就会感到焦虑；你会觉得你的焦虑是如此妨碍你的生活，事实上你什么都干不了。因此，我们一定要警惕焦虑的到来。

四步走出焦虑的漩涡

下面是一种简单有效的控制焦虑发作的方法，包括四个步骤。

步骤一，叫停。一旦你感到有某种身体的不适（比如心跳加快、头晕），同时有某种不祥的预感时，立刻说"停止"。如果你曾经发作过焦虑症或正处于焦虑症发作时期，可以在手腕上套一个橡皮圈，在你说停止时，拉一下橡皮圈弹自己的手腕，给自己以提示。

步骤二，找原因。想想长时间坐着突然站起时，头晕是正常的，并不是什么不祥的预兆。但是由于控制不了灾难性的想法，焦虑症就容易爆发。每个人都会有头晕、心跳加快、胸闷的时候，那只是正常的生理反应。在这些反应发生时，先找到原因。想想："我干了些什么？（一直坐着又站起，所以会头晕。）""今天天气怎么样？"（天气预报说气压很低，所以感到胸闷。）"我昨晚休息得好吗？"（整晚没睡，所以很疲劳。）找到原因，就可控制焦虑的发作。

步骤三，转移注意力。转移注意力就是把注意力集中在与你目前的感觉无关的事情上，使自己无暇进行灾难性的推测。调动你所有的感官去注意周围环境：假设你走在一个广场上，你感到隐隐的不安，这时你可以马上去注意广场周围有什么建筑？这些建筑有什么特点？你以前进去过吗？假设你正参加一个集会，不祥之感袭来，你可以马上观察你旁边的人或是某个主持人在说什么、干什么。

步骤四，控制呼吸。焦虑症发作时病人呼吸急促，这会导致二氧化碳减少，进一步加剧身体症状，如头晕、四肢刺痛。

对于没有进行过呼吸训练的病人来说，简单的方法是用双手将一个没有漏洞的纸袋（不能用塑料袋）紧紧地套在自己的鼻子和嘴上，做深呼吸十次。

用下面的"控制呼吸法"呼吸，不仅有"急救"的作用，还能够降低你总的焦虑水平。这需要平时的训练。方法如下：

腹式呼吸：保持坐姿，身体后靠，不要驼背，五指并拢，双掌放于肚脐上。把你的肺想象成一个气球，用鼻子深深地吸一口气，把气球充满气，保持两秒钟。这时你看到你的手被"顶起"。再用嘴呼气，给气球"放气"，看你的手是否在慢慢回落。

慢呼吸：学会腹式呼吸后，开始学计时，不让呼吸变快。你要用四秒的时间吸气，再用四秒的时间呼气。

控制呼吸的方法，必须每天坚持练习多次。在你练习的时候，它已经在帮助你降低对焦虑的易感度。更重要的是，如果不能达到不假思索地使用这种呼吸法，在焦虑发作时，是派不上用场的。

克服焦虑的心理有效疗法

对焦虑心情进行进一步剖析，就会发现焦虑是因为没有很好地调适自己的心理。

有些人认为自己的言行举止、吃喝穿戴都要"看着别人做，做给别人看"。实际上那是很错误的。俗话说"人比人气死人"。其实，人类是地球上最高级的社会性动物，人本身是极其多样性和多元化的。正像大象、小兔、犀牛和长颈鹿不能相互比较一样，每个人有自己的"自我意象"，每个人的个性、能力、社会作用等，都是他人不可替代的。所以，要排除来自社会的压力所造成的焦虑，就必须改变自己的想法、活法。

不要"看着别人活，活给别人看"，要问一问自己：我的生活目标是什么？我是谁？我是不是每天有所进取？学会正确认识自己，愉快地接纳自己，以自我评价为主，正确对待他人的评价。

在社会交往中，让自己坦然、真诚、自信、充满生命的活力，充分展示你的人格魅力，就会赢得成功。

活得积极自主，潇洒自在，为自己寻求快乐。焦虑、烦躁等消极情绪对解决任何问题都无济于事。要学会心平气和、乐观、勇敢、自信，这是克服焦虑的精神良药。

要克服焦虑心情，还可以借助一些自然疗法。

1.按摩

大部分人在处于焦虑时，会发生某部位肌肉紧绷的现象。这有点类似恶性循环：焦虑产生肾上腺素，使肌肉紧缩，结果导致更多肾上腺素生成，使肌肉更收缩。改变之道是找出受害的肌肉——通常是颈背肌肉及上半部背肌，然后按摩数分钟，按摩太阳穴也可纾解疼痛及治疗各种疾病（间接地）。按摩太阳穴里的神经，将松弛其他部位的肌肉——主要是颈部。

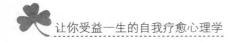

2.听音乐

音乐是对抗焦虑的好帮手。它不仅使肌肉松弛，也使精神放松，心情愉悦，使你积聚的压力得到释放。

3.芳香疗法

芳香疗法被认为对治疗焦虑症很有效。试用熏衣草油、茉莉或蓝菊，在织物上滴上1～2滴，然后吸入或将这些油放入蒸气吸入器或蒸气浴缸中。也可以涂一滴在太阳穴处。

4.指压疗法

按压位于手腕内侧正对小指皱褶处的神门穴位，可能对焦虑所致的睡眠障碍有益。紧压拇指和食指间部位一分钟。然后重复另一只手。

按压间使穴位，有助于镇静和减少忧虑。将拇指放在你的手腕内侧，距腕部皱褶两指宽的前臂两骨中间处。紧压一分钟，重复3～5次，然后重复另一臂。

六招学会"焦虑症"的自我防护

某公司的一位高级职员，32岁，未婚。他常常不满意他的生活状态。偶尔，眼前发昏，身体虚弱，性格不稳定，已持续五六年之久。没有一次病理检验使他满意。后来，他常常紧张、容易动怒、不能松懈、失眠、做噩梦。他不断地勉强自己，参加各种活动，但是每次他所获得的经验是痛苦和病态的加重。他开始借助饮酒，去稳定不安的情绪。他去接受心理治疗的前几天，会穿戴整齐，准备出门，但发现身体不太自然，犹如昏迷的状态。他躺上床后，心跳、呼吸不自然，觉得格外的虚弱。他喝了几杯酒和吃了几粒安眠药熟睡了。经过心理医生的诊断，他患上了慢性焦虑病，偶尔产生急性焦虑。

焦虑已是当今文明社会的一大公害，预计随着社会结构、社会关系以及人们价值观念的变化，人们将会有越来越多的焦虑。

"焦虑症"的自我防护主要有以下几点。

1.有一个良好的心态

首先要乐天知命，知足常乐。古人云，"事能知足心常惬"。对自己所走过的道路要有满足感，不要老是追悔过去，埋怨自己当初这也不该，那也不该。理智的人不注意过去留下的脚印，而注重开拓现实的道路。

其次是要保持心理稳定，不可大喜大悲。"笑一笑十年少，愁一愁白了头"，"君子坦荡荡，小人常戚戚"。要心宽，凡事想得开，要使自己的主观思想不断适应客观发展的现实。不要企图把客观事物纳入自己的主观思维轨道，那不但是不可能的，而且极易诱发焦虑、忧郁、怨恨、悲伤、愤怒等消极情绪。

其三是要注意"制怒"，不要轻易发脾气。

2.自我疏导

轻微焦虑的消除，主要是依靠个人。当出现焦虑时，首先要意识到这是焦虑心理，要正视它，不要用自认为合理的其他理由来掩饰它的存在。其次要树立起消除焦虑心理的信心，充分调动主观能动性，运用注意力转移的原理，及时消除焦虑。当你的注意力转移到新的事物上去时，心理上产生的新体验有可能驱逐和取代焦虑心理，这是一种人们常用的方法。

3.自我放松

活动你的下颚和四肢。当一个人面临压力时，容易咬紧牙关。此时不妨放松下颚，左右摆动一会儿，以松弛肌肉，纾解压力。

你还可以做扩胸运动，因为许多人在焦虑时会出现肌肉紧绷的现象，引起呼吸困难。而呼吸不顺可能使原有的焦虑更严重。

欲恢复舒坦的呼吸，不妨上下转动双肩，并配合深呼吸。举肩时，吸气；松肩时，呼气，如此反复数回。

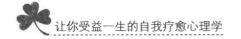

4.幻想

如闭上双眼，在脑海中创造一个优美恬静的环境，想象在大海岸边，波涛阵阵，鱼儿不断跃出水面，海鸥在天空飞翔，你光着脚丫，走在凉丝丝的海滩上，海风轻轻地拂着你的面颊……

5.放声大喊

在公共场所，这方法或许不宜，但当你在某些地方，例如私人办公室或自己的车内，放声大喊是发泄情绪的好方法。不论是大吼或尖叫，都可适时地宣泄焦躁。

6.自我反省

有些神经性焦虑是由于患者对某些情绪体验或欲望进行压抑。必须进行自我反省，把潜意识中的痛苦诉说出来。必要时可以发泄，发泄后症状一般可消失。

焦虑症患者不敢直面人生，把世界想象得过分危险可怕。因此，首先应该做到的就是改变生活的态度。

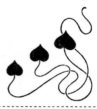

第12章

疗愈忧郁的内心，驱散罩在心头的那片阴云

　　忧郁是现代人的常见病。忧郁像雾，难以形容。它是一种情感的陷落，是一种低潮感觉状态。它的症状虽多，但灰色是统一的韵调。

　　忧郁是一种心理状态，也是一种惯性的思考方式，是一种悲观的看法，这种看法可以破坏欢乐，并毁掉幸福感。幸福的人生需要摆脱忧郁的情绪，拨开压在心头的那片阴云，拥有一颗快乐平和的心。

精神上的流行性感冒

忧郁症在西方社会被称为"精神上的流行性感冒"，其传播范围之广，受其影响之容易，可以从"流感"二字看得出来。在东方社会，忧郁症也并不少见，尤其是中国人，性格内向，往往真实思想不愿表露，宁愿被忧郁情绪折磨，也不愿向精神病专家进行心理咨询。如此发展下去，可由忧郁情绪跨入忧郁症患者的行列，有的人便以自杀了结。

忧郁已经成为现代人的常见病。一位知名作家如此解释忧郁，她说："忧郁像雾，难以形容。它是一种情感的陷落，是一种低潮感觉状态。它的症状虽多，但灰色是统一的韵调。忧郁的人冷漠，丧失兴趣，缺乏胃口，退缩，嗜睡，无法集中注意力，对自己不满，缺乏自信……不敢爱，不敢说，不敢愤怒，不敢决策……每一片落叶都敲碎心房，每一声鸟鸣都溅起泪滴，每一束眼光都蕴满孤独，每一个脚步都狐疑不定……"

几年前，央视主持人崔永元自曝患上忧郁症，使得"忧郁"话题一度升温。在多数人眼中，忧郁症，除了作为街谈巷议的话题之外，依然只是一个与己无关的名词，它的存在，仿佛只在遥远的他处。然而并非如此，相信大家在不高兴的时候都夸张地用过"郁闷"这个词。但随着"郁闷"程度的加剧，随着"郁闷"时间的加长，就会遭遇心烦意乱和闷闷不乐的日子。这样的"郁闷"心态可不得了，长此以往，会让你的身心受到伤害，逐渐可以发展为忧郁症。

每一个人，在一生的某个时刻，都曾和忧郁狭路相逢过。忧郁是以情绪低落为主，与处境不相称，可以从闷闷不乐到悲痛欲绝，甚至到麻木。严重者可出现幻觉、妄想等精神病性症状，主要表现为思维迟缓和运动抑制。科技在进步，人类在发展，但忧郁却成了现代社会的常见病。"忧郁症"已经如同感冒病毒一般，在人们的生活中悄悄地蔓延流行。

忧郁是生活中一种较为常见的心理问题，如果这种心理持续存在会严重地影响一个人的生活质量，使人备受折磨。大部分忧郁症患者不能及时治疗，都有自杀的想法或行为，其中15%忧郁患者是以自杀而死亡。案例中的刘青无疑是幸运的，他借助医生的指导，走了出来。如果你已经感到了自己的忧郁，那么，就要努力地调整自己，消除忧郁了。

是什么让你如此忧郁

一般而言，导致忧郁的原因主要是性格原因。所以我们首先要做的事就是改变自己看问题的方式，调整自己的心态。

造成这种情绪上的不良状态，主要与八种心态有关。

1.敏感多疑

有些人无事生非，终日担心自己将大祸临头，遇事往往自我结论，主观猜疑，杞人忧天。

2.爱走极端

这种现象表现为运用非此即彼的方式思考问题，不是白就是黑。这种人一遇挫折便有彻底失败的感觉，进而觉得自身已不具任何价值，失去自信。

3.以偏概全

认为事情只要发生一次，就会不断重现。生活中遇到困难与不幸，即认为困难、不幸会重复出现。一次恋爱失败，就认为以后也不会找到真心的爱人。

4.消极思维

有的人遇事总想消极的一面，就像戴了一副变色镜看问题，滤掉了所有的光明，整个世界看起来暗淡无光，都是灰色的。他们常常用一个忧郁的假设支配着自己的思想，对事物只抓住它的消极部分，并牢牢记住。

5.自卑心理

有些人总习惯用悲观、消极、绝望的观点看问题，不自觉地具有自卑心理，在自卑的指引下，认为自己处处不如别人，例如当看见别人取得某种成功，就会想"人家有本事，我不能跟人家比"。如果自己遇到挫折，不去从根本上找原因，而是想"我的运气本来就不好"，毫无根据地自怨自艾或愤世嫉俗，导致本来松弛的情绪变得紧张。

6.自我评价过低

有的人把一般性过失、欠缺、挫折和困难看得过于严重，似乎做了不可逆转的错事。生活中总是过分夸大自己的不足和过低估计自身的长处。做事时常常灰心大于信心。

7.自责自罪

有的人总是主动承担别人的责任，并且妄下结论，认为一切坏的结果都是自己的过失和无能所致。即使外出，正巧天气不好，也会自认倒霉。如果自己无意中有了过失，别人并没有计较，或者早已忘掉了，自己也还会忧心忡忡，担心别人对自己有看法、有成见。他们过分注意别人脸色，以至更加束手无策，不敢行事，或者自暴自弃，不能有所进取。此种变形的自卑、内疚心理，来源于人格的变形和过分的责任感及义务感。

8.扩大推理

有的人把自己的不良感觉当成事实的证据，如："我有负罪感，那么我一定是干了什么坏事"，"我觉得力不从心，那么我一定是'低能儿'"。对失败只认为"早知道结果会是这样，又一次证明了我的无能"。尤其情绪低沉时，这种感觉推理特别活跃。

以上的错误认知，导致了许多人陷入忧郁困境而不能自拔。

再有就是生活中的一些事件、挫折也会导致忧郁，比如患了重病、顽疾，家庭出现了大的纠纷，工作、事业遭到了重大失败等等。

人在忧郁的时候，容易为封闭性的思路所支配，这时冷静克制非常重要，要多设想几个对立面，只要有一个对立面突破了封闭性思路的循环圈，你的理智就有可能及时得到召唤。多想想忧郁的不合理性，有助于将这种想法否定出局。

忧郁症的自测与检视

在人的一生中，有三个时期较易得忧郁症，即青春期、中年及退休后。

忧郁的类型有两种：一种是由于精神上受到打击而出现的过度反应；另一种并没有特别的原因。

每个人都会有心情不好的时候。忧郁是人们常见的心理和情绪困扰，是一种感到无力应付外界压力而产生的消极情绪，常常伴有厌恶、痛苦、羞愧、自卑等情绪。它不分性别年龄，是大部分人都有的经验。对大多数人来说，忧郁只是偶尔出现，历时很短，时过境迁，很快就会消失。但对有些人来说，则会经常地、迅速地陷入忧郁的状态而不能自拔。当忧郁一直持续下去，愈来愈严重以致无法过正常的日子，即称为忧郁症。

根据世界卫生组织统计，全世界有3%的人患有忧郁症。

忧郁症在西方社会被称为"精神上的流行性感冒"，其传播范围之广，受其影响之容易，可以从"流感"二字看得出来。

1.测试，你忧郁了吗

有些人可能患上了忧郁症，但是自己却不知道。其实你可以进行下面的自测：

（1）持续的悲伤、焦虑，或头脑空白。

（2）睡眠过多或过少。

（3）体重减轻，食欲减退。

（4）失去活动的快乐和兴趣。

（5）心神不宁或急躁不安。

（6）躯体症状持续对治疗没有反应。

（7）注意力难以集中，记忆力下降，决策困难。

（8）疲劳或精神不振。

（9）感到内疚、无望或者自身毫无价值。

（10）出现自杀或死亡的想法

通过测试，如果你出现了五个或以上症状，这时你就要重视，调整心态和生活方式，防止忧郁变得更加严重。

2.身心上的一些变化

忧郁症患者会对周遭的事物失去兴趣，因而无法体验各种快乐。对他们而言，每件事物都显得晦暗，时间也变得特别难熬。通常，他们脾气暴躁，而且常试着用睡眠来驱走忧郁或烦闷，或者他们会随处坐卧、无所事事。大部分人所患的忧郁症并不严重，他们仍和正常人一样从事各种活动，只是能力较差，动作较慢。

除出现忧郁外，尚有身体上的变化，常见的症状有：

（1）对外在事物漠不关心。在吃、睡及性方面会失去兴趣或出现困难，无故而发的罪恶感及无用感，与现实脱节。

（2）消化不良、便秘及头痛、胃痛、恶心、呼吸困难、慢性颈痛、背痛。很多时候，忧郁症有一些轻微病症，如疲劳、失眠、肠胃不适等等。此外，忧郁症的症状还包括慢性疲劳症候群，经常睡觉且睡眠时间过长、失去食欲，便秘或腹泻。

（3）忧郁症患者通常好幻想，喜退缩。说话少且音调低、速度慢、动作少且慢、严重时僵呆，但有时会出现急躁行为，甚或自杀行为。患者常常会感到人生毫无意义，许多患者甚至会想到以死来求解脱。

性格内向的人，往往不愿暴露真实思想，宁愿被忧郁情绪折磨，也不愿向精神病专家进行心理咨询。如此发展下去，可由忧郁情绪跨入忧郁症患者的行列，所以，一旦发现自己有问题，不要讳疾忌医，一定要及早诊治。

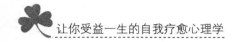

正视忧郁症是治愈忧郁症

忧郁症不仅损害我们的身心健康，也会给我们的事业、婚姻、生活等带来不良的影响。因此对忧郁症要予以重视，正确对待。

1.忧郁症是每个人都可能得的心理疾病

它不能说明你心胸狭窄，也不能说明你品质低劣或意志薄弱。总之，忧郁症与感冒没有任何区别。它只是一种普通的疾病。中国人心理健康的观念比较淡薄，对健康的认识基本上还停留在生理健康的层次。这种状况应该被逐渐打破。所以，如果你或你的亲人得了忧郁症，千万不要感到见不得人或低人一等，仿佛做了什么亏心事一般。其实，我们已经说过，神经衰弱基本上就是忧郁症。既然我们能勇敢地说自己得了神经衰弱，为什么就不能告诉别人，自己得了忧郁症呢？这纯粹是一个观念问题。从某种意义上说，得忧郁症可能说明你是优秀的。天才总是要忧郁的。

2.忧郁症是可以治好的

这一点非常重要，因为忧郁症患者由于戴上了有色眼镜，常常悲观绝望，甚至企图杀死自己。其实，这是不理性状态下的不理性想法，所有治好的人回头想想自己原来的感觉，都会觉得好笑。所以，如果你忧郁了，就告诉自己，我的情绪感冒了，我的情绪现在正在发烧，还会打喷嚏，现在很痛苦，但只要吃点药就会好的。

3.忧郁症与精神分裂是两码事

忧郁症是可以治好的，而精神分裂基本上很难治愈，且会复发。忧郁症也不会发展为精神分裂。你忧郁了，这其实是一个好的信号，这辈子你想精神分裂都分裂不了。

4.忧郁症对你的发展很可能是件好事

它让你陷入反思和内省，治愈后你可能会达到比以前更高的层次。所以，如果你忧郁了，不要认为自己是不幸的。塞翁失马，焉知非福。

向忧郁宣战，五招根除忧郁症

忧郁和忧郁症通常是由轻度演变为重度，如果在轻度忧郁的时候，可及早发现及早调整和治疗，效果通常会比较好，且治疗时间可缩短。因此，大家都要仔细观察与主动关心周围的人和朋友，必要时要求助于心理医生等专业人士，服用药物控制病情，以免耽误，造成不良后果。

1.扩大交际

悲观的人周遭大部分都是悲观者，而乐观的人身边亦多为乐观者，因此要想改变命运，你必须要向乐观者学习。不要拘泥于自我这个小天地里，应该置身于集体之中，多与人沟通，多交朋友，尤其多和精力充沛、充满活力的人相处。这些洋溢着生命活力的人会使你更多地感受到事物的光明和美好。

2.学会宣泄

要善于向知心朋友、家人诉说自己不愉快的事。当处于极其悲哀的痛苦中时，要学会哭泣。另外，多参加文体活动、写日记、写不寄出的信等等，都可以帮助你消除心理紧张，避免过度忧郁。

3.生活有规律

规律与安定的生活是忧郁症患者最需要的，早睡早起，按时起床、按时就寝、按时学习、按时锻炼等等有规律的活动会简化你的生活，使你有更多的精力去做别的事情，保持身心愉快。而多完成一件事，就会使人多一份成

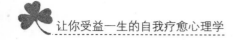

就感和价值感。

4.饮食疗法

吃糖类食品对脑部似乎有安定的作用，蛋白质则可提高警觉性。要多吃含有必需脂肪酸和（或）糖类的蛋白质的食物。鲑鱼和白鱼都是好的来源。避免进食富含饱和脂肪的食物、猪肉或油炸食物。脂肪会抑制脑部合成神经冲动传导物质，并造成血球凝集，导致血液循环不良，尤其是脑部。

所以，尽量让自己的饮食可以综合糖类和蛋白质这两种营养素，让脑部活动达到平衡。比如，选用全麦面包制作火鸡肉三文治就是一种很好的综合食品。如果你感到紧张而希望能够振作起精神，则可以多吃蛋白质。有忧郁倾向者，不妨尝试摄取富含蛋白质和多糖类的食物，例如火鸡和鲑鱼，对提升精神状态会有所帮助。

5.药物疗法

一旦出现了忧郁症，我们应该找专门的精神科医生进行治疗，依照指示服药，不可以讳疾忌医，以免贻误病情。而且药也不要好了就停，要继续服药直到完全好了为止。同时，也不要和其他药物混合使用，否则可能会产生危险的副作用或降低药效。同时要加上心理治疗。心理治疗可以让我们学会更多处理生活问题及修正性格的有效方法。但不能忽视药物的作用。因为药物及时有效的作用，可以改善很多人在患病的急性期可能会有的自杀念头和行为，这种想法一旦实现后果不堪设想。然而不幸的是，很多忧郁症患者基于各种因素没有定期检查或放弃治疗。

总之，一旦你对周围事物和自己做了客观的分析，对现实生活就有了正确的领悟。那么，你将置身于一个充满积极向上情感的世界中，心情会豁然开朗。尽管生活中还存在着这样和那样不尽如人意之事，但不会由于一时的认知偏差，造成感情挫伤，失去对生活中美好意境的追求。

简单有效的忧郁症心理疗法

忧郁症无孔不入，男女老少都有患上忧郁症的可能，如不及早治疗，忧郁症可能会严重影响病患者的身体健康、与家人及朋友的关系，使其不能正常工作，甚至有自杀的危险。所以，密切留意自己和家人、朋友的情绪，有效掌握忧郁症的资讯，不要让它轻易入侵我们的生活。

某机关一个小公务员一直过着安分守己的日子。有一天，他忽然得到通知，一位从未听说过的远房亲戚在国外死去，临终指定他为遗产继承人。

那是一个价值万金的珠宝商店。小公务员欣喜若狂，开始忙碌着为出国做种种准备。待到一切就绪，即将动身，他又得到通知，一场大火烧毁了那个商店，珠宝也丧失殆尽。

小公务员空欢喜一场，重返机关上班。他似乎变了一个人，整日愁眉不展，逢人便诉说自己的不幸。

"那可是一笔很大的财产啊，我一辈子的薪水还不及它的零头呢。"他说。

"你不是和从前一样，什么也没有丢失吗？"他的一个同事问道。

"这么一大笔财产，竟说什么也没有失去？"小公务员心疼得叫起来。

"在一个你从未到过的地方，有一个你从未见过的商店遭了火灾，这与你有什么关系呢？"

但是小公务员越来越郁闷，越来越钻牛角尖，越来越无心工作。他真的忧郁了。他常常觉得疲累、无力、人生没有意义、绝望，甚至想放弃生命。

如果真的忧郁得比较严重了，一定要及时看心理医生。心理医生推荐的比较有疗效的办法是从"明白、回答、行动"三个方面着手进行调节。

1.明白

明白是指自己要明确并承认自己在精神上的忧郁，并时刻注意自己这种忧郁情绪的发展，注意自己的言行举止有无异常，身体感觉有无异常，思维有无变化等。

2.回答

回答是指要学会每当自身发生一个变化或有异常反应时，及时地给予识别。最好能用笔记录下来，并为之寻找一些较为实际的解决方案，而这些方案还要在实践中进一步检验和修正。可以询问自己："这会是真的吗？"然后再问自己："如果从另一个层面，或另外一种角度该怎样看呢，结果又会怎样呢？"

3.行动

行动是指有所行动，可避免忧郁情绪持续存在。比如在工作中不能得心应手，可以尝试修一门课程来提高自己的业务水平，或者尝试寻找新的工作。还可以计划一些其他的活动，使自己的生活变得丰富、充实，这样就可以有效避免忧郁情绪的蔓延。

总之，如果你已经感到了忧郁，那就尽力做点什么吧。"为所当为"有的时候可能会使人感到疲惫，但这种疲惫却可以有效消除忧郁，可以使你感到生活的美好，使你活得更充实，活得有活力。

忧郁症治疗也要因人而异

俗话说"心病还须心药医"。绝大多数的忧郁症病人病前有一定的诱因（如挫折、遭受不幸等），同时在出现情绪忧郁、低落过程中产生悲观、失望和孤独、无助感。这些情况，一般来说可以用心理治疗——即所谓的"心药"来处理。因为根据国外近二十年来的临床研究发现，相当一部分的忧郁症病人经过心理治疗或多种治疗方法（合并药物）的处理或帮助可以得到治愈或缓解。

心理治疗对忧郁症病人来说是比较合适的。

第一，因为它不会产生像药物治疗和电休克治疗所致的生理副反应，因此对那些药物副反应明显或害怕微电休克治疗的病人来说比较适用。

第二，临床上有10%～30%的难治性病人，即对药物没有疗效的忧郁症可以合并心理治疗以取得效果。

第三，药物可以治疗忧郁症状，但停药后相当一部分病人仍会复发或在今后的生活中遇到挫折又会出现忧郁。而心理治疗可以教会病人如何去面对和适应挫折，调节自己的心理平衡，即所谓的"吃一堑，长一智"，提高病人的心理和社会适应技能。另外，药物和电休克的治疗效果在4～6周内便出现，而心理治疗的效果则是在6～8周后出现，即它的疗效出现时间较慢，但疗效较稳定。不要因为2～4周未见疗效而放弃心理治疗。

根据不同的忧郁表现和临床医生的擅长，可以选用不同的心理治疗方法。这就像溃疡病的治疗，可以用西药，也可以用中药或外科手术治疗一样。

如果病人一直是郁郁寡欢、悲悲切切，可以采用支持、安慰或心理动力学的治疗，着重消除自卑心理，提高自信。

如果病人表现为不善交际，与领导和同事关系相处不好，孤僻、退缩和与社会隔离，可以采用社交技巧训练、人际关系指导，帮助其学会如何与人交谈和交往，同时认识到人是社会性的，不可能孤立于社会而生活，每日要与人打交道，从而提高病人的社会适应性和交往能力。

如果病人因为婚姻矛盾、家庭破裂等出现的忧郁、悲观和绝望，可以考虑采取协调夫妻及家庭关系，以及性心理等方面的心理治疗，解决婚姻和家庭问题，从而缓解忧郁症状。

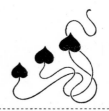

第13章
疗愈受挫的情绪，内心强大人生无畏无惧

　　人这一生会遇到许多挫折与困难，而且还会有不少的失败，但要想使自己不垮下去，我们首先要做的便是：先战胜自己。聪明的人会从失败中汲取教训、总结经验。

　　人生中，让你疲惫的不是一座山，而是鞋中的一粒沙，战胜挫折心理，提高抗打击能力，我们就能轻松地到达自己的高峰。超越挫折，真的没有你想象的那么难。让挫折成为我们前进路上的加油站，前途将一片光明无限。

是什么让你受挫

挫折是指人们在有目的的活动中，遇到无法克服或自以为无法克服的障碍或干扰，使其需要或动机不能得到满足而产生的障碍。心理学指个体有目的的行为受到阻碍而产生的紧张状态与情绪反应。

人生的道路上可能碰到各种各样的挫折，但造成挫折的因素却不是多不可数的。具体分析大致有以下几个方面的因素：自然因素、社会因素、家庭和学校的因素以及个人因素。很多的时候人们不可能完全避开这些因素，或不让这些因素发生作用。

1.自然因素

由于自然环境的限制，人们在从事某些工作的时候常常会遇到无法克服的困难，这时人们觉得是自然阻碍了工作的进行，以为这种困难是无法克服的，所以对挫折比较容易接受。

2.社会因素

社会的政治、经济、道德、风俗、习惯、宗教等，可能会对个人的发展动机形成阻碍，这种阻碍可能比自然环境的限制更多，后果更严重。因为社会性挫折是人为的，它不但阻碍个人的行动，使之不能达到目的，而且使人因失败而感到羞愧，挫伤自尊心。例如：有才干的人遭嫉妒而受打击；领导压制贤能，任人唯亲，使个人抱负不能得以施展。

3.家庭因素

这是造成青少年心理上紧张、焦虑、恐慌和失落的主要因素。家庭是塑造一个人情感、意志、性格、品德的重要场所，父母是一个人的第一任教师。如果家庭发生变故，如父母离异、病故，或对子女教育不当——过分溺爱或歧视，都有可能使这个人产生这样或那样的挫折心理。

4.学校因素

学校是一个人活动的另外一个重要场所，如果学校教育不当，如重智育轻德育，将分数作为评价一个学生优劣的唯一标准，忽略其他方面的训练与培养，教师不具备良好的职业道德和平等地对待学生的公正态度，这些会使一个人在走上工作岗位之后，在社会生活中发生诸多的不适应，使其遭受挫折。

5.个人因素

除了自然条件和社会环境的限制以外，个人因素也是造成挫折的重要原因。个人因素可以分为两方面。一方面是个人所具备的条件，使自己不能随心所欲地达到目标，如个人的智力、能力、体力和生理上的缺陷造成的限制。例如：患有色盲症的人不能成为画家和医生，这些是生理因素导致的挫折。另一方面是个人的动机冲突。在许多情况下，个人所追求的目标不止一个。可是由于事实的逼迫不得不对某些自己喜欢的人、事、物忍痛放弃。在某一动机满足的同时，另一动机要受阻。这种强迫性的选择，也构成挫折。此外，个人的欲望和社会道德标准之间，也常常出现冲突。如采购员在伴有好处费的劣质产品面前，一方面很想要好处费，一方面，又要恪守职业道德，产生心理冲突，结果也会导致心理挫折。当然，如果一个人本来具有做某项工作的能力，可是自我估计过低，畏缩不前，就会错过成功的机会，同样会陷入受挫的境地。此外，有些挫折是由于个人某些不合理的要求得不到满足而产生的。还有，对于同样的挫折境遇，心理不健康的人更容易产生挫折心理。

总之，造成挫折的因素是多方面的，因此我们只有认真地分析出现挫折的原因，才能有针对性地用正确的态度和方法面对挫折、经受考验，最终战胜挫折、走向成熟。

你的挫折承受力有多强

人们对挫折的承受能力到底有多大？挫折是人生的一块试金石。法国前总统戴高乐说："挫折，特别吸引坚强的人。因为他只有在拥抱挫折时，才会真正认识自己。"

一个人在遇到挫折后，可能会有不同的表现，有的积极，有的消极。不同的表现源于人们对挫折承受能力的不同。挫折承受能力的大小，反映一个人的心理素质水平和健康水平。

造成人们对挫折承受能力不同的原因主要有下面几个。

1.生活目标不同

一般来说，具有正确的生活目标，承受挫折的能力就强。

挫折会给人们带来痛苦，但一个人只要确立了正确的目标，不管遇到多大挫折都会勇敢地朝着既定的目标前进。

失去了正确的前进方向，也就失去了强大的精神支柱。一旦遭遇挫折，往往会缺乏勇气和毅力，在苦闷中长期不能自拔。他们悲观、消沉，最后只能望着遥遥领先者的背影驻足长叹。结果，时间在叹息中悄悄溜走，成长的志向也随着叹息声消失。总之，挫折能造就强者，但也能吞噬意志薄弱者。

2.生活态度不同

态度指人的举止神情，对事情的看法和采取的行动。一般说来，有着乐观向上的生活态度的人，承受挫折的能力就强。在历史上，不同的社会都产生了一批为后人称颂的优秀人物。他们中有科学家、政治家、革命家、诗人、学者……尽管在特定的社会历史环境中，他们分别扮演着不同的社会角色，有着各自的生活目标，但从总的理想目标和生活态度上看，他们一生所追求的是为人类造福的事业。

发明家爱迪生在发明电灯的过程中，失败了1200多次，终于取得了成就。当他受到别人的嘲笑时，他乐观地说，我并不认为自己是失败的，因为我发现了1200多种不能作为灯丝的材料。苏联英雄奥斯特洛夫斯基，忍受着双目失明和四肢瘫痪带来的巨大痛苦，经过和病魔的顽强搏斗，终于完成了两部文学巨著。他在自传中生动地表达了自己的人生态度，"我的体力几乎消耗殆尽，身上所剩下的，唯有那永不熄灭的青春活力和做一些有益工作的强烈愿望"。

3.生活阅历不同

生活阅历形成生活经验。当人们听的、看的、经历的事情多了，特别是经历过失败、苦闷的生活体验，生活经验也就丰富起来。一般来讲，生活阅历的多寡，决定了一个人承受挫折的能力的强弱。在同一挫折面前，经验少的年轻人会把它视为惊涛骇浪，无法抵御；但一个饱经风霜的老人可能只是把它当作一条潺潺小溪。

4.心理准备不同

如果一个人对挫折早有预见，有足够的思想准备，随时准备迎接困难和挫折，那他承受挫折的能力就强。反之，如果一个人把什么事情都设想得一帆风顺，期望事事称心如意，对生活中可能产生的困难和问题毫无思想准备，那他在遭受挫折时就会难以承受。

5.身体状况不同

身体是承受艰苦生活和精神折磨的最根本保证。身体状况不同，对挫折承受能力也就不同。在前面几个条件相同的情况下，一个身体强壮的人，对挫折的承受能力就会强些；相反，一个身体欠佳的人，对挫折的承受能力就会差些。在生活中常常看到有些长期抱病的人，遇到一点小事就火冒三丈，乱发脾气。

6.得到帮助和支持的情况不同

当一个人遭到挫折的时候，周围的人们是同情和帮助的态度，还是幸灾乐祸、落井下石的态度，直接影响他对挫折的承受能力。如果遇到挫折时得到别人的理解和帮助，那所产生的挫折感可能会因此而得到减弱。受挫的心灵会重塑战胜困难的信心和勇气。如果你在工作中有一个良好的环境，那你在工作的过程中也就能顺利百倍。正如苏联作家奥斯特洛夫斯基所说："共同的事业，共同的斗争，可以使人们产生忍受一切的力量。"

挫折是人生中的一种必然，那么面对挫折，我们就应该采取一种不作为，任其发展的态度吗？当然不是，我们要用我们的智慧战胜挫折，提高抗打击能力，学会在逆境中生存。

挫折是人生的"精神补品"

人生难免会遇到挫折，没有经历过失败的人生不是完整的人生。没有河床的冲刷，便没有钻石的璀璨；没有挫折的考验，也便没有不屈的人格。正因为有挫折，才有勇士与懦夫之分。记住"天将降大任于斯人也，必先苦其心志，劳其筋骨，饿其体肤，空乏其身，行拂乱其所为，增益其所不能"。

巴尔扎克说："挫折和不幸，是天才的晋身之阶，信徒的洗礼之水，能人的无价之宝，弱者的无底深渊。"生活中的失败挫折既有不可避免的一面，又有正向和负向功能；既可使人走向成熟、取得成就，也可能破坏个人的前途，关键在于你怎样面对挫折。适度的挫折具有一定的积极意义，它可以帮助人们驱走惰性，促使人奋进。挫折又是一种挑战和考验，英国哲学家培根说过："超越自然的奇迹多是在对逆境的征服中出现的。"

首先，挫折帮助你成长。

人的成长过程是适应社会要求的过程，如果适应得好，就觉得宽心和谐；如果不适应，就觉得别扭、失意。而适应就要学会调整自己的动机、追求和行为。一个人出生时，根本不知道什么是对，什么是错，正是通过鼓励、制止、允许、反对、奖励、处罚、引导、劝说，甚至身体上的体罚与限制才学得举止与行为的适应和得当，学会在不同环境、不同时间、不同对象、不同规范条件下调整行为。反之，从小无法无天的孩子，一旦独立生活就会被淹没在矛盾和挫折之中。

如德国天文学家开普勒，从童年开始便多灾多难，在母腹中只待了七个月就早早来到了人间。后来，天花又把他变成了麻子，猩红热又弄坏了他的眼睛。但他凭着顽强、坚毅的品格发愤读书，学习成绩遥遥领先于他的同伴。后来因父亲欠债使他失去了读书的机会，他就边自学边研究天文学。在以后的生活中，他又经历了多病、良师去世、妻子去世等一连串的打击，但他仍未停下天文学研究，终于在他五十九岁时发现了天体运行的三大定律。他把一切不幸都化作了推动自己前进的动力，以惊人的毅力，摘取了科学的桂冠，成为"天空的立法者"。

其次，挫折增强你的意志力。

现在的青少年长期生活在被服务的环境中，从进小学到读大学，直到工作选择，都由父母去承受压力，因而他们对各种困难体验都不深，缺乏忍耐力，没有坚强的意志，一旦遇到挫折就被击垮了。实际上生活中许多轻度挫折，是意志力的"运动场"，当你大汗淋漓地跑完全程，克服了生活的挫折，就会获得愉快的体验。心理学家把轻度的挫折比作"精神补品"，因为每战胜一次挫折，都强化了自身的力量，为下一次应付挫折提供了"精神力量"。

同时，挫折也有负面效应。在日常生活中，每个人对于挫折的反应并不相同。一方面这决定于对挫折的感情理解。如一个朋友批评了你，你可能会听从，甚至非常感激他，但如果把这位朋友的批评曲解，认为有损你的尊严，那你的反应也许就大不一样了。另一方面，感情上的失落比物质上的失落反应激烈。当你追求的目标代表着爱、名誉、地位、尊严时，一旦目标丧失，就会产生不良的心理影响，这是一种负面效应。人在遭遇挫折时，往往会感到缺乏安全感，使人难以安下心来，工作和生活都会受到影响。

挫折中的情绪调节管理

遭受严重挫折后，个人会在情绪上表现出忧郁、消极、愤懑。在生理

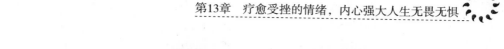

上，会表现为血压升高、心跳加快，易诱发心血管疾病；胃酸分泌减少，会导致溃疡、胃穿孔等。

人在实现目标过程中，遇上了挫折，可以出现如下几种情况：

（1）改变方法，绕过障碍物、另择一条路径，实现目标。

（2）如果困难难以逾越，修改目标，改变行为的方向。

（3）在障碍面前，无路可走，不能实现目标。人们会产生严重挫折感。

但是，挫折对于人，同样具有两重性：

第一，遇到挫折，作为人，无疑是一个重大打击。在打击下不想办法去战胜困难，搬走障碍，而是成为障碍或困难的俘虏，向挫折缴械投降。这种挫折心理不论是对组织还是对个人来说，没有任何积极的意义，应该加以摒弃。

第二，遇到挫折，首先要镇定，冷静分析产生挫折的原因。不怨天尤人，而是积极寻找克服困难、战胜障碍、摆脱挫折的途径。对组织和个人来说，这都是具有重要意义的。

下岗，失去了生计，这无疑是普通工人的一个重大挫折。面对这样的挫折，该怎么办？如果把下岗这一挫折，作为实现人生目标中的一个转折点，来磨炼自己的意志，想方设法绕过障碍，战胜困难，另辟一条蹊径，找一条新的就业谋生之路，那么，你就能正确面对现实，调整好心理状态，寻找机遇，百折不挠，愈挫愈勇。许多下岗工人所作出的成就已充分证明了这一点。

人遇到些挫折打击是正常的，千万不要怨天尤人，只要懂得面对就行了。平素我们见到那些成功的人，尤其是声名显赫的，一股崇敬羡慕之意就会油然而起。翻看这些人的履历，当他们背景、相貌和自己相仿时，简直就会有点儿妒忌了，他(她)怎么就那么好运呢？你有没有想过，这些人背后的辛酸，这些人曾经遇到的种种坎坷？他们成功了，你还在寻求成功，差别就在于他们能够勇于面对逆境，能够战胜挫折。

从一生下来就顺风顺水几十年的人少之又少。关键是要如何来正视挫折，调整心理战略，把坏事变为好事，把障碍变为坦途。

挫折心理的自我调适

人生的道路并不平坦，随时都可能遇到挫折和不幸，给人带来心理上的压力和痛苦。虽然我们不能避免所有的挫折和不幸，但我们却有办法去对付挫折，疏导压力。

1.意识疗法

美国加州理工学院的一位高材生培姬，平素聪明，开朗活泼，谈锋甚健。可在一次紧张的考试之后，她整天昏昏沉沉，连思考最简单的问题也感到困难，睡眠越来越差。她十分烦恼，骂自己是笨蛋，断定自己是脑子坏了，产生了厌世的情绪。

于是她来到了贝克教授主持的"心理门诊部"求治。贝克教授断定她是因挫折而引起忧郁症，便开了一张奇特的处方，要求她对照各种条目"每日三省"。

（1）肯定一切或否定一切，把事物看成非黑即白，总是对自己失去信心。

（2）不必要的类推。由于有过一次不顺心的经历，就认为会祸不单行。

（3）戴上有色眼镜，只看到事物的消极部分，这样就会很快断定任何事情都是消极的。

（4）不自觉的自卑心理，常常有一个忧郁的假设，在支配你的思想。

（5）夸大和缩小。用放大镜看待自己的缺点，同时又缩小了对自己力量的估计。

（6）情绪推理。比如常常感到好像做了什么坏事似的把自己的情绪当做自己做错事的证据。

（7）无所适从。这种思想的例子就是"我应当做这个"或者"我必须做那个"。你干一件事时所感到的内疚之情远远超过干这件事的动机。

（8）不准确的自我评价。有些人在碰到挫折时，也许会想，"这是运气差"而不是认为我犯了一个错误，这种开脱是荒谬的，说明一个人不能准确地评价他所做的事情。

贝克教授向她建议，当心情不舒畅或难以自制时，首先要记录一下自己的消极思想，在纸上就消灭它，别让它在自己的头脑中作怪。

培姬发现，贝克教授列举的种种"心病"特征仿佛都与自己有关。她按照贝克教授的叮嘱，每天坚持对照，挫折心情果然渐趋消失。意识疗法的主要精神就在于重新建立自尊，它使你有信心，把自己当成一个值得尊敬的朋友。

2.呼吸调节法

呼吸调节法是指通过调整呼吸来使身体得到松弛，进而缓解精神紧张。如深呼吸练习操，其程序如下：

（1）选择一个舒适的坐姿，闭上双眼，注意自己是用嘴还是用鼻呼吸及呼吸频率。

（2）注意身体的肌肉群，尽量放松。

（3）用鼻吸气，用嘴吐气，连续做几次平静的深呼吸。

（4）深吸一口气（可默数四下）、憋气（数四下）、缓慢地用嘴吐气（默数八下），自然呼吸几次后，继续做深呼吸，如此反复进行十次。

手掌置于腹部，自己能感到它的运动，将嘴"O"型，快吸气，短促喘气，进行十余次。

3.良好的情绪培养法

培养乐观豁达的良好情绪有助于消除受挫情绪，提高自信心，对抗精神压力。措施有：

（1）改变生活情趣，对周围事物感兴趣并具有积极的探求心理，培养多样化兴趣。

（2）不要老是担心自己的健康和疾病，不要过分自我注意，自我暗示有什么不适和疾病。

（3）培养积极向上的人生态度，树立远大的人生观。

（4）热爱自己的学习和工作，以学习和工作为第一生活乐趣。

（5）广交朋友、热情待人，遇到烦恼和心理矛盾时，主动找知心朋友谈心请求帮助，以及时得到安慰和心理支持。

（6）不要怨天尤人，牢骚满腹。

（7）遇事当机立断，不要为小事左顾右盼，要珍惜美好时光。

（8）在学习、工作和生活中人际关系要处理好，不要钩心斗角，要同舟共济。

（9）不要过分计较个人得失，宽宏大量，乐于助人。

（10）遇到痛苦和积怨，不要抑制自责，闷在心中，要善于转移和分散注意力，必要时可大哭一场，发泄内心积聚的能量，这样有助于情绪稳定。

别在挫折面前乱了手脚

在挫折来临的时候，不必慌乱，千万别束手无策，要全力以赴，从能做的做起。同时，以强烈的求新求变意识，摸索对策，在最短的时间内，扭转败局，反败为胜。

美国的一个小镇有一位在市场上卖香蕉的小贩，由于他人缘特别好，再加上他所卖的香蕉品质上乘，所以生意一直非常好。

有一天，在市场的一个角落突然冒出了火苗，并四处燃烧起来，还好，消防车来得快，很快把火扑灭了，所以火苗并没有烧到这位卖香蕉小贩的摊位。但是由于温度过高，隔了没多久那些香蕉的表皮上全都长满了一些黑色的小斑点，虽然肉质并没有变坏，但是看起来总是不雅，谁还会买来吃呢？

小贩眼看着就要亏本，心中十分懊恼。但问题既然发生了，总是要解决的，他相信一定会有办法，所以就趁市场重新整修之际，他换了个地方继续卖香蕉，而原来那批有黑点的香蕉他想了一个法子来促销，竟然还销售一空了。

原来当他一筹莫展望着香蕉的时候，突然灵感闪现，他想香蕉上长满了黑色小斑点，远远看去就好像芝麻撒在香蕉上一样，既然如此，为什么不给它取个"芝麻蕉"的新名称呢？果然，他给香蕉取的新名称引起了大家的好奇，大家相信这种香蕉一定是更香更甜，更味美，所以争相购买。

及时应变，就能在被完全击垮之前扭转局面，掌握主动权。在应变时，应注意以下几点：

（1）立足于自我优势，如人员优势、地形优势、技术优势等，充分利用，充分发挥，以此展开对策。

（2）充分了解对方的需要，做好有针对性的准备。

（3）多付出一点点，以小利搏大利。

（4）诚信待人，博得他人的信任，赢得他人的合作。

（5）学会应变，遇到挫折时，不要消极躲避，更不要以硬碰硬。全力以赴，靠你敏捷的思维化险为夷。

1991年9月，名声显赫的台湾海霸王食品公司发生了中毒案，致使该公司的信誉一落千丈，营业额只有原来的10%。然而，在类似的情况下，美国乔克尔恩逊药品公司却能平安地渡过挫折。原来，事情发生之后，该公司迅速采取了周密的应变策略，全力推行挫折管理，制定了"终止死亡，找出原因，解决问题，通告公众"的重要决策。在获悉第一个死亡消息1小时内，公司人员立即对这批药品进行化验，结果表明阴性。但他们还是花费大量经费通知45万个包括医院、医生、批发商在内的用户，请他们停止出售并立即收回该公司的药品。同时撤销所有的电视广告，把事实真相以及公司所采取的对策迅速告知公众。公司最终消除了公众的误解，仅仅3个月就恢复了生机。

所以，挫折困难面前，一定不要乱了手脚，要整理好思绪，力挽狂澜，把损失降到最低。

不管什么时候，面对挫折，都不要麻木，不知所措，一定要学会应变，

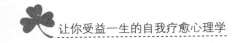

根据不同的情况做出相应的变通。这样你才有可能克服困难，出现转机，走向成功。

坦然面对挫折和逆境

在生活中，有些人总是说有什么样的环境就有什么样的人生。这实在是再荒谬不过了。环境可以影响人，但是环境不能决定人。

面对挫折打击我们持什么样的态度，就会有什么样的结果。就像现在流行的一句话：积极的人，像太阳，照到哪里哪里亮；消极的人，像月亮，初一十五不一样。

一位心理学家想知道人的心态对行为到底会产生什么样的影响，于是他做了一个实验。

首先，他让10个人穿过一间黑暗的房子，在他的引导下，这10个人皆成功地穿了过去。

然后，心理学家打开房内的一盏灯。在昏暗的灯光下，这些人看清了房子内的一切，都惊出一身冷汗。这间房子的地面是一个大水池，水池里有十几条大鳄鱼，水池上方搭着一座窄窄的小木桥，刚才，他们就是从这座小木桥上走过去的。

心理学家问："现在，你们当中还有谁愿意再次穿过这间房子呢？"没有人回答。过了很久，有3个胆大的人站了出来。

其中一个小心翼翼地走了过去，速度比第一次慢了许多；另一个颤颤巍巍地踏上小木桥，走到一半时，竟只能趴在小桥上爬了过去；第三个刚走几步就一下子趴下了，再也不敢前移半步。

心理学家又打开房内的另外9盏灯，灯光把房里照得如同白昼。这时，人们看见小木桥下方装有一张安全网，只由于网线颜色极浅，他们刚才根本没有看见。

　　"现在，谁愿意通过这座小木桥呢？"心理学家问道。这次又有5个人站了出来。

　　"你们为什么不愿意呢？"心理学家问剩下的两个人。

　　"这张安全网牢固吗？"两个人异口同声地反问。

　　很多时候，人生就像通过这座小木桥一样，暂时的失败恐怕不是因为力量薄弱、智力低下，而是周围环境的威慑——面对险境，很多人早就失去了平静的心态，慌了手脚，乱了方寸。

　　如果不能坦然面对挫折打击，不能接受它，就不能放下它、处理它。而事实上，挫折出现后，首先我们不是发牢骚，而是要能够改善它。需要的是行动，而不是抱怨。若不能改善，我们也要面对它、接受它，绝不能逃避。逃避责任，挫折依然存在，改善与处理糟糕的局面才是最聪明的。

　　当然，经过计划的事物也不一定完全可靠，也会发生意料之外的情况，这时候就更应该接受它，然后想办法处理它。

　　如果计划好的事在实施的过程中发生问题，不必伤心也不必失望，应该继续努力，争取将损失减到最小，不要轻易放弃希望；如果经过详细的考虑，判断预先的结果不可能达到，那也只好放下它，这和未经努力就放弃是截然不同的。

　　如果屋漏偏逢连夜雨，倒霉事接二连三，那只有面对它、接受它；能够面对它、接受它，就等于是在处理它，既然已经处理了，也就不必再为它担心，应该放下它了，不要老是想着我怎么办？而是睡觉时照样睡觉，吃饭时照样吃饭，该怎么生活就怎么生活。

　　总之，学会坦然面对挫折是一个人一生中极为重要的功课。因为重要，你可以将你的一生都看成是不停的各式各样的面对。事实上，你要穷尽你的智慧和胆识去面对。学会面对挫折，不懈地面对最终可把你带向你期望的成功，让你的人生闪耀出你自豪的光彩。

　　人生本就多姿多彩，挫折不过是这其中的一些调色剂而已。如果你这么看了，你就会感谢上帝其实待你不薄。同样是过一辈子，但你却比人家多了许多经历，尤其当这经历使你体味更多，让你获得常人不会有的感受，甚至是满足的时候。

遇到任何困难、艰辛、不平的情况，都不要逃避，因为逃避不能解决问题，只有用智慧把责任担负起来，才能真正从困扰你的问题中获得解脱。我们要告诉自己：任何事物、现象的发生，都有它一定的原因。唯有调控情绪，面对它、改善它，才是最直接、最要紧的。

培养意志力，战胜挫折

一旦挫折产生，就要敢于正视挫折，而不能怨天尤人；就要冷静地找出产生挫折的原因，并进行客观的分析；就要积极地寻求恰当的方式方法战胜自我。如果困难来了，就应该先让自己的心休息一下——不要想太多沮丧的事情。因为想沮丧的事情越多，就越容易滋生不良的情绪，就会削弱斗志。然后找一些有实效或令人快乐的事情做。因为做有实效的事情既利于解决问题，又能增强斗志。最后制订出战胜困难的计划和步骤。即使因条件多变而无法做出准确的计划，也要尽量做好大致的计划。

爱因斯坦说："一个人在科学探索的道路上，走过弯路，犯过错误，并不是坏事，更不是什么耻辱，人要在实践中勇于承认和改正错误。"

聪明的人在身处困境时，并不想太多沮丧的事情，也不做无意义的事情，而是集中较多的时间和精力解决眼前的问题，或许一时没有进展，但通过长期的努力必然会有成效。在努力的同时，也要注意放松心情，以保证身心的健康。无数成功就是在长期的、默默无闻的困境中奋斗得到的。

具体来讲，如果要战胜困难，克服挫折，应该做到下面的几个方面。

1.树立正确的人生理想

法国微生物学家巴斯德在青年时代就已经正确地认识到了立志、工作、成功三者之间的关系，他说："立志是一件很重要的事情。工作随着志向走，成功随着工作来，这是一定的规律。立志、工作、成功是人类活动的三大要素。立志是事业的大门，工作是登堂入室的旅程，这旅程的尽头有个成功在等待着，来庆祝你的努力结果。立志的关键，是要树立正确的人生观。"

拥有正确的人生观、世界观，拥有远大理想，并且能用正确的积极的眼光去看社会看生活的人，往往更能够承受挫折带来的影响。

2.要正视逆境

生活中有晴天也有雨天，有欢乐也有痛苦。挫折是不能避免的，凡成功者，都与挫折进行过无数次交锋。因此，平时要有良好的心态，有一种随时应付挫折的心理准备，要认为任何挫折的发生都是有可能的。这样，在挫折降临到自己头上时，就不会茫然无措，无所适从。同时看到挫折积极的一面。挫折能够提高我们的自我认识水平，发现自己的优缺点，培养我们坚强的意志，增长知识和才干，积累丰富的生活经验。正如别列捷夫所说："平静的湖水练不出精悍的水手，安逸的环境造不出时代的伟人。"

如果把挫折当做一次学习的机会，那你就是在迈向目标的路上意外获得了一份财富。

3.理智地对待挫折

在冷静地对待挫折的人眼里，挫折不是一种打击，而是一次考验，一次磨砺的机会。他们清楚在挫折的后面，正是自己苦苦追求的目标。这种人在挫折降临之后，首先会用他冷静、理智的头脑，认真分析挫折产生的原因及眼前的处境，审时度势。例如，原来确定的目标是否恰当、客观条件是否成熟、操作方法是否正确、自己努力的程度是否足够。在分析过程中发现合理的因素，在挫折中看到希望，然后满怀信心地、自觉地促进挫折向好的方面转化，最终战胜挫折，走向成功。

眼睛向着理想，脚步踏着现实，努力朝着目标前进。当遇到困难时，你应该暗暗对自己说：这正是考验我的时候，正是体现我生命本色的时候。对

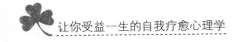

于那些无法实现的目标，可以用新的目标来代替。只要你不服输，失败就不是定局。

4.增强挫折的承受力

如果一个人挫折承受力强，就能够在逆境中掌稳前进的舵，就能以笑脸来面对周围发生的一切。挫折承受力强的人往往有一种不畏挫折的气概。他们会用这样的心理状态去迎接困难和挫折，这样成功就会与他们有缘。不畏挫折是战胜挫折的法宝，是一种可贵的心理素质。

5.增加对成功的体验

一个人如果经常遭到挫折，对自己的信心就会减弱。要多发现自己的长处，多运用自己的优势，做一些自己力所能及的事情，从中取得成功的经验，然后增强自信心，战胜挫折。要变通进取，从挫折中不断总结经验，产生创造性的变化。补偿是一种有用的变通进取的方式，此处受到挫折，从彼处得到补偿，就像俗语说的，东方不亮西方亮，旱路不通水路通。碰上挫折，要胸怀宽广些，给自己留的余地大一些。

6.提高心理素质，学会自我调整

首先，要对自己有一个全面清晰的认识，找到自己的优缺点，充分发挥自己的优势。五音不全者想当音乐家，色盲想当画家，这样只能徒增烦恼。

其次，要培养自信心与意志力。一个人若对自己丧失了信心，他就会失去进取的勇气。在挫折面前，要做最好的准备，做最坏的打算，对前景要抱有积极乐观的态度，相信"冬天已经来了，春天还会远吗"。只要不失去信心，就没有失败，就有逆境顺转的机会，就会看到希望之光。因此要经常给自己打气，鼓励自己。平时应该多参加一些竞赛活动，大胆地表现自己，抱着积极参与的精神，不斤斤计较眼前的得失。

第14章
疗愈纠结的人际，敞开心胸与人友善来往

现代社会，有些人在社会交往中不敢交往、不愿交往、不能交往，这就属于社交心理障碍。社会交往心理障碍造成的影响有：不敢或不能与人交往；交往变得困难；交往给人带来的是不愉快、压抑等消极情感体验。

日常生活中，出现一些社会交往上的困难、不适应，这是难免的、正常的。然而，人际关系严重失调或经常失调的人，往往有可能存在个性缺陷、认知错误或心理障碍。因此，对于人际关系适应不良状况，应作具体分析，分清哪些是正常的，哪些是异常的，对于异常类型的，要分清哪些属于思想问题，哪些属于心理问题，哪些是两者皆有。只有分辨清楚，才能对症下药。

人际关系的心理影响因素

人际关系受到认知、情感、人格、能力四种心理因素及行为举止因素的影响。

1.认知因素

认知因素是人际知觉的结果，包括三个方面，即自我认知、对他人的认知和对交往本身的认知。对自我的认知会影响人际交往中的自我表现，对他人的认知会左右对他人的态度和行为，对交往本身的认知会影响交往的目的、广度和深度。人际交往是双方彼此满足对方心理需要的过程，不能只考虑自己的满足而忽视对方的需要，否则会引起交往障碍。

2.情感因素

人际交往中的情感因素，是指交往双方相互之间在情绪上的好恶程度、情绪的敏感性、对交往现状的满意程度以及对他人、对自我成功感的评价态度等。

人际交往中的情感表现应该适时适度，随客观情况的变化而变化。不良情感反应会影响交往。比如，如果交往中反应冷漠，对常人可因之而喜怒哀乐的事情无动于衷，会被他人认为你麻木、无情，不宜交往；如果情感反应过于强烈，不分场合和对象地恣意纵情，别人会觉得你轻浮不踏实；如果情感不够稳定，变化无常，也会让人觉得你不宜交往。

3.人格因素

人格因素对人际交往有至关重要的影响。一些不良的人格特征，如虚伪、自私自利、不尊重人、报复心强、嫉妒心强、猜疑心重、太过苛求、自卑、自傲、孤独固执等，容易给人留下不愉快的感受乃至一种危险感，会影响人际交往。因此，好的人际交往离不开双方良好的人格品质。

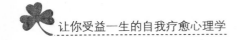

4.能力因素

交往能力欠缺是影响人际交往的原因之一。比如有些人，交友愿望强烈，然而总感到没有机会；想表现自己，却出了洋相；想关心他人，但不知从何做起；想赞美他人，可怎么也开不了口；想调解他人的矛盾，可好心经常办坏事，等等。人际交往的能力不是固定不变的，可以通过有意识的锻炼来提高，关键要多进行交往实践、多动脑筋。

5.行为举止

交往行为举止，包括交往的举止、气度、表情、手势以及言语等所能测定与记载的一切量值。适度、优雅的交往举止，会给人留下好的印象，有效改善人际关系。行为举止的决定因素是交往心理，当然，培养锻炼也是很重要的。

在上述几个因素中，情感因素起着主导作用，制约着人际关系的广度、深度和稳定度。通常所言的友情、亲情、人情都是着重从情感方面来说的。可以说，情感的相互依存是人际关系的首要特征。但一般来说，在非组织关系中，是情感成分承担着主要的调节功能；而在正式组织关系中，行为举止是调节人际关系的主导成分。

人际关系敏感症：他们总是合伙整我

人际关系敏感症主要表现为不能正确处理个人和社会的相互关系，在人群中感到不自在，与人相处时有较强的戒备、怀疑和嫉妒心理，在人际关系上存在着种种困惑，与身边人关系紧张。

患有人际关系敏感症的人一般都有点自卑、悲观，在人际关系中明显有所欠缺。人际关系敏感症的主要表现是：

不能正确处理个人与社会的相互关系；

在人群中感到不自在；

与人相处时有着较强的戒备、怀疑和嫉妒心理；

在人际关系上存在着种种困惑等。

一般来说，过于敏感的人容易对别人的话语和行为产生过多的猜疑，过多地在乎别人的眼光，然而，引来的却是过多的痛苦、内疚、难为情，也给自己添了不少恐惧：唯恐多说一句话，多行一步路惹怒了周围的人。

于是，有些敏感的人学会了隐藏自己的个性，以为只有这样才是最稳妥的，却不知道，一直活在别人的眼里，其实是最痛苦的，甚至让人呼吸困难。

人际关系敏感症可以通过以下方法来治疗矫正。

1.认知疗法

认识到自己的心理问题，消除不合理的想法，从而消除症状。充实自己的内心，让内心得到成长，收回把敌意投射到别人身上的防御模式，消除人际敏感。

2.仔细思考

静静地想一想自己的选择以及应该排除的杂碎琐事，集中一下注意力，你会发现，无论如何自己总是可以选择的。在很多情况下，自己所做的事就是自己选择的结果。所以，仔细思考一下自己的生活方式，也许会发现自己的选择是正确的，这样想会提高你的快乐指数。

3.不为生活小事浪费时间和精力

在学习中追求完美主义是造成心情不爽的一个主要原因。可以不要让自己成为一个过分小心翼翼的人，也可以允许自己偶尔的失误，更应该允许旁人有偶尔的侵犯。

4.不发牢骚

为某个问题发牢骚并不能解决问题，只能导致更大的压力和别人的不快，换一种思路，会有新的出路。让自己从解决问题的角度而不是问题本身来进行思考，多想想解决问题的方法和途径，再想想如果换了一个你敬佩的

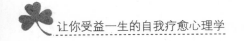

人，他会怎样解决这个问题。

5.珍惜现在

专注于当前的时刻，把当前看成是一个神圣的时刻。无论现在做什么，都力求把它做好，这才是快乐的源泉。同时要注意防止一心只看重时间、目标和试图同时做很多事，学习很多科目，因为只关注时间、目标会使人陷入高速度、焦虑和紧张的状态；而试图同时做很多事，学很多科，则会导致你学习的肤浅、平庸和错误，这反而会使你丧失自尊而心情沮丧。

6.变消极为积极

生活中有两种力量：一种是积极的力量，另一种是消极的力量。我们的光阴有限而珍贵，所以，我们没有理由"缠绵"于消极情绪中而浪费时间，我们可以把消极态度和烦恼情绪锁定在一天中的某一个小小时间段里，然后，立即关闭消极和烦恼，让自己一天中的绝大多数时间都生活在快乐情绪中。

7.学会适应

如果你不喜欢某些人的行为而又无法回避，那就先试着学会与之共处——一次即可。然后再站在对方的角度想想他为什么如此，你可能就学会了宽容与接纳对方。

8.憧憬快乐

假如你现在不快乐，那就想象一下快乐的感觉并相信它是真的，想一想，自己快乐时喜欢做什么，试着去做一做。做一个乐观主义者，期待最好的结果，这样会给别人带来很好的影响，并不知不觉地影响到自己。快乐并不一定是获得自己想要的东西，而是珍惜自己现在拥有的东西。

9.发挥长处

也许你比别人更擅长做一些事情或某些活动，那就在有机会的时候多表现自己的长处吧！可能的话，在众人面前，多说自己内行的话题，多做自己熟悉的工作，这样会感到心里有把握，而不会感到紧张和压力。

自我封闭症：不想和别人说话

自我封闭是指个人将自己与外界隔绝开来，很少或根本没有社交活动，除了必要的工作、学习、购物以外，大部分时间将自己关在家里，不与他人来往。自我封闭者都很孤独，没有朋友，甚至害怕社交活动。

有封闭心态的人不愿与人沟通，很少与人讲话，不是无话可说，而是害怕或讨厌与人交谈，前者属于被动型，后者属于主动型。他们只愿意与自己交谈，如写日记，撰文咏诗，以表志向。自我封闭行为与生活挫折有关，有些人在生活、事业上遭到挫折与打击后，精神上受到压抑，对周围环境逐渐变得敏感，变得不可接受，于是出现回避社交的行为。

自我封闭心理实质上是一种心理防御机制。由于个人在生活及成长过程中常常可能遇到一些挫折，挫折引起个人的焦虑。有些人抗挫折的能力较差，使得焦虑越积越多，只能以自我封闭的方式来回避环境，降低挫折感。

自我封闭症可以通过以下方法来治疗矫正。

1.学会关心别人

如果你期望被人关心和喜爱，你首先得关心别人和喜爱别人。关心别人，帮助别人克服了困难，不仅可以赢得别人的尊重和喜爱，而且，由于你的关心引起了别人的积极反应，也会给你带来满足感，并增强了你与人交往的自信心。

除了关心别人以外，有了困难你要学会向别人求助，因为别人帮助你克服了困难，你的心理当然就会从紧张转为轻松，这不仅使你懂得了与人交往的重要性；而且由于你的诚挚的感谢，别人也会感到愉快，这就实现了人与人之间的情感交流。

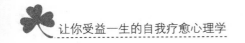
2.学会正确评价自己

古语说："人贵有自知之明"。在人际交往中，你对自己的认识越正确，你的行为就越自然，表现也越得体，结果也就越能获得别人肯定的评价，这种评价对于帮助你克服自卑和自傲两种不利于合群的心理障碍是十分有利的。

此外，"知人之明"对于合群也是非常重要的。社会心理学的研究指出，人在评价别人时难免带有主观印象，结果常常因此而"失真"。比如，人们常常根据对方的一些个人资料（如籍贯、职业等）来推断此人的性格，如认为会计总是斤斤计较，小气万分的。这种错误的人际知觉，当然使你难于与人和睦相处。因此，只要你能认识到这些人际知觉中的偏见并不为之所囿，你就能合群了。

3.学会一些交际技能

如果你在与人交往时总是失败，那么由此而引起的消极情绪当然会影响你的合群性格。如果你能多学习一点儿交往的艺术，自当有助于交往的成功。例如，多掌握几种文体活动技能，如跳舞、打球之类，你会发现自己在许多场合都会成为受别人欢迎的人。

4.保持人格的完整性

庄子说："水至清则无鱼，人至察则无徒"。与人相处时，当然不应苛求别人，而应当采取随和的态度，但那是有限度的。因为随和不是放弃原则，迁就亦非予取予求。如果那样，根本就不会得到别人的信任和尊敬，自然无从使自己合群了。

保持人格完整的最好办法，是在平素的接人待物中，把自己的处事原则和态度明白地表现出来，让别人知道你是怎样一个人。这样，别人就会知道你的作风，而不会勉为其难地要你做你不愿做的事，而你也不会因经常需要拒绝别人的要求而影响彼此间的人际关系了。

5.学会和别人交换意见

合群性格的形成有赖于良好的人际关系，而良好的人际关系肇始于相互的了解，人与人之间的相互了解又要靠彼此在思想上和态度上的沟通。因此，经常找机会与别人谈谈话，聊聊天，讨论某些问题，交换一些意见是十分必要的。

友情是在相互的施与爱之中生长的。孟子说得好："爱人者恒爱之"。你如果能主动伸出善意的手，它马上就会被无数友善的手握住的。

社交恐惧症：恨不能找个地缝钻进去

社交恐惧症本身是一种常见的、能力受损的精神卫生问题，过分害怕别人的凝视是该症一个明显的特征。只要身在社交或公共场合中，患者就出现紧张、焦虑，严重时可出现惊恐发作，并可能会有伴随的躯体症状，比如颤抖、脸红、出汗、心悸、呼吸困难、腹痛等。一般来说，患者会自动回避绝大部分的社交活动，并因此而导致自己社交功能减退或者职业功能受损，并引发情绪低落。

一般情况下，大多数人或多或少地对跟陌生人接触有些害怕。但是，社交恐惧症患者，不是简单地害怕接触陌生人，他们总是处于一种焦虑状态。他们害怕自己在别人面前出洋相，害怕被别人观察。所以，与陌生人交往，甚至在公共场所出现，对他们来说都是一项极其恐怖的任务。

社交恐惧症患者总是担心自己会在别人面前出丑，在参加任何社会聚会之前，他们都会感到极度的焦虑。他们会想象自己如何在别人面前出丑。当他们真的和别人在一起的时候，他们会感到更加不自然，甚至说不出一句话。当聚会结束以后，他们会一遍一遍地在脑子里重温刚才的镜头，回顾自己是如何处理每一个细节的，自己应该怎么做才正确。

社交恐惧症可以通过以下方法来治疗矫正。

1.暴露疗法

怕什么去做什么，躲什么去迎什么。一位怕到闹市去的青年，医生给他做了硬性安排，让他每天卖100份当天的《晚报》，开始他不敢在街头抬头叫喊，就写了一张大字报"谁买《晚报》，伍角一份"，结果第一天仅卖了10份，第二天有所好转，第五天就全部卖光，第十天他竟在一晚上走街串巷地卖了200份报纸，他感到特别兴奋。但这种暴露疗法不是对每个社交恐怖症都能成功的。因为有些人根本面对不了，坚持不了多久就半途而废，不久又习惯地进入恐怖之中，最后还是采取回避策略。

2.做一些克服羞怯的运动

例如：将两脚平稳地站立，然后轻轻地把脚跟提起，坚持几秒钟后放下，每次反复做30下，每天这样做两三次，可以消除心神不定的感觉。

3.准备应急措施

与别人在一起时，不论是正式与非正式的聚会，开始时不妨手里握住一样东西，比如一本书、一块手帕或其他小东西。握着这些东西，对于害羞的人来说，会感到舒服而且有一种安全感。

4.学会毫无畏惧地看着别人，并且是专心的

当然，对于一位害羞的人，开始这样做比较困难，但你非学不可。试想，你若老是回避别人的视线，老盯着一件家具或远处的墙角，不是显得很幼稚吗？难道你和对方不是处在一个同等的地位吗？为什么不拿出点儿勇气来，大胆而自信地看着别人呢？

5.充实自我

有时你的羞怯不完全是由于过分紧张，而是由于你的知识领域过于狭窄，或对当前发生的事情知道得太少的缘故。假若你能经常读些课外书籍、报纸杂志，开拓自己的视野，丰富自己的阅历，你就会发现，在社交场合你可以毫无困难地表达你的意见。这将会有力地帮助你树立自信，克服羞怯。

人际孤独症：脆弱而又不寻求帮助

有些人常常觉得自己是茫茫大海上的一叶孤舟，性格孤僻，害怕交往，莫名其妙地封闭内心，或顾影自怜，或无病呻吟。他们不愿投入火热的生活，却又抱怨别人不理解自己，不接纳自己。心理学中把这种心理状态称为闭锁心理，把因此而产生的一种感到与世隔绝、孤单寂寞的情绪体验称为孤独感。

孤独是由于自己与他人的空间距离或心理距离（后者的作用更重要，随着科学技术的发展，各种通讯手段的应用已经使空间无法成为阻碍人们交流的鸿沟了）而感到交流困难，由此产生的心理障碍，严重者将最终导致抑郁症。

每个人在一生中都或多或少地体验到孤独感。有孤独感并不可怕，但是这种心理得不到恰当的疏导或解脱而发展成习惯，就会变得性情孤僻古怪，严重的甚至有可能会变成孤独症，产生厌世轻生的心理。

要战胜孤独症，可以采用下几种方法。

1. 战胜自卑

因为自觉跟别人不一样，所以就不敢跟别人接触，这是自卑心理造成的一种孤独状态。这就跟作茧自缚一样，要冲出这层包围着你的黑暗，你必须首先咬破自卑心理织成的茧。其实，大可不必为了自己跟别人不一样而忧思重重，人人都是既一样又不一样的。只要你自信一点儿，钻出自织的"茧"，你就会发现跟别人交往并不是一件难事。

2. 与外界交流

独自生活并不意味着与世隔绝。一个长年在山上工作的气象员说，他常常感到有必要把自己的思想告诉人家，可是他身边没有可以倾诉的人，所以他就用写信满足自己的这一要求。当你感到孤独的时候，翻一翻你的通讯录，也许你可以给某位久未谋面的朋友写封信；或者给哪一位朋友打一个电话，约他去看一场电影；或者请几位朋友来吃一顿饭，你亲自下厨，炒几个香喷喷的菜，这都别有一番情趣。跟朋友们的联系，不应该只是在你感觉到孤独的时候，要知道，别人也都跟你一样，能够体会到友谊的温暖。

3. 为别人做点什么

跟人们相处时感到的孤独，有时候会超过一个人独处时的十倍。这是因为你跟周围的人格格不入。就跟你突然来到一个语言不通的国度一样，你无法跟周围的人进行必要的交流，你也无法进入那种热烈的气氛里面，你不由自主地觉得自己很孤单，而他们之中那种热烈的气氛更能衬托出你的被冷落。要打破这种尴尬的局面，唯有"忘我"，想一想你能够为人家做点什么，这很有好处。记住：温暖别人的火，也会温暖你自己。

4. 享受自然，走入社会

一些习惯了孤独的人，懂得充分地享受孤独提供给他的闲暇时光。生活中有许许多多活动，都是充满了乐趣的，而孤独使你能够充分领略它们的美妙之处。这种福分，不是那些忙忙碌碌的人可以享受到的。许多有过痛苦经验的人都说，当他们遭到厄运的袭击而又不能够对人倾诉时，他们会不由自主地走到江边去，被清凉的江风吹拂着，心情就会渐渐开朗。有一个感情丰富的女孩子说，她常常跑到最热闹的街道上去，她觉得只要置身于川流不息的人流中，就会忘记自己的寂寞。

5. 确立人生目标

也许因为人类早在原始社会就过惯了群居生活，所以现代社会才有了"孤独"这样一种世纪病。人害怕自己跟他人不一样，害怕被别人排斥，害怕在不幸的时候孤立无援，害怕自己的思想得不到旁人的理解……总之这是一种内心的恐慌，似乎人类的心灵越来越脆弱了。要想从根本上克服内心的脆弱，最好莫过于给自己确立一些目标并培养某种爱好。一个懂得自己活着是为了什么的人，是不会感到寂寞的；同样，一个有所爱，有所追求的人，也是不怕寂寞的。

人际交往的八项心理原则

尽管人际关系纷繁复杂，每个人的交往动机、要求和期望差别巨大，但仍然有共同的心理原则可遵守，掌握这些心理原则，有助于提高自己对人际交往的认识，规避人际交往的误区，营建良好的人际关系。

用通俗、具体的语言来讲，人际交往可以有八条一般的心理原则。

1.平等原则

交往中，彼此在人格上平等，互惠互利，因此要平等相待，不可盛气凌人。

2.诚信原则

"诚"是人际交往的根本，自古以来就受到人们的崇尚。以诚待人，才会赢得别人的真诚相待。世故圆滑、尔虞我诈，永远不会有真诚的朋友。

不要轻易做出许诺，一旦做出了，就应认真履行。倘若言而无信，不仅得不到真正的友谊，还可能众叛亲离。

3.宽以待人原则

交往中，不可严以对人、宽以对己，这样有悖公平，只会导致对方反感。只有严于律己、宽以待人，方能赢得对方敬重。

4.距离美原则

人际交往中，双方要保持适度距离，不要过于亲近。人际关系本质上是人际心理关系，而每个人都需要保持一定的心理自卫距离。过于亲近会引起对方的不安全感，影响双方关系。

5.自尊自爱原则

人际交往中要自尊自爱，不要热衷于接受他人的馈赠。好朋友诚心诚意

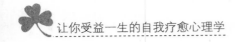

地相互赠送一些小礼物，有利于联络感情、增进友谊，这是很正常的。可对于交往不深的人的礼物，尤其是异性间的馈赠，最好谢绝，不可来者不拒，否则可能受制于人。

6.虚心原则

要虚心听取真正的朋友的忠告，不要讳疾忌医。你也可以在充分尊重对方人格的前提下，提出自己的见解供其参考，不要遇事好为人师。

7.大度原则

再好的朋友之间也难免会产生一些小误会，这种情况下要设身处地，多替对方考虑。即使错在对方，也不要不依不饶，应该大度地谅解对方，这样才能有持久的友谊。

8.戒骄戒躁原则

人际交往要戒骄戒躁。即使你的身份地位发生了变化，高于对方，也不能摆出一副了不起的架势，对老朋友尤其忌讳。

掌握社交技巧，做受欢迎的人

了解人际交往的心理很重要，而在此基础上掌握一些人际交往的技巧同样重要，也唯有如此，才能建立良好的人际关系。

1.了解交际对象

正确地了解交际对象，是提高人际交往和建立良好人际关系的第一步。要知道，人一般对自己的关注要胜过对他人的关注。一个人首先是对自己感兴趣而不是对别人感兴趣。因此，我们要设身处地地去了解对方，而不要凭主观想象去看待对方。

2.与人交谈的技巧

选择对方最感兴趣的话题，是交谈技巧的根本。要记住：人们最感兴趣的往往是关于自己的话题；你对谈话是否感兴趣并不重要，重要的是你的听众是否对谈话感兴趣。因此，与人谈话时，多谈论对方，并引导对方谈论自己，可以使你广受欢迎。

3.如何巧妙地令别人觉得重要

每个人都渴望被承认，被了解。所以，在人际交往中，尽量使对方意识到其自身的重要性，会使你备受欢迎。而且你越使对方觉得自己重要，你就越受欢迎，对方对你的回报也就越多。应该如何做呢？下面几点仅供参考：

（1）仔细聆听对方的话语。

（2）赞许和恭维对方。

（3）不时提及对方的姓名。

（4）回答对方的问题时，稍加停顿，显得郑重。

4.赞同别人的艺术

要学会赞同别人。智者和伟人往往都很善于赞同别人。如何学会赞同别人，可参考以下做法：

（1）将你的赞同说出口。

（2）在一些无所谓的事情上，将你的反对埋在心里。

（3）勇于承认自己的错误。

（4）少与人争论。

（5）有了冲突，要及时、正确处理。

5.聆听的技巧

聆听越多，你就会变得越聪明，就会被更多的人喜爱，就会有更好的人际关系。那么，如何成为一名好的听众呢？下面几点建议供参考：

（1）目光注视说话者。

（2）适当靠近，专心致志。

（3）要时不时提个问题。

（4）不要用别的话题打断说话者。

6.影响别人的技巧

要想影响别人，促使别人按照你的意愿去做事，最根本的是要明确别人想要什么。之后，你只需简单地向他们说明：只要这样做，你们就可以获得你们想要的。如何了解他人所欲？要多询问、多观察、多聆听、多努力。

7.说服别人的技巧

如果你说的话明显地对自己有利，人们通常不会信任你，这是人的一种本能。因此，要想说服他人，最好不要直接阐述，应该引用他人的话，"借刀杀人"。

8.促使别人做决定的技巧

（1）要给出让别人同意你的理由，要让其相信：按照你所说的去做他们便会受益。

（2）让对方在你的两个"可以"中选择一个。

（3）提问对方一些只能用"对"来回答的问题。但方式要恰当，要点头示意，并用"您"来引入。

（4）让对方知道你在期待其给出肯定的答案。

9.如何留下好的第一印象

要知道，交往中的第一印象往往会决定整个交往过程的基调和结果。所以，留下好的第一印象十分重要。不妨在你和对方目光接触、开口说话、打破沉默之前，露出你亲切的笑容。笑容，是调动情绪、给人留下良好第一印象的良药。

10.赞美别人的技巧

任何人都喜欢听别人的赞美，赞美是人际关系的润滑剂。赞美他人，首先要拿出真诚的态度，其次要注意赞扬其行为而非本人。另外，赞扬一定要有的放矢，不要空话连篇。

11.批评别人的技巧

赞美固然重要，批评往往也不可少。对有错误的人，恰如其分地、有技巧地批评，会加深你们之间的关系。

（1）尽量不要当众批评别人。

（2）批评要给出理由。

（3）批评前最好先来点赞美。

（4）批评要针对事而不针对人。

（5）批评要及时，不要累积。

（6）批评末尾要缓和情绪。

12.感谢别人的技巧

（1）要有诚恳的态度。

（2）要清晰、自然地表达出来。

（3）注视对方的眼睛。

（4）说出对方的名字。

13.给人留下良好印象的技巧

首先要完善自我，给别人欣赏你的理由。其次，要注意下面的行为举止：

（1）态度要真诚。

（2）待人要热情。

（3）凡事不急躁。

（4）不要贬低别人、抬高自己。

（5）不要攻击别人。

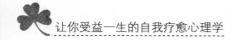
14.发言的技巧

（1）头脑要清晰，对所说的要心中有数。

（2）言简意赅，不要啰嗦。

（3）注视听众。

（4）要说听众感兴趣的话题。

（5）不要摆出演讲的架势。

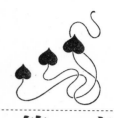

第15章
疗愈职场综合征，工作有痛也有快乐

　　随着社会竞争的加剧和工作节奏的不断加快，职业心理疾病正在影响着越来越多的人。人们在工作中体验着对社会的责任感，也享受着工作赋予的成就感，同时也面临着社会瞬息万变对个体适应能力的考验。在工作中，职场人可能面临的适应和发展问题有：社会变动、价值冲突、文化移入、目标与努力不符、角色冲突等。如何在工作中调节自己的心理，更好地适应工作，适应生活，已经成为职场人士首当其冲需要面临的问题。

认识职业心理障碍

职业是"人们维持生计、承担社会分工角色、发挥个性才能的一种连续进行的社会活动"。从技术层面上说，职业心理障碍是指职业生涯中当人们认知到威胁或者无法应对的情况时所产生的生理和心理状况。当你意识到威胁和挑战的时候，你的身体就会让你体验什么叫做职业心理障碍。而职业心理障碍诱发因素是指带来职业心理障碍的外部或者内部力量。

随着我国社会经济的快速发展，职业心理障碍得到了人们越来越多的关注，主要有两个方面的原因：首先是由于工作的重要性被日益凸显，工作时间占了人生旅程的一大部分；其次是工作本身与心理健康的各个方面紧密相连。在现实生活中，职业心理健康问题可谓比比皆是。

在急剧变化的时代，职场的竞争越来越激烈，如果不能有效应对职场压力，就难免会出现一些心理困惑或问题。

经过市场调查研究发现，职场人常见的心理问题大致分为以下几类：

（1）能力问题。即现有的能力不能胜任所做的工作。导致此问题的原因很多，有的是因为本身能力不足，有的是因为个人素质和工作不匹配，导致员工不能充分地发挥自己的才能等。

（2）心态问题。职场是有一些潜规则的，比如"上司夸你越多，你拿的好处就越少"等，有的员工因为不懂得这些常识，便会在工作中遇到很多难以理解的事情，由此产生心理困惑。

（3）管理问题。有的人虽然在职场埋头苦干打拼好多年，却也依然没有什么起色，究其原因，是因为其对自己的职业生涯没有一个合理的规划，不会管理时间、人脉资源等问题。

职业心理障碍对人生的影响

职业心理障碍过大，会让人无法集中注意力，思想负担过重，进而降低工作绩效。而职业心理障碍太小会让人慵懒疲沓，注意力无法集中。如果职业心理障碍在很长时间内持续存在，人们就会到达衰竭期，这时抵抗现象消失，脑垂体和肾上腺皮质不再能分泌足够多的激素来抗拒职业心理障碍。会出现心脏病突发等极端的身心不调现象。

职业心理障碍的症状和后果可以分为四个大类：生理、心理、行为和工作绩效。伴随职业心理障碍而出现的工作绩效变化是其他症状和后果的副产品。

1.生理症状

职业心理障碍所造成的生理反应主要有心率加快，血压升高，血糖增多，血粘度增加。持续的职业心理障碍还会弱化免疫系统，这样，人们就容易得病。

2.心理症状

职业心理障碍的心理症状有很多种类。其主要的积极后果是警觉性和认知能力有所提高，而同时会产生更多的负面后果，包括紧张、焦虑、情绪低落、烦躁、抱怨、疲劳、绝望以及各种防御性的想法和行为。高强度的长期职业心理障碍还会让人心智紊乱。

3.行为症状

职业心理障碍导致的频发后果有，易怒、焦躁以及其他明显的紧张表现，饮食习惯的剧烈变化，包括暴饮暴食或者厌食。频繁吸烟、咖啡、酒精的摄入增多，甚至吸食毒品。精神无法集中，判断经常失误等等。

上班恐惧症：一想到上班我就焦虑

随着现代社会竞争压力的增大，总有人在上班的第一天觉得哪里不对劲，工作仍然是那份工作，却觉得哪里都不对劲，看着一个假期积攒下来的工作，心情似乎特别烦躁。身体上也跟着闹起了别扭，瞌睡连连，永远也睡不醒。如果偶尔的对上班产生恐惧的心理，是正常的。但长期的一提到"上班"就充满了恐惧，甚至严重影响了工作和生活，那么你必须考虑是否患了"上班恐惧症"。

上班恐惧症也称为"星期一恐惧症"，是对上班或工作情境感到畏惧，而且越临近上班时间，这种畏惧情绪越强烈，心理紧张程度越高，忧虑越多。上班时会出现焦虑、恐惧的情绪，并伴有头痛腹痛、食欲不佳、全身无力等症状，不能马上进入正常的工作状态，许多人在心理上会本能地产生恐惧和焦虑情绪。

"上班恐惧症"主要存在于工作压力比较大并且对现有工作不是很满意的人群当中。一方面，平时工作压力太大，使得不少上班族感到身心疲惫，几天的假期好不容易放松下来，调整到比较舒适的生活状态，初来上班，自然会对工作产生逃避、厌倦心理。另一方面，对现有工作有诸多不满，经过长假的一番考虑，有了换个地方的想法。

如何才能克服上班恐惧症呢？可以通过以下方法。

1. 要抓紧时间"收心"

从生活到作息都要调整，将心态调整回工作上去，调节生物钟。假期间玩乐过度，甚至通宵打牌娱乐，打乱了人体正常的生物钟。因此，要努力调节生物钟，早睡早起，保证有足够的睡眠时间。同时，加强锻炼，多做运动，使身体能够适应快节奏的工作。

2. 自然处理法

如果暂时找不到工作的感觉，上班族们也不必焦虑。上班后多做开心的事，打电话找朋友聊聊天，尽量不去想烦心的事。多留意一下自己的精神状况，多让自己开心，中午去空气清新的地方走走换换环境。可以散散步、听听音乐，或者喝杯咖啡，不要强迫自己马上投入较复杂的工作。症状较重者可在医生的指导下采用药物治疗，服用百忧解等，以改善情绪，消除恐惧。

3. 调整自己的认知，学会进行积极的自我调适

尽量松弛自己平时那种高度紧张的思维运作模式，真正给自己的精神和心情放个假。对于节日放不下工作的情况，主要是平时生活节奏快，工作紧张，再加上自身性格，过于追求工作完美等因素积蓄而成。

4. 转移注意力也是一种行之有效的方法

有"上班恐惧症"的人，往往把自己的注意力过分集中在对上班问题的担忧上，所以才会产生恐惧情绪。转移注意力是使个体不去想这些事情的有效方式，常用的方法是让个体忙于一些自己感兴趣的事，如可以参加一些休闲活动，包括旅游、武术训练等。

工作狂人：家就是"有床的工作间"

现代社会中，工作狂在人群中比例日渐增多。他们不但热衷于工作，也唯有在工作中才能找到人生的乐趣。但是，如此狂热地投身于工作并不是他们的真正意愿。在他们心底，多半都有很多苦恼，或是对某些事持有强烈的不满，或是自身有很强烈的自卑意识。尤其值得注意的，是这些人的家庭生活往往存在着各种各样的重大矛盾，为了逃避或者忘却这些令人伤神的事，他们只好疯狂地投入工作，以减轻内心的痛苦。这种逃避现实的心态不断持续着，久而久之就会演化成一种习惯性逃避，尽管在不需要逃避的时候也逃避，这就是所谓工作狂的真面目和真正原因。

心理学家们指出，工作狂实际上属于一种心理变态，在各种大中小企业

的低中级管理人员中较为常见。工作狂与对工作有热情者常常被人们混为一谈。但是这二者实际上有着本质上的差别：所谓工作狂，往往并不是真心热爱自己的工作，而且患者也很难从工作中得到快乐，只是拼命地工作以寻求某种心理上的解脱。此外，他们在工作中常常强迫自己做到尽善尽美，一旦出现问题或差错便羞愧难当、焦虑万分，同时却又拒绝他人的善意援助；而对工作热情者，则是出自内心热爱自己的工作，并且能够从工作中获得巨大乐趣，在工作出现失误时既不会怨天尤人，也不会懊恼不已，相反，却会有计划地修正目标或改正错误，同时也注意与同事和上司协调、配合，因而人际关系相对融洽。总括而言，尽管前者的工作量看起来要比后者大得多，但工作效率和工作质量都明显不如后者。

工作狂会给患者自身健康带来严重损害，可能导致患者对工作单位产生消极情绪或者导致患者身体与心理的疲劳和情绪紧张，以致工作能力下降、创造力下降、注意力不集中，从而严重地影响他们的工作效率和工作业绩。工作狂除了会影响到自身的健康外，还有可能导致工作单位的整体工作效率下降，对其单位产生极其不利的影响。因此，它值得我们认真对待，并加以消除。

对于工作狂一族来说，可能采用以下方法来缓解工作压力，调整心理状态，改善身心健康。

1. 调整心态

金钱、权力、荣誉等等，这一类的成功永远没有止境，而你的时间、精力、健康、生命，却都是有限的。事业的成功无法替代家庭生活对人的价值。多与家人、朋友、同事交流，必要时还可以寻求心理咨询师的帮助。工作中，多加强自身时间管理能力、项目管理能力的培养，组建高效的团队，通过合理的分工和授权，提高整个团队的工作效率，让自己能从工作中逐步"解套"。

2. 有意识地减轻自己的工作压力并强迫自己减少工作量

患者不妨为自己制定一份工作日程表，将自己现时的所有工作项目和工作

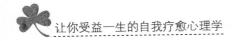
时间——写明，然后考虑哪些可以完全放弃，或至少暂时放弃，哪些可交由他人或与他人合作完成，并由此进行自己的工作分配，同时注重提高工作效率。

3. 请家人监督

在制定的工作日程表达到一定作用之后，可以制定一份新的日程表，并请家人或同事予以监督，尽力予以执行。

4. 培养业余爱好

患者不妨培养一些与工作不搭界的业余爱好，丰富自己的业余生活，使自己的注意力在非工作时间转移到其他事情上。在心情不快、痛苦不解时，可以到环境优美的公园或视野开阔的地带漫步散心。如果条件许可，还可以作短途旅游，寄情于山水，这样也能够忘却烦忧，放松心情。

总之，在治疗过程中，患者应该一步一步地进行，并尽量放松自己的心情。如果感到力不从心，周围家人或同事也不能给予相当的帮助，还可以接受心理医生的科学治疗，效果会更好。

职业倦怠症：情绪低落，看什么都不顺眼

染上工作倦怠的人犹如失去水的鱼，备受窒息的痛苦。据调查，现代人产生工作倦怠的时间越来越短，有的甚至工作8个月就开始对工作厌倦，而工作一年以上的白领人士有高于40％的人想跳槽。上海一项调查显示：在同一岗位工作满两年的人群中有33.3％的人出现了工作倦怠现象，有2.6％的人患上了工作倦怠症。产生工作倦怠的白领会出现失眠、焦虑、烦躁等生理上的疾病、心理上的不适以及行为上的障碍，若不及时处理将会给职场中的你带来不可预期的伤害。

心理学家多德拉认为，如果一个环境给你带来了不良症状和障碍，那么你在这个环境中就会遇到许多心理上的冲突。要解决这些症状和障碍就得去

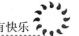

认识你身上存在的心理冲突。

一般白领心理上的冲突主要表现在以下几个方面。

1. 渴望成就与惧怕改变的冲突

心理学家马斯洛认为，在一切基本需求都得到满足的时候，实现自我价值就成了一个人的最终目标。职业顾问说，没有变化的例行工作，最容易导致上班族工作倦怠。在变化中求生存，任何单调的东西只能给人带来厌恶，这是很多人都明白的道理。但是许多白领阶层尽管已经对现状感到厌恶，还是惧怕改变自己。多年养成的工作生活习惯已经定性，程式化的思维和工作方法已经固定，工作的辛苦和劳累、缺乏创新的刺激，已经使他们的大脑越来越懒惰，他们不愿去想、不敢去想已经在危害着他们身心健康的种种因素。因此，一方面缺乏成就感需要改变，一方面又惧怕改变，二者的冲突自然就给本来就繁重的工作增加了不少危险。

2. 做优秀职员与做合格家人的冲突

步入成熟的白领通常担当着不同的社会角色：公司职员、慈爱父母和孝顺儿女等。特别是男性，家庭中的琐事经常会占据生活中的一大部分，更容易陷入焦虑状态中。众多角色集于一身，难免会给人造成很大的压力，既想工作上有所成就，又想顾及家庭的幸福，使许多职场中的人因为身不由己而陷入深深的苦恼中。

3. 需要关怀与维护自尊的冲突

从某种意义上说，社会的进步和飞速发展使人产生了异化。为了使人力资源能够得到最大限度的利用，企业使用了先进的管理措施和高级的技术设备，使人处于不停的忙碌状态，进而减少了相互交流的时间和空间。人是有感情的动物，他本身对交往的需求永远都是存在的，尤其是在工作压力大的时候更需要情感上的抚慰。但是现代社会又给人提供了感情冷漠的土壤，特别是有了一定地位的白领阶层，更是不愿意放下自尊心，不愿意主动和人交流。尽管他们很渴望别人的关心，希望和别人交流自己的想法，但是他们还

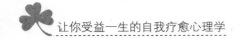

是龟缩在维护自己自尊心的安全地带。

1. 打破心理的界限，做自己的主人

在公司里，很多人抱怨工作任务太繁重，没有时间想自己该想的，做自己该做的。其实，这是惰性形成了内心的界限，把你限制在一定的活动范围内。很多你认为无法改变的事物其实只是自己心理的界限把它封闭了，勇敢地去想象、去突破、去改变，这样你才会在职场潇洒地遨游。

2. 转移情绪，消除怨气

良好的心态是生活快乐的秘诀，心理学家告诫：先处理心情再处理事情，不要带着怒气去工作和生活。再聪明的人也会因为情绪不良而失败。做一个情商高的人不是什么难事，只要你每天注意那么一点点就行。回到家前先告诉自己笑一笑；周末放下所有负担，和家人一起逛逛公园；生气的时候伸个懒腰，站起来走走；经常换不同的衣服穿……有心做到的人永远会快乐。要知道，生气是拿别人的错误惩罚自己。

3. 和和睦睦万事兴

在公司里活得最不开心、工作做得最差的往往是那些人缘不好的员工。新员工学历傲人，唯我独尊；老员工资历不浅，心中不服……事业一筹莫展的人总想和别人比个上下高低，但是这样只会伤害了同事之间的关系。古人云：退一步海阔天空，何不聪明一点搞好同事关系呢？给自己创造良好的人际环境就是为自己积累财富。著名心理咨询专家唐汶告诫大家做人要把握以下"五不"原则：倚老不卖老；弹性不固执；幽默不伤人；关心不冷漠；真诚不矫情。所以放下架子吧，这样你就有了成功的基础。

单调作业心理障碍：工作就是混时间

单调工作是指那种千篇一律、平淡无奇、重复、刻板的工作，在现代工业生产中极为常见。因此，从心理卫生的角度看，应把单调工作作为一种职业性有害因素来认真加以对待，特别是对那些耐受性较差的人，危害更明显。单调工作使劳动者常常感到枯燥乏味，丧失兴趣，分散注意力，容易引起心理疲劳，进而导致全身性疲劳，影响效率和安全。反反复复地做着同样的工作，长期从事这种单调的作业，人体的大脑就会产生一种刻板、厌烦和淡漠的感觉，有人也将它称为"单调工作性心理障碍"。

单调工作综合征表现为警惕性下降，神经系统的兴奋性从感觉器官直到大脑皮层神经细胞各阶段上的敏感性都明显降低了。此时，受自主神经系统支配的某些生理指标也发生了相当典型的改变：血压下降，心率和呼吸次数均减少。但为了继续工作，需提高警惕性并增强坚持工作的意志力，从而会造成心理紧张状态。

单调工作综合征发生的机理虽有许多假说，但迄今尚无定论。多数学者认为，这可能与长时间单调刺激引起相应部位的大脑皮层神经细胞产生的保护性抑制有关，或与易引起中枢神经抑制系统占优势有关。

有单调作业心理的职场人士，可以采用以下方法来调节。

1. 要对工作保持热情

首先要调整好自己的心态，要明白换个工作未必不厌倦，可能每一个职业都会让人感觉单调，所以没必要这山看着那山高。要做到工作单调，但是心态不单调。

2. 克服生理疲劳，做好本职工作

单调工作易于引起生理疲劳、注意力涣散，但是凭着坚定的意念，还是可以克服的。可通过劳动时间上的改变对生理疲劳加以调节。如缩短劳动时间而相应地增加休息时间，避免延长工作时间或加班加点。实行弹性工作时间、工人自发调节工作时间等。

3. 定期轮换工作，创造新鲜感

采取不同作业组合，多种职务轮换。发动劳动者提合理化建议，丰富工

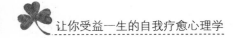

作内容等。

4. 适当学会鼓励自己

使自己能及时看到自己的劳动成果。劳动成果要与个人收入挂钩，提高自己的兴趣。要知道很多情况下，主观的懈怠往往是产生单调感的主要原因。

5. 善于调节

利用音乐和色彩进行调节。做工间操和开展业余娱乐活动，以放松精神，调节情绪。现场环境的改变和作业场所布局变更也可以减少疲劳。

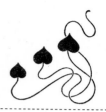

第16章
疗愈受伤的爱情，用心爱系牢婚姻安全带

男人和女人，从来到这个世界的那一天起，相互之间就存在着差异。男女染色体各不相同，这种性别的先天差异，使得男女在气质性格、言语运用、认知心理、行为心理、情感心理等方面也表现出很大的差异。相应地，在择偶标准、追求爱情形式、恋爱态度、爱情感受、爱情挫折承受力等方面，男女的表现也悬殊较大。

男女性别、心理等方面的差异，要求男女在平时的情感生活中，不论是恋爱阶段，还是婚姻期间，都要尊重对方的心理感受，创造良好的沟通和交流氛围，多体贴和理解对方，给对方一些自由的空间，如此才能增强亲密感，维护婚姻和家庭的稳定，赢得一生的幸福。

何为健康的爱情心理

健全的爱情心理素质是甜蜜爱情的坚固后盾。爱情的成功与失败，除了许多外在的原因，爱情心理是否健全也是十分重要的因素。

那么，健全的爱情心理有哪些特征呢？

1.关心

弗洛姆曾经说过："爱是对所爱对象的生命和成长的积极关心。哪里缺少这种关心，哪里就没有爱。"

关心在爱情中的重要作用，恐怕人人皆知。关心首先是对所爱对象的密切关注，时刻在意所爱之人的种种感受和需要，并随时准备予以安抚和满足，这也是爱的奉献。关心可以体现在一点一滴的生活小事上，比如给恋人整整衣服、理理头发、擦擦眼泪等等，也可以体现在人生大事上，比如关心恋人的前途与命运。无微不至的关心是爱情的基础，也是爱情的添加剂。

但是，关心不是自作多情，不可以不顾对方的感受而强加于人。如果关心过了头或者关心错了地方，反而会令恋人厌烦。真正的关心应该是满足对方所需的关心。

2.专一

爱情是最忌讳三心二意的。对你的恋人，你可以不够理解、不够奉献、不够关心或者不会欣赏，但千万不可脚踏几只船。幸福的爱情必须有专一的投入。保加利亚伦理学家瓦西列夫在其《情爱论》中说过："爱情对象的选择是对熟悉的众多异性中某一个人的具体偏爱，是对这个人的价值理想化。没有一个人会同时深深地、忘我地、热烈地爱着两或三个人。那必然会导致心理动荡，使人面临困难的抉择，分散感情的洪流。爱情首先要求一个人将注意力集中在一个对象上，要求感觉的和谐完整。"

一个人一生可能不只爱一个人，但不应该发生在人生的同一时刻。正如学习需要专注一样，爱情也需要专一，只有这样才能获得充分的感受。

3.奉献

从某种意义上说，爱应该是一种主动的、无私的、不计回报的、勇敢的奉献。只有懂得奉献的人，才会获得真正的爱情。爱应该主动给予，不应消极等待。

但是现实生活中，人们更多的关注如何被爱，如何被给予，喜欢以矜持、躲避和傲慢来回应别人的主动奉献，以为这样才有身份，才有意义。特别是拥有大量财富和权力的男男女女们更是如此。懂得爱情真谛的人毫不做作，他们真诚、主动地向爱慕的人示爱，又为了爱的人可以奉献一切。而无私的奉献换来的，自然会是一份真挚的感情。

4.信任

爱，就要相互信任，不要胡乱猜疑。不要苦苦询问对方为何不接你的电话，不要非得搞清楚对方为什么约会迟到了几分钟，也不必质问爱人为什么偶尔不回家。这样只会让对方产生腻烦心理，不利于双方感情的稳固。如果愿意告诉、有必要告诉你的，对方必然会让你知道。亲自或雇用他人跟踪对方更是不可取的，爱得再深也需要一定的自由空间。试想，即使他或她真的对你不忠诚了，苦苦追问与盘查就能挽回你的爱情吗？那样只会让对方逃得更快、更远。

信任就是尊重，只有你信任对方，对方才会信任你；信任对方就是信任自己，不信任对方的人往往也是不自信的人。无根据的胡乱猜疑，不会换来美满的爱情。

5.尊重

弗洛姆说过："尊重是指一个人让另一个人成长和发展顺其自身规律和意愿。尊重蕴含着没有剥削。让被爱的人为他自己的目的去成长和发展，而不是为了服务于我。如果我爱一个人，我感到与他或她很融洽，但这是与作为她或他自己的她与他，而不是供我需要使用的工具。"

真正的爱情是两相情愿、相互尊重的。没有尊重的爱情，就是残酷的占有，会让一方产生心理压抑，会剥夺他或她的幸福和应有的感情。尊重对方就要尊重对方的爱好、职业、选择和个性，不要粗暴干涉和强迫对方。

6.自信

心理学大师马斯洛认为，心理健康的人能够接受自己、热爱自己。"他们能够不带忧虑地接受自己的任性，包括其中之种种缺点及与理想形象之间的种种差异等。但是如果称他们自满自得，显然是不恰当的。我们要指出的是，他们对待人的脆弱、罪恶、虚弱、邪恶等等，恰如对大自然的种种特点一样，以同样不加怀疑的态度表示接受认可。"

只有自信，才会有一定的心理承受能力，才会有魅力，才敢于主动地去爱别人，才敢于接受别人的爱。自卑会令人封闭，令人躲避，躲避自己的爱，更躲避他人的爱。

7.理解

理解万岁，爱情离不开相互理解。只有理解，才会有爱情；只有不断加深相互理解，爱情才能不断地升华。

心理学上有一种"移情心理"的说法，就是专注于他人的情感，经历他人所有的种种感情。以自我为中心，总是从自己的利益或观念出发来考量别人，永远不会理解别人。理解，就要设身处地。相近的文化背景和相似的经历更容易产生共鸣与理解，但从根本上说，理解依靠双方的关心和交流。

8.欣赏

处于热恋中的男女们，总是觉得对方是这个世界上最好的。先不要管是不是错觉，其中的欣赏情怀是值得提倡的，更是爱情所不可缺少的。这种欣赏，使你感到愉快、奇妙甚至疯狂，虽然你的西施对别人来说普普通通。

爱情的欣赏不仅包括对所爱对象的欣赏，还要包括对其周围一切有关事物的喜好，所谓"爱屋及乌"就是这个道理。懂得欣赏，更懂得赞美，你的爱情怎么会不甜蜜呢？

9.独立

爱情中的独立不是对恋人的疏远，更不是与他人隔绝。独立就是自信，独立的人一旦遇到理想的爱情对象，会毫不犹豫地表达爱意。独立就是坚强，独立的人不求缠缠绵绵、朝朝暮暮，而是为了爱情去奋力拼搏，给所爱的人一个幸福的家。

独立，是一种成熟的心理品质。独立的人，能够承受爱情的打击，能够很快从感情挫折中站立起来，重新来过。

10.宽容

德国哲学家布鲁诺·鲍赫说过："彼此在爱中的互相参与，是将自己的一切毫无保留地给予对方，并取得对方的一切。"

每个人都有优点与缺憾，爱一个人要欣赏对方的长处，更要接纳对方的短处；爱需要宽容。宽容就是理解、同情与原谅；宽容就是最大限度地接受对方。太过苛刻的人不能包容别人的缺点，将意中人理想化，因而永远找不到爱情。

宽容就是要原谅对方的错误。真正的爱情永远值得珍惜，一方犯了错，如果真心悔过的话，为何不给双方一个重新来过的机会呢？

初恋的心理调适

初恋是美好的，常常是幻想式的美好。世界名著《飘》的主人公郝思嘉的初恋，就是幻想式的单相思：郝思嘉爱上了卫希礼。可她从来没有主动地向卫希礼表示过，只是沉醉于自己的幻想中，主观地推断卫希礼的言行都是爱她的，等待卫希礼主动向她求婚。可事实上她的推断是完全错误的。在青春期发育的初始阶段，少男少女们都情窦初开，常常选择生活中或者影视中的突出异性作为自己仰慕、暗恋的偶像。这时候的单相思带有很大的盲目性，一旦确立了心中追求的偶像，就会陷入想入非非之中，总是一厢情愿、顽固不化地爱恋对方，而全然不顾对方的感受。初恋中的人很容易把爱全部倾注于对方身上，而不管此人的优缺点到底是什么，甚至缺点也是魅力所在。这是初恋中所特有的心理现象，也是很正常的。

大多数人在懵懂的初恋时期，都会冲动、盲目地向意中人直抒胸臆，并且会死缠烂打，等到受了挫折则很容易一蹶不振。

初恋是苦涩的，大多数初恋都不会坚持到谈婚论嫁的时候。年轻人对爱情的认识水平不高，心理承受能力也差，加上双方接触的时间通常比较短，还不了解彼此的品行。等一段时间之后，了解深入了，可能觉得对方并适合自己，或者不能忍受对方的一些弱点，于是产生矛盾，热情下降，最终分手。年龄偏低的青年男女，往往不懂得在恋爱中如何培养感情，只是一味地亲昵，不可避免地会伤害对方，导致恋情的终结。

初恋的失败让人终生难忘，会给年轻人的心理造成很大的压抑，甚至会给以后的恋爱和婚姻蒙上不可磨灭的阴影。

举个案例说吧：有个小伙子叫涛，在中学时就暗恋同班的女生雨，总是围绕在雨的周围默默地为她做事。高考后，雨考入了某名牌大学，而涛落榜了。为了追求雨，涛发奋补习了一年，第二年也考入了雨所在的大学。两人在共同的学习中慢慢地建立起感情，涛终于如愿以偿。但好景不长，接触一段时间以后，雨觉得涛做事唯唯诺诺、男子气不足，便与他分了手。涛经受不住初恋失败的打击，万念俱灰，甚至想一死了之，最终不能正常学习而不得不辍学回家。不仅如此，涛很多年里都没有走出痛苦，最终随便找了一个村里的姑娘，放弃了自己的前程。

初恋的失败有时候也并非坏事，它可以使人成熟起来。失恋者不应沉溺于失恋中而痛不欲生，要采取积极的态度化解内心的痛苦，并总结经验教训，以便在面对后来的爱情时不会再犯同样的错误。对大多数人来说，都能

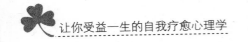

顺利地度过初恋，进入到甜蜜的热恋和婚嫁阶段。就像现在正在幸福生活着的人们，有几个没有经历过失败的初恋呢？

走出恋爱中的审美错觉

不同的时代、不同的文化背景以及不同的价值观下，人们的审美观不同；在同样的时代、文化背景和价值观的前提下，人的审美观又有个性的差异。同样一个女孩，在有的人看来简直是完美无缺，而在另外一些人眼里可能只是普普通通而已。但无论如何，对于大多数人来说，审美标准大体是一致的。

"情人眼里出西施"的心理现象可以说是爱情的必需组成部分，尽管这是一种心理学上所称的"审美错觉"。错觉是对客观事物的本质联系的一种错误知觉，有审美错觉和认识错觉之分。认识错觉和审美错觉是有区别的：认识错觉，反映的是不真实的客观情况；审美错觉是对审美对象深入体验之后，审美主体所产生的真实的美的感觉。这种审美感觉在客观上看好像是失真的，但在主观上却是真实的心理体验。

热恋中的男女对异性美的审视，既针对其外在体貌特征美，也针对其内在心灵美。心灵美可以弥补外表美的不足，正如托尔斯泰所说的："人不是因为美丽才可爱，而是因为可爱才美丽。"有这样一个动人的故事可以证明这一点：

在19世纪40年代初的英国，有一个著名女诗人叫伊丽莎白·芭莉特。她原来是个卧床不起的病人，而且已经年近四十，始终没有出嫁。但她却写得一手好诗，拥有众多的诗迷。其中一个叫白郎宁的诗迷，比她小六岁，向芭莉特求爱。但她鉴于自己的身体状况，觉得两人并不合适，开始加以拒绝。但白郎宁坚持不懈，终于打动了她那颗已经封闭的心。两人第一次见面的时候，白郎宁拉着芭莉特的手说："你真美，比我想象的美得多。"爱的力量真是伟大，一段时间之后，芭莉特的病竟然奇迹般地有了好转。

在一般人眼里，芭莉特相貌并不出众，而且身体还不健康，何美之有？可白郎宁却在她的诗里发现了她的内在美，由内向外扩散，芭莉特成了他眼里最美丽可爱的女人。

莎士比亚有一首十四行诗是这样写的：

我情妇的眼睛一点不像太阳；

珊瑚比她的嘴唇还要红得多；

雪若算白，她的胸就暗褐无光，

发若是铁丝，她头上铁丝婆娑。

我见过红白的玫瑰，轻纱一般：

她颊上却找不到这样的玫瑰；

有许多芳香非常逗引人喜欢，

我情妇的呼吸并没有这香味。

我爱听她谈话，可是我很清楚，

音乐的悦耳远胜于她的嗓子；

我从没有见过女神走路，

我情妇走路时候却脚踏实地；

可是，我敢指天发誓，我的爱侣

胜似任何被捧作天仙的美女。

显然，莎士比亚的爱人并无特别美丽的外貌，但她一定有一种使诗人动心的美，以至影响了他对爱人客观外在形态的审美感受。在诗人心中塑造出了一个各方面都比客观形态更加美妙动人的意象，使他感到他的爱人比任何天仙美女都更动人。

这种审美错觉其实是很有意义的：它使情人发掘出恋爱对象身上更深层的美以补偿某种不足，可以推动爱情的发生与发展，而不至于使外在不美的人终生孤单。但如果审美者本身没有健康的审美意识，或者这种错觉发展到过分的程度，便会产生消极的作用。正如霭理士所言："在热恋中的男女竟会把对方很丑的特点认为极美，而加以誉扬颂赞。"

人的价值观、人生观是产生审美错觉的内在原因。正常人总是向往美好的事物，并且往往把善良、真诚与美联系在一起。美丽的外貌容易引起人们对真、善的联想，从而产生好感，这是一种自然的心理反应；真、善的内在本质也容易引起人们对美的思考，从而产生美感，这是正常的心理效应。但无论对真、善的理解还是对美的欣赏，都离不开正确的价值观、人生观的引导。没有正确的价值观、人生观，就不会达到真、善、美的审美统一，就无法架起连通内在美与外在美的桥梁，甚至内心连对美好事物的追求和向往都没有。如果爱情没有了正确的价值观、人生观引导下的审美，就容易暗藏危机，导致日后婚姻和家庭悲剧的发生。如果审美错觉有悖于正确的价值观、人生观，一旦爱的激情日趋平息，光环效应随之消失，后悔就为时晚矣。特别危险的是被对方容貌的美丽光环迷住了双眼，忽视了其丑陋灵魂的情况。巴尔扎克曾对这种情况做了透辟的描述："在虔诚的气氛中长大的少女，天真、纯洁，一朝踏入了迷人的爱情世界，便觉得一切都是爱情了。她们徜徉于天国的光明中，而这光明是她们的心灵放射的，光辉所及，又照耀到她们的爱人。她们把心中如火如荼的热情点染爱人，把自己崇高的思想当做他们的。"

特别是一些青少年，由于性心理的发育还不够成熟，常常不能冷静、客观地审视对方，见其优点而不见其缺点，甚至把缺点也看成了优点。例如有位女子爱上了一个颇为英俊潇洒的男子，于是英俊潇洒盖过了其他一切。当他有些粗鲁时，她却认为是豪爽；他挥霍浪费，她却认为是慷慨大方；他有些方面不老实，她却认为这是聪明机智；甚至他又和别的女人勾勾搭搭，她还认为这种英俊男子哪个不爱……直到她最后吃了大亏，才后悔莫及。

热恋中的男女，要正确看待审美错觉。出现错觉无可厚非，但要通过正确的价值观、人生观来指导和修正这种审美心理。

失恋后的心理反应

失恋，对于任何男女来说都是一杯浓烈的苦酒，都会在其灵魂深处烙上深深的伤痕，甚至这种心理隐痛会伴随其整个生命旅程。如何对待失恋的不幸，是被痛苦所吞噬还是将痛苦升华？不同的人会有不同的体验。

1.男性的失恋反应

男性自尊心比较强，对于失恋，或许表面上看不出他的痛苦，但背地里其实痛苦不堪。失恋对于男性的打击实际上是巨大的，有时也许会摧垮他的人生信念，使他丧失生活的勇气，甚至会导致终止生命。在社会生活中，男性往往肩负着比女性更多的义务、责任和期望，因此对于同样的失恋结局，男性要承担比女性更多的来自自我及社会的压力。被迫失去女方的爱，对不少男性来说在身心上都是不可接受或忍受的。这会使他的心理产生连锁反应，进而改变整个心理品质和人生态度。

2.女性的失恋反应

与男性相比，女性的情感显得温柔而细腻，虽不像男性情感如暴风骤雨，却也好似春风丝雨，润物无声。滋润于甜蜜爱情中的女性，比起容易性冲动的恋人，更愿陶醉于如云般的飘忽与似雾般的朦胧幻想之中，更喜欢品味感情的真谛。可想而知，失恋的现实对于女性同样残酷无情。它会揉碎少女甜美的梦境，吞噬姑娘纯真、空明的情感世界，给她们带来毁灭性的打击。相比男性而言，女性更富有奉献精神，更易把爱情作为人生的最高追求与生命支柱。当她把爱情看成是自己最大的幸福和满足时，如果爱突然终结了，女性的柔弱和痴情如何能使她们平息内心的波澜？不过，对于少数性格开朗、心理成熟或者是主动绝情分手的女性来说，要另当别论。

3.不同年龄阶段下的失恋反应

对于失恋，不同年龄阶段的人会有各不相同的心理反应。

处于青春期的少男少女富于激情和幻想，对于朦朦胧胧的初恋会感到神秘和神魂颠倒。他们心理还不成熟，对爱情缺乏长远的考虑和准备，最容易在感情的深海之中迷失。而且，少男少女的情感虽然纯真却显得稚嫩，很易受挫折，而一旦遭受失恋的打击，就很可能身心俱碎，极度痛苦而不能自拔。也有人因为失恋而变爱为恨，肆意报复，粉碎了一切美好的回忆，连起码的友情也破坏殆尽，给自己和对方都刻上了深深的心理伤痕。

年龄较大些的男女有着较为健全成熟的理性能力和意志能力，也具有比较稳定的情感表达方式。恋爱之前会仔细考量对象候选人；热恋之中，也比较能够妥善处理各种矛盾与原则问题；失恋之后，他们在巨大的痛苦面前仍能镇定自若，将创伤深埋在心底，会比较冷静地面对现实、调适心理，继续自己的人生之路。对于曾经深爱的人，他们大多也能报以宽容和理解的微笑，仍可以做朋友，不会成为一生一世的敌人。

4.不同个性特征下的失恋反应

对于失恋，不同性格特征的人也各有不同的心理反应和解脱方式。

对于一个活泼型、多血质的人来说，可能比较容易接受失恋的现实和承受心理打击。失恋之初，此类人或许会非常敏感地做出强烈反应，极度悲伤、呼天抢地。但是用不了多久，他们就能从痛苦的情绪中解脱出来，变成一副乐呵呵的模样，最起码表面会如此。

5.不同社会角色下的失恋反应

不同社会角色下的人会有不同的失恋反应。比如，一个学生失恋，容易觉得失去了一切而万念俱灰；一个工人失恋，会利用埋头做工来赶走痛苦，也会有很多的热心人来介绍新对象，比较容易走出失败的阴影；一个官员受了爱情的打击，再痛苦也必须憋在心里，不能影响工作和形象，同样也会在各种应酬与大事的冲击下尽快走出心里的苦痛。

人生大悲之事，失恋为其一。失恋给人带来的烦恼和苦闷，是没有恋爱过或没有失恋过的人所无法体会的。失恋既可以使人消沉，也可以使人奋起，最重要的是要学会心理调适。

失恋后的心理调适

失恋后要进行心理调适，走出失恋，首先要铭记以下几条重要原则。

1.正视现实，不要纠缠与责难

如果他或她已经真的不爱你了，到了必须分手的时候，不要纠缠着不放，纠缠也许会令对方一时难以逃脱，但却更坚定了其离开的信念；不要再一味地责难，责难也许会让你感觉一时痛快，但却可能粉碎曾经的美好回忆；更不要怪罪自己天生缺乏魅力，活在怨恨里会令你的生活更沉重。既然你已得不到所希望的那份真情，又何必再为她或他伤心劳神、浪费感情与青春呢？放弃一段已经死亡的情感，你也许仍会痛苦，但却有了新的爱情空间，有了重新选择的机会。

但是，如果你认为你们的关系还有挽回的余地，可以选择离开他或她几天，给双方都留出认真体会与权衡的空间。如果他或她真的需要你，请相信，没有人会轻易放弃自己的真爱，一定会重新回到你身边。

2.忘记过去，放眼未来

失恋了，就要有忘记过去的决心，忘记过去所有的快乐与悲伤，忘记他或她的一切；更要有放眼未来的智慧，放眼新的恋人、新的生活目标和新的幸福。

3.心胸要豁达，懂得宽容与原谅

不要为恋人的一时冷漠而忧愁，如果存在第三者，而他或她又舍不掉你时，重要的是不要放弃自尊，告诉对方你的真实感受；不要做生活的配角，公平地与对方争辩。如果他或她认识了错误，真诚地想重新回到你身边，就宽容地再给对方一次机会，帮助其重新进入你的爱情生活，发掘自己的美德和爱情的魅力，放弃牢骚唠叨，用健康的方法挽救你们的婚姻和爱情。

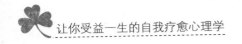

4.完善自己

失恋后要仔细检讨自己的不足之处，想想自己有哪些缺点？是不是人际交往能力不好？比如，和人说话时语气粗鲁，或唯唯诺诺，或动不动就发脾气？是不是自己不够成熟独立，比如，依赖性太强、有不安全感、占有欲太强等？如果是的话，那就要适度地改变自己，使自己成长。成长之后的你，以后在拥有爱情时就不会再犯同样的不利于培养感情的错误了。不过，找自己的不足之处时要把握分寸，不要陷入自卑的泥潭。

5.要懂得爱惜自己

要忘掉一段曾经真心付出的感情，绝非一蹴而就的事情。不要太苛求自己，要给自己留出空间与时间。要知道，你的生命不仅是属于你一个人的，还属于你的亲人、你的朋友和你的工作岗位。你必须珍惜自己，没有权利自暴自弃。失恋了，不必再挂念那个人了，正好可以多疼惜一下自己。

上面讲述的是几剂失恋初期的"特效药"，可以暂时缓解强烈的心理刺激、疏导负面情绪，不至于被失恋的痛苦泥潭所淹没。但要恢复到恋爱之前的心理状态，重新定位自己，还需要加强长期的心理调适。

男女婚后心理差异

婚后，夫妻虽然朝夕相处，但并未见得能够知己知彼。夫妻之间的心理差异不可忽视，了解这种差异有助于夫妻生活的和谐、美满。

1.丈夫持家意识比较弱，妻子比较强

妻子的持家意识主要体现在两个方面：首先是亲自操持家务。大部分妻子在家总是忙个不停，一会儿洗衣服，一会儿做饭，吃完还收拾碗筷，然后又擦地板。纵使现在越来越多的丈夫开始主动或被迫做家务了，妻子往往也不会闲着，定会对丈夫干过的活说三道四，或者干脆又把丈夫干过的活重新

干一遍，结果挫伤了丈夫做家务的积极性。"干了半天最后还落了个不是，以后你就一个人干吧，我不干了。"操持家务应该是夫妻双方的义务，妻子应调动丈夫的积极性，即使丈夫笨手笨脚，也要耐心教导，所谓熟能生巧嘛。其次，妻子的持家意识还体现在对家庭收支的管理上。妻子往往愿意掌管财政大权，尤其是在现在的农村，丈夫大多外出打工，妻子则在家全面照料家务与掌管家庭财政。不过不管当家理财的是妻子还是丈夫，在遇有重大家庭支出时，最好两个人共同决定。

2.婚姻生活中，丈夫通常刚毅、精力充沛、有意志力、情绪强烈、易动，有时候还很暴躁，妻子则往往表现得温柔、细腻、内向、含蓄

日常生活中经常可以看到，当孩子因为淘气而惹爸爸生气的时候，爸爸会大声斥责孩子，甚至要打孩子，妻子则会赶紧出面护着，并细声细语地埋怨孩子两句，之后还会埋怨丈夫不疼孩子。其实，双方做的都不怎么对：妈妈不应该溺爱孩子，爸爸不应该动辄打骂，都应该对孩子晓之以理。妻子的情感比较细腻，想得比较多，遇到了什么问题或心里有什么不满不愿意说出来，往往憋在心里生闷气，给家人脸色看。这就更需要丈夫充分理解女性的心理特点，平时注意观察妻子的情绪，及时加以开导、关心和体贴。

3.丈夫的情绪较为稳定，而妻子的情绪容易波动

无论是在外面遇到高兴的事还是倒了霉，丈夫回家后比较沉得住气，喜怒往往不溢于言表，不急于向妻子述说。而妻子则不然，遇到高兴的事回家就会喜形于色、手舞足蹈，会把事情从头到尾说一遍，甚至还会反复重复好几遍；遇到不高兴的事回家就会向丈夫大倒苦水乃至伤心落泪。

4.丈夫自尊心比较强，而妻子虚荣心有些强

丈夫往往有意或无意地表现出男子汉的尊严，而妻子特别愿意别人欣赏自己的穿着、容貌或者夸奖自己的孩子、丈夫。比如，丈夫给妻子买了一件衣服，觉得实惠、耐穿也好看，妻子则可能觉得不漂亮，根本穿不出去。这时候，妻子可能把丈夫数落一顿，或者是让丈夫退掉，或者是满脸冰霜不理丈夫，或者是违心夸奖丈夫几句。妻子应当理解丈夫和自己之间的审美差异，更应当理解男人最需要尊严。如果满心欢喜买给妻子，而回家就遇到一盆冷水，丈夫会感到伤害自尊。最好的方法就是先夸奖丈夫几句，穿上转几圈，然后温柔地跟丈夫说自己不是十分喜欢，但是丈夫买的就不一样了。

5.丈夫有时候显得反应比较迟钝，而妻子敏感又喜欢联想

比如，妻子满心欢喜地穿上一件新衣服给丈夫看，丈夫却呆呆地说："你穿这件衣服不好看，穿在你妹妹身上才好看呢！"说者无心，听者却有意。因为一句话，妻子心里会翻江倒海、联想起伏，认为丈夫看不上自己了，嫌弃自己了，于是好几天不理丈夫，或者在丈夫面前又哭又闹，而丈夫往往不知道是何缘故。这种事情多了之后，丈夫就会很反感，赌气少说话或干脆对妻子不加评论，夫妻之间的交流就会有问题了。这种情况下，丈夫应该理解女性的心理特点，不要和妻子计较，妻子也应该理解男人的马大哈毛病，不要想得太多，许多矛盾就会不复存在了。

6.丈夫遇事通常比较冷静、理智、有主见，而妻子则容易受外界的影响，容易情绪化

比如，在买东西的时候，丈夫比较理智，想买就买，不容易受外界干扰，即使买了之后发觉是伪劣产品也不会表现出很后悔的样子，认为无所谓。妻子则不同，买东西喜欢挑来拣去，或者和丈夫、同事或朋友商量，老拿不定主意，容易受他人影响。特别是买回一件东西，如果有人说不好，她们会感到后悔，而且在一段时间内总是耿耿于怀。因此，在处理一些事情上，妻子最好能听取丈夫的建议。

7.丈夫胸襟比较豁达，而妻子度量狭小，遇事往往想不开

妻子在家中用她那双灵巧的手料理全家的生活，细心周到。可是这种细致的心理特点往往也表现为度量狭小。如果妻子遇到什么不顺心的事，会在一段时间里放不下，一想起来就会唠叨，甚至会无缘无故地冲丈夫发无名火。这时候，丈夫最好对妻子采取忍让的态度，并适时加以劝导，如果丈夫针锋相对，结果只会引火烧身。

以上所列述的夫妻心理差异只是些共性的，当然可以因人而异。无论具体差异如何，夫妻双方都应该懂得互相取长补短，促进夫妻生活的美满。

婚姻幸福应具备的心理素质

虽然爱情和婚姻都包含某种情感承诺，但爱情更多的是恋人们的彼此愉悦，是以自发的相互喜爱为主的，随意性较大，不受法律的约束。恋爱时，双方都很自由：想什么时候见面就什么时候见面，想什么时候分开就什么时候分开，感情不好了就分手，不会有太多的牵牵扯扯。婚姻就不一样了，它是双方承担责任与义务的法律契约。爱情在婚姻中也是一种责任。婚姻是爱的意愿，结婚实际上等于对爱情发布永远相爱的誓言。就如弗洛伊德所言："不管婚姻是由他人撮合，还是个人的选择，一旦决定结婚，这种意愿行为就应该保证爱的持久。"

与爱情相比，步入婚姻的围城需要具备不同的心理素质。

1.必须具备利他的品质

步入了婚姻生活，双方都不能以自我为中心，否则会对婚姻彻底绝望。婚姻中最忌讳自我中心主义，许多无谓的夫妻争吵都是由此引起。可现代人往往是这样的，一旦婚姻不如己意，就想离了再来。婚姻生活中应该具备和培养一定的心理韧性，学会忍耐种种缺憾和承受种种挫折。但容忍并不是无原则地放纵对方，而是双方都合理地谦让，减少婚姻矛盾。

2.必须具备责任感

结婚意味着责任、义务和忠实，不能太情绪化。热恋中的恋人吵架后可能好几天互不搭理，但夫妻两个吵得再凶，即使动手打起来，对方生病了也不能不管，家务该干的还是要干，饭该做的还是要做，老人孩子不能弃之不顾，客人来了还是要客客气气地一起接待，这就是责任和义务。正如日本学者国分康孝说的："恋爱连孩子都会，结婚则非成年人不可。对于太幼稚的人来说，结婚是负担。结婚要讲伦理，负责任，要有很强的实际生活能力。"

3.必须具有务实的精神

恋爱的人可以摆脱一切虚荣与世故，不顾一切现实条件的束缚，达到某种程度上的超脱境界，洒脱奔放。可婚姻必须面对和接受社会现实：每天都要与柴米油盐酱醋茶打交道，要经常探望双方的父母，要关心孩子的成长与前途……婚姻生活实实在在、点点滴滴，年复一年、日复一日，离开务实精神如何应付呢？

应对婚姻与爱情的冲突

具备了几点心理素质是不够的，还必须充分认识和理解婚姻与爱情的冲突，只有这样才能更好地把握婚姻生活，更好地为爱情保鲜。

1.爱情更多的是权利与享受，而婚姻更多的是责任，会减少情爱的感受性

在网上可以看到这样一个比喻：爱情就像闪电一样，而婚姻就是为这闪电付电费的。一般来说，爱情基本上是自由的，爱谁不爱谁是你的权利，但是结了婚就不一样了。如果说结婚前是在选择你所爱的人，那么结婚后更多的是你得去爱你所选择的这个人。人在一生中或许不止爱恋一个异性，但和其中一位结婚之后就要克制对其他异性的爱。英国哲学家罗素在《婚姻革命》一书中写道："毫无疑问，因为婚姻而拒绝来自他方的一切爱情，就意味着减少感受性、同情心以及和有价值的人接触的机会。"

2.爱情是发展变化的，而婚姻是相对固定的法律契约

结婚一段时间之后，爱情的高峰过去，双方身上的弱点暴露得越来越

多，彼此的新鲜感逐渐消失，爱情之花逐渐枯萎，婚姻就可能变为无爱的折磨，但它不会消失，仍然实实在在地存在着。

3.爱情更多的是一种失重，而婚姻更多的是一种平衡

谈恋爱的时候，基本上处于一种失重状态，晕晕乎乎的，很多时候忘乎所以，什么话都敢说。而如果结婚后还总是处在失重状态，你的婚姻肯定长久不了，所以说婚姻更多的是一种平衡。有人说"恋爱期间人的智商都变得很低"，是很有道理的。结婚几年后，如果把你当初写的情书拿出来念给妻子听，或许她会诧异当初你怎么能说出那种肉麻的话来。

4.爱情更多的是感觉，而婚姻更多的是事业

爱情更多的是两个人的感觉，想怎么感觉就怎么感觉，可以跟着感觉走；而婚姻是事业，你需要在婚姻里靠打拼活下去，要给彼此以及你们的孩子、父母幸福，你必须去建设、去经营，靠感觉过不了日子。

5.爱情更多的是两个人的私事，而婚姻是关涉到他人的

结婚之前，你想爱谁就爱谁，不爱了可以分手，闹矛盾了往往自己去处理，不会有父母、亲戚等其他人的切身利害关系。婚姻是关涉到其他人的，并且是在法律契约的层面上，必须对双方家人及其自己的孩子负起一定的责任。

准备结婚的人应该有个清醒的认识：爱情可能是婚姻的基础，但不是婚姻的全部。婚姻中除了爱情的因素，还有经济的、生育的、责任义务的因素。不要对婚姻中的爱情过于苛求，要准备迎接现实的挑战。幸福的婚姻很多，但需要你去努力地经营，正如法国著名作家莫罗可所说："婚姻本身（除了少数幸运或不幸的例外）无所谓好坏，成败全在于你。只有你自己才能答复你自己的问题。因为你在何种精神状态中准备结婚，只有你自己知道。婚姻不是一件定居的事，而是待你去做的事。"

婚内的爱情保鲜秘方

婚内爱情保鲜是一个很及时很新鲜的话题，更是至关重要的幸福生活的法宝。相关调查显示，由于不再拥有爱情的甜蜜感觉，婚后三年和十年成了不少夫妻的婚姻之"坎"。不少原先卿卿我我的恋人，结婚三年后，竟记不得对方的爱好。对于"你的爱人最喜欢吃什么"、"最喜欢什么颜色"等热恋时再熟悉不过的问题，不少夫妻却只能答出一句"不知道"。如何使婚内爱情保鲜呢？先来看看下面几个案例，也许值得你借鉴。

案例一：过"爱情假日"，让沟通为爱情保鲜

小杜是某公司经营部经理，与小薇恋爱两年后结婚，至今已有六年婚龄。在一起时间久了，爱情成了亲情，浪漫情话、卿卿我我少了，各种小矛盾多了。

有一次，小杜的父母来看望他们。小薇炒菜时不小心放多了盐。吃饭时，小杜随口说道："这么咸，妈你多喝点水，别咸着。连菜都做不好，干什么行啊，真是。"结果，父母刚走，小薇便哭闹起来，说他让自己丢尽了面子。于是两个人开始相互指责。小薇说小杜不陪她购物却有时间玩游戏；把自己化妆称为"臭美"；把自己努力工作的成绩说成"运气好"。小杜则指责小薇爱唠叨；自己一看足球、玩游戏，她就横加干涉；照照镜子就说他要去办坏事……

尽管有些吵闹，说心里话，小杜一直认为太太很优秀，只是不愿意光说些"肉麻"的好听话，因而很少称赞妻子；而小薇则认为，小杜对自己渐渐地不关心了，因此也说不出好话来。后来两人经协商定下"爱情假日"，并规定："爱情假日"期间，双方要互相尊重，互相真心赞美，互相宽容相待。

到了第一个"爱情假日"，小杜真有点不适应：陪太太逛街时，强忍住没有中途告假；太太化妆时，习惯语"再折腾还不是那张脸"好不容易才没有说出口；憋了半天终于说出一句赞美太太工作成绩的话来。不过等到第二个、第三个"爱情假日"时，他们已经逐渐找到了当初热恋时的感觉。

小薇幸福地说，在每个"爱情假日"，两人或是湖边漫步，或是西餐厅约会，或是火红的玫瑰，重温热恋的温馨浪漫，让她感觉很甜蜜，很满足。小杜也感悟到，从"硬性纠偏"到"自然而然"，"爱情假日"帮他们化解了不少小矛盾。感情是需要互相鼓励的，再亲密的人，也要懂得相互赞美、欣赏与容忍。他们约定要把这样的"爱情假日"进行到底，还希望更多的夫妻能和他们一样。

案例二：夫妻耍贫嘴，用情趣为爱情保鲜

小美结婚快六年了，尽管她承认老公有一大堆毛病，可小美却仍然觉得他们的婚姻很甜蜜，琐碎而平淡的生活在小美看来是那么有滋有味。为什么呢？

小美的老公是个马大哈，老婆的生日、纪念日也不记得。一天，他回到家，看见桌上放着一个大蛋糕，竟不知是何缘故。小美说："哦！你忘了吗？今天是你的结婚纪念日呀！"感动之下，老公对小美耍起了贫嘴："等你的结婚纪念日到了，我也好好为你庆祝一番。"一句话，逗乐了有点生气的小美。

老公还懒得要命，一下班什么事也不干，一屁股坐在沙发上一动不动地看电视，可总不忘赞美一下忙个不停的小美，说一些"老婆你辛苦了"之类的甜言蜜语。想喝水也不自己端，只会对小美说："美女老婆，我好渴，可怜可怜我，给点水吧。"于是小美就心甘情愿地给他递水送饭。小美穿好衣服要出门和同学朋友会面，他会上下打量一番然后装出吃醋的样子："打扮得这么漂亮干什么？又不是和我出去。给我早点回来，晚了我就去跳楼！"小美被老公逗得乐呵呵地出门，又乖乖地早点回家。

小美也会对老公耍贫嘴。小美的老公有睡懒觉的毛病，她从不打骂，而是用"你这只贪睡的小猪"之类的话把他从床上喊起。老公因临时加班，回家晚了，小美就在桌上放一张纸条，上面写着："饭菜在微波炉里，啤酒在冰箱里，我在床上。"看着老婆的贫嘴留言，老公一天的劳累顿消，满脸笑意。

现在明白了吧？正是戏谑俏皮的贫嘴，让小美可以忽略老公的一些毛病，觉得与老公的婚姻生活充满情趣。

案例三：互相指毛病，用投诉为爱情保鲜

小菲结婚也已经快六年了，可和丈夫的甜蜜爱情仍然鲜得很，或许与他们婚内的互相投诉有很大关系。

刚结婚时，小菲真有点吃不消。因为老公的各种不良习惯突现在她面前：每天早晨一爬起来就要大咳几声，漱口声音像轰天雷响，喝茶、吃面呼呼响……更不能忍受的是，夫妻俩的上下班时间不合拍。小菲回家时老公已睡着，而老公起床时她还在梦中。她觉得这样把生物钟都给搅乱了，难受得不行。对此，小菲提醒了好多次，虽然老公每次都表示会改，但迟迟不见行动。千挑万选的老公突然有了这么多问题，小菲苦恼极了。

后来小菲学了个办法，把丈夫的缺点一个个写在小纸条上，临睡前贴在床头。第一次"投诉"就见效了：以前老公起床总要吵醒小菲，可是那天她醒来时老公已不见踪影，第一次来了个自然醒。没想到老公也学会了这招，给小菲写起了纸条，什么老是晚回家不太好，什么吃不上住家饭好寂寞等等。从此"投诉"一发不可收拾，夫妻俩对对方的投诉也都能认真对待，自觉改正。在小菲看来，这种无声的投诉比起喋喋不休的指责好多了，又实效又为对方保留了面子，有时甚至还带点浪漫。

你是不是动不动就歇斯底里地和老公或老婆吵个不停呢？学习学习小菲夫妻的做法吧。

案例四：做周末夫妻，用分居为爱情保鲜

阿玉结婚已经三年了，可是从结婚起就一直和老公过"分居"生活，为什么呢？原来他们当初有个约定：和恋爱时一样，只在周末过夫妻生活；如果实在想得不行，就再加一次周三的会面。虽然听起来毛骨悚然，可老公还是答应了这个约定，并和她结了婚。

阿玉十分享受比别的夫妻更多的自由和随意。在其他同事心急火燎地赶回家做饭、洗衣时，阿玉可以潇洒地约上三五知己逛街、泡吧。她的老公仍住单身宿舍，也享受着单身汉的随意和快乐，玩球、读书、把酒论英雄。两个人都很是潇洒。

他们的朋友则很是不解："柴米油盐是婚姻的本来面目，你们如此这般，结婚跟不结婚有什么区别？"阿玉则说："这才是真谛，你们不敢尝试，所以不理解。"

这样的距离反而让他们更加思念对方，让他们更加期待每周末的相聚。每到那个时候，他们两个人都会精心准备一番，仿佛又回到了热恋时光。一周的生活经历使得他们相处时有着说不完的话题，生活因此而变得乐趣无穷，仿佛每天都充满了热恋的新鲜感。阿玉深有感触地说，幸福的爱情生活仅仅靠一张结婚证书是无法保障的，只有留给对方各自独立的生活空间，距离产生美，爱情才容易永久的保鲜。

看了几个不错的婚内爱情保鲜故事，应该学到了点什么吧？还应该再多学一点保鲜秘技，让你百分百爱情保鲜。

（1）信任你的爱人，不要动不动就检查对方的手机、钱包等，给爱人一定的私人空间。

（2）婚姻生活中的沉默不是金，两个人要多沟通，多交谈，多称赞对方，多表达心里的爱。

（3）生活琐事应该双方共同去做，不该专属于某一个人。

（4）闹矛盾是很正常的事，但吵架时要就事论事，不要翻旧账或互相揭伤疤。

（5）经常去看望岳父母或公公婆婆，像爱自己的父母一般爱他们。

（6）两个人每个星期出去放松一次，或郊游，或看电影，或者出去来顿野餐。

（7）多拿出点时间来陪爱人，满足一下对方的爱好，比如说老婆爱逛街，老公应该多陪她逛；老公爱看球，做妻子的不妨也陪他当几回球迷。

（8）要记住你们的结婚纪念日、爱人的生日等值得纪念的日子，要在这一天搞些浪漫的纪念活动。如果不小心忘了，也要记得向爱人道歉，不要一副无所谓的样子。

（9）如果外地出差，要坚持每天通一次电话，或者在想起对方的瞬间发个短信，告诉对方"我想你"，老夫老妻也是需要浪漫的。

（10）健康、和谐的性生活是爱情的强心剂，可以使婚姻幸福、美满。如何才能有和谐的夫妻性生活呢？

①要尊重对方意愿。在性生活中应尊重对方意愿，不能只为自己的快乐而强迫爱人过性生活。爱人心情不好或身体不适时，应该控制自己的性欲望。如果你的爱人有性冷淡的问题，更要积极、耐心地疏导，因为大多数性冷淡是心理原因。

②理解与配合。夫妻性生活应该建立在具备一定的性知识的基础上，要了解对方的生理构造、性反应和性感受的特点。男子的性冲动容易来得快，并且容易受视觉刺激，性生活中比较主动，容易达到高潮；而女子不同，性欲唤起慢，且更容易受听觉、触觉的刺激，高潮也不容易达到。因此，在性生活中，丈夫应该多给妻子一些爱抚，不要猴急，也不要完事后倒头就睡；妻子也应该积极配合丈夫，不要太过保守、被动。另外，夫妻还应该经常交流性生活的感受和体验，以不断改善性生活质量。

③谅解与安慰。夫妻性生活出现问题时，不要嘲笑和埋怨，那样只会使问题更为严重，甚至会造成严重的心理性障碍。许多性功能的异常都是心理原因造成的，事业上的压力、感情的疏远、环境的不良等原因都可能造成异常。夫妻间的相互谅解、安慰和鼓励是排除心理障碍的良药。心理沟通是调适性生活的关键，两性关系的亲密度是性生活质量的主要影响因素，对于女性尤其如此。研究表明，女性只有与自己爱的人做爱才能充分感觉到性的甜蜜。因此，夫妻日常生活中的关怀、沟通等感情协调可以促进性生活的和谐、美满。

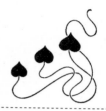

第17章
疗愈失衡的身心，保持好心态健康身心灵

　　造成心理失衡的原因很多，又因人而异，非常复杂。诸如愿望不能实现、需要得不到满足、处理不好人际关系、经受不了挫折、适应不了环境、恶疾缠身、工作压力大等等，都是心理失衡诱因。心理学研究认为，种种原因都可以归结为两类：外界压力，为客观原因；心理调控失败，为主观原因。

　　心理失衡的危害是严重的，不但会造成人心理上的病变，还可能带来身体上的疾病，严重影响人们的正常生活。因此，必须学会自我调节，学会表达和控制自己的情绪，保持心理平衡，远离亚健康，享有身体与心灵的和谐圆满。

心理平衡、心理失衡与心理健康

通俗地讲，心理平衡就是指人们用升华、幽默、外化、合理化等手段来调节对某一事物得失的认识。心理学家认为，心理平衡是指个体在观念认识、情绪反应、行为倾向等方面的和谐反应状态。心理平衡应表现为没有欲望和观念的冲突或冲突被调匀；心平气和，没有紧张、焦虑、畏缩等不良情绪反应等。

中国人之所以用"心理平衡"一词来形容这一心理调节过程，离不开我们"阴阳对立、福祸转换"的遗传"文化基因"。自古以来，中国人深受道家思想的影响，在看待个人的荣辱得失时，很讲究内心的平衡之道。可以说，中国人用"心理平衡"一词形容自我的心理调节是个必然。实际上，心理学中的"内向"、"外向"的概念即含有阴阳平衡之意，是瑞士心理学家荣格在读了老子《道德经》之后创造的。

那么心理平衡与心理健康是什么样的关系呢？

心理平衡是心理健康的重要标志，但并不等于心理健康。

心理学家对心理健康标准的规定并不是一成不变的。它可以随着社会及个体的变化不断地调整。另外，心理活动形式丰富多彩，绝非千篇一律。心理活动本身是一个动态的过程，不是僵死的状态。心理健康就是不断向良好心理特征变化的过程，是人通过不断的心理调整达到的一种良好状态。不断调整的过程，就是把种种原因造成的心理失衡调适为心理平衡的状态。心理平衡是心理健康过程的终点和心理健康状态的表现。因此可以说，心理平衡是心理健康的重要标志。

虽是重要标志，但如果认为心理平衡就代表着心理的健康，那么你就走入了误区。通常人们会认为心理健康是平衡与适应，并把平衡理解为内心无冲突，把适应理解为对周围环境的顺从。但这两种理解都不能说是心理健康的表现。例如，一个满足现状、没有追求、不思进取的人，由于不会有挫折感、不会有冲突，其内心一般颇为平衡，但能说他心理健康吗？再比如，今日社会上到处都是见人说人话、逢鬼说鬼话、左右逢源、上下讨好的人，实在不能说他们心理健康。实质上，心理健康应该是一种积极的人生态度。

在多数情况下人们的心理是处于失衡状态的。在心理学上，心理失衡是指人的心理失去和谐而处于理念、情感和行为的冲突状态。

在不同的人身上，心理失衡有不同的表现。有的表现为不分是非的逆反和抵触、不问对象的疯狂报复、不遗余力的谩骂攻击等，一些青年人尤其如此。有的人则表现为情绪消沉、悲观厌世、自怨自艾、自我封闭等，从否定自己的价值进而否定人生的意义。还有的人心理失衡之下，为求得内心的宁静，无论什么问题都无原则地顺应别人，以致形成了逆来顺受的庸人性格。

心理平衡的十大秘诀

如何才能心理平衡呢？美国心理卫生学会提出了保持心理平衡的十条秘诀。

1.不要斤斤计较

有些人心理不平衡，完全是因为他们斤斤计较，处处与人争斗，使得自己经常处于紧张状态。俗话说"将心比心"，只要你不敌视别人，别人也不会与你为敌。

2.适当让步

处理工作和生活中的一些问题，只要大前提不受影响，在非原则问题方面无需过分坚持，以减少自己的烦恼。

3.对自己不要太苛求

每个人都有自己的抱负，可是并不一定合适。有些人把自己的抱负目标定得太高，根本实现不了，于是终日忧郁寡欢，实为自寻烦恼；有些人对自己所做的事情要求十全十美，有时近乎苛刻，往往因为小小的瑕疵而自责，结果受害者还是自己。

为了避免挫折感，应该把目标和要求定在自己能力范围之内。懂得欣赏自己已取得的成就，心情就会自然舒畅。

4.知足常乐

有时候荣与辱、升与降、得与失，是不以个人意志为转移的。荣辱不惊、淡泊名利，才能做到心理平衡。

5.对亲人期望不要过高

妻子盼望丈夫飞黄腾达，父母希望儿女成龙成凤，这似乎是人之常情。然而，当对方不能满足自己的期望时，便大失所望。其实，每个人都有自己的生活道路，何必要求别人迎合自己。

6.暂离困境

在现实中，受到挫折时，应该暂时将烦恼放下，去做你喜欢做的事，如运动、打球、读书、欣赏等，待心境平和后，再重新面对自己的难题，思考解决的办法。

7.对人友好

生活中被人排斥常常是因为对别人有戒心。如果在适当的时候表示自己的善意，诚挚地谈谈友情，伸出友谊之手，自然就会朋友多，隔阂少，心境也就变得平静。

8.找人倾诉烦恼

生活中的烦恼是常事，把所有的烦恼都闷在心里，只会令人忧郁苦闷，不利于身心健康。如果把内心的烦恼向知己好友倾诉，心情会顿感舒畅。

9.积极娱乐

积极、适当的娱乐，不但能调节情绪、舒缓压力，还能增长知识和乐趣。

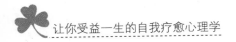

10.帮助别人做事

"助人为快乐之本"，帮助别人不仅可使自己忘却烦恼，而且可以表现自己存在的价值，更可以获得珍贵的友谊和快乐。

心理健康的十大标准

"祝您身体健康！"这是人们最常用的祝福语，可见健康之重要。健康是人类生存和发展最基本的条件，也是人生第一财富。可人们是否知道究竟怎么样才算作健康呢？大多数人会说"无病无灾、身体棒棒，就是健康"。其实，健康的科学含义远远超出了人们的一般理解。世界卫生组织（WHO）在其宪章中是这样为健康定义的："健康是一种身体上、心理上和社会适应上的完好状态，而不仅是没有疾病和虚弱的现象。"世界卫生组织列出了十条"对健康概念的规定"，而其中的前四条是关于心理健康的。

那么，什么叫心理健康呢？

心理健康不仅是没有心理疾病，而且是指一种持续的积极发展的心理状况，在这种状况下主体能做出良好的适应，能充分发挥身心潜能。

可见，心理健康包括了两层含义：首先是没有心理疾病，这是心理健康最起码的要求，就像没有身体疾病是身体健康的最基本条件一样；其次是保持一种积极发展的心理姿态，这是心理健康的本质含义，意味着要消除一切不健康的心理倾向，使一个人处于最佳心理状态。

1.充分的安全感

安全感是人的基本需要之一。如果惶惶不可终日，人便会很快衰老。忧郁、焦虑等心理，会引起消化系统功能的失调，甚至会导致病变。

2.充分了解自己，对自己的能力做出恰如其分的判断

如果勉强去做超越自己能力的工作，就会显得力不从心，于身心大为不

利。超负荷的工作，甚至会给健康带来麻烦。

3.生活目标切合实际

由于社会生产发展水平与物质生活条件有一定限度，如果生活目标定得太高，必然会产生挫折感，不利于身心健康。

4.与外界环境保持接触

因为人的精神需要是多层次的，与外界接触，一方面可以丰富精神生活，另一方面可以及时调整自己的行为，以便更好地适应环境。

5.保持个性的完整与和谐

个性中的能力、兴趣、性格与气质等各种心理特征必须和谐而统一，方能得到最大的施展。

6.具有一定的学习能力

现代社会知识更新很快，为了适应新的形势，就必须不断学习新的东西，使生活和工作能得心应手，少走弯路，以便取得更多的成功。

7.保持良好的人际关系

人际关系中，有正向积极的关系，也有负向消极的关系，而人际关系的协调与否，对人的心理健康有很大的影响。

8.能适度地表达和控制自己的情绪

人有喜、怒、哀、乐不同的情绪体验。不愉快的情绪必须释放，以求得心理上的平衡。但不能发泄过分，否则，既影响自己的生活，又加剧了人际矛盾，于身心健康无益。

9.有限度地发挥自己的才能与兴趣爱好

人的才能和兴趣爱好应该充分发挥出来，但不能妨碍他人利益，不能损害团体利益，否则，会引起人际纠纷，徒增烦恼，无益于身心健康。

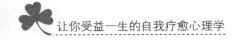

10.在不违背社会道德规范下，个人的基本需要应得到一定程度的满足

当然，必须合法，否则将受到良心的谴责、舆论的压力乃至法律的制裁，自然毫无心理健康可言。

学会做自己的心理医生

其实，生活中的每一个人，承担各自的社会责任，都存在不同程度的心理问题。随着社会的不断变革，人们的情感、思维方式、知识结构、人际关系在发生变化，引发心理问题的因素也是多种多样的。据专家介绍，由于现代人生活方式的改变，生活节奏的加快，一些人的盲目行为增多，加之过分追求短期效益，因而失败的几率较高，内心失去平衡，容易产生心理问题。

心理专家认为："一个人的心理状态常常直接影响他的人生观、价值观，直接影响到他的某个具体行为。因而从某种意义上讲，心理卫生比生理卫生显得更为重要。"从理论上讲，一般的心理问题都可以自我调节，每个人都可以用多种形式自我放松，缓和自身的心理压力并排解心理障碍。面对"心病"，关键是你如何去认识它，并以正确的心态去对待它。虽然我们找心理医生看病还不能像看感冒发烧那样方便，但只要提高自己的心理素质，学会心理自我调节，学会心理适应，学会自助，每个人就可以在心理疾患发展的某些阶段成为自己的"心理医生"。

首先是掌握一定的心理科学知识，正确认识心理问题出现的原因；其次，是能够冷静清醒地分析问题的因果关系，特别是主观原因和缺欠，安排好对己对人都负责任的相应措施；另外，是恰当地评价自我调节的能力，选择适当的就医方式和时机。

现代社会要求人们心理健康、人格健全，不仅要拥有良好的智商，还要有良好的情商。在出现心理问题时，人们开始重视并寻求咨询和医疗，这是社会文明进步和人们文化素质提高的一种表现。据专家介绍，生活条件越好，文化层次越高，人们对心理卫生的需求也就越迫切。随着文化科学知识的普及和心理卫生服务的完善，解决"心病"会有更多更好的渠道和办法。

战胜心理失衡，摆正心理天平

心理失衡严重影响心理健康，那么怎样才能解除心理失衡呢？

首先要查明失衡的原因。如果是工作中的失误造成的，就应及时纠正；如果是自己不能正确对待生活，就应该寻求他人帮助来认识自己。如果你试图帮助别人时，有一点应该注意：如果帮助的是青年朋友，千万不要以居高临下的态度去教训他们，要注意运用启发、开导的方法。

其次，心理学中还有许多具体方法也可有针对性地采用。下面列举出一些典型方法。

1.遗忘不快法

"遗忘"是记忆心理学中的一个重要理念和环节。心理学研究表明，人的心理承受能力是有限度的，面临的冲突事件过多时，就会烦躁、焦虑和紧张。如果我们终日生活在对往事痛苦的回忆中，反复品尝过去的挫折，心情就会越发忧郁，对现实就越发不满，心理就更加不平衡。

如果忘却那些琐碎之事，就能使自己的身心获得宽慰；忘掉心中的不快，就能把自己从痛苦中解脱出来，激发出新的力量。因此，我们要学会有意识地忘记。

2.自我解嘲法

所谓自嘲法，就是当遇到令自己尴尬或难堪的场合或突发事件时，不要逃之夭夭，也不要手足无措，更不要埋怨他人，要自我解嘲、缓和气氛、避免冲突。自我解嘲法是一种自我调侃、自我贬抑的方法。

例如，在酒店里，服务员上菜时，不小心将菜汤溅到了某位尊贵的秃头顾客的头顶上。当众人都屏息等待一场冲突时，该顾客却出人意料地手指自己的秃顶对服务员说："小姐，你以为这种治疗会有效吗？"他借助了高超的自嘲术，不但维护了自尊，而且也展示了自己的大度胸怀，使众人的心理都得到了平衡。

3.泪流满面法

俗话说"男儿有泪不轻弹"，科学研究却告诉男儿们，这样并不是什么好事。

研究发现，强忍泪水恰恰造成情绪压抑，而痛快地流泪则可以减轻乃至消除这种压抑。情绪不好时哭上一阵可以缓解你心中的郁闷、悲伤、沮丧、愤怒，可以防止你因长久压抑而走向极端。因此，为了自己心理平衡，我们应当放弃有泪不轻弹的传统戒条，让自己因情绪冲动、波动而哭泣，不必为哭泣而难为情。

4.聊天转移法

研究发现，找个人聊聊天具有心理调节的功能。闲聊可以缓解紧张、消除隔膜，能使处于困境中的人很快平静下来，能营造被劝说者良好的心理状态，从而有利于劝说的顺利进行。现在生活节奏日益加快，人们越来越重视闲聊了：电视上有"闲话俱乐部"，报纸上有"闲话专栏"，"闲话"书籍也在满大街地卖。闲聊还可以表达礼节与温情；闲聊还能够化解怨气、发泄怒火；闲聊，也可以躲避碰撞、防备责问。

5.激励法

要走出心理失衡，最好的办法是给自己一个激励，即给自己确立一个追求的目标，并付诸行动。采用激励法时，首先目标要确立得适宜，既不能太高又不能太低：太高的目标会使心灵受挫折而变得垂头丧气；不费吹灰之力就可以实现，不能给内心带来喜悦。其次，要选择对社会有价值而且必须依靠自己的努力来实现的目标。

保持心理健康，走出心理牢笼

著名心理健康专家乔治·斯蒂芬森博士总结出十一条保持心理健康的方法，可供参考：

（1）当苦恼时，找你所信任的，谈得来的，同时头脑也较冷静的知心朋友倾心交谈，将心中的忧闷及时发泄出来，以免积压成疾。

（2）遇到较大的刺激，或遭到挫折、失败而陷入自我烦闷状态时，最好暂时离开你所面临的环境，转移一下注意力，暂时回避以便恢复心理上的平静，将心灵上的创伤填平。

（3）当情感遭到激烈震荡时，宜将情感转移到其他活动上去，忘我地去干一件你喜欢干的事，如写字、打球等，从而将你心中的苦闷、烦恼、愤怒、忧愁、焦虑等情感转移、替换掉。

（4）对人谦让，自我表现要适度，有时要学会当配角和后台工作人员。

（5）多替别人着想，多做好事，可使你心安理得，心满意足。

（6）做一件事要善始善终。当面临很多难题时，宜从最容易解决的问题入手，逐个解决，以便信心十足地完成自己的任务。

（7）性格急躁的人不要做力不从心的事，并避免超乎常态的行为，以免紧张、焦躁，心理压力过大。

（8）对别人要宽宏大量，不强求别人一定都按你的想法去办事，能原谅别人的过错，给别人以改过的机会。

（9）保持人际关系的和谐。

（10）自己多动手，破除依赖心理，不要老是停留在观望阶段。

（11）制订一份既能使你愉快，又切实可行的休养身心的计划，给自己以盼头。

让心理永葆健康的精神"营养素"

一般人都知道，身体的生长发育需要充足的营养。事实上，心理"营养"也非常重要，若严重缺乏，则会影响心理健康。那么，人重要的心理健康"营养素"有哪些呢？

第一，最为重要的精神"营养素"是爱。

爱能伴随人的一生。童年时代主要是父母之爱。童年是培养人心理健康的关键时期，在这个阶段若得不到充足和正确的父母之爱，就将影响其一生的心理健康发育。少年时代增加了伙伴和师长之爱，青年时代情侣和夫妻之爱尤为重要。中年人社会责任重大，同事、亲朋和子女之爱十分重要。它们会使中年人在事业家庭上倍添信心和动力，让生活充满欢乐和温暖。至于老年人，晚年幸福是关键。

第二，重要的精神"营养素"是宣泄和疏导。

无论是转移回避还是设法自慰，都只能暂时缓解心理矛盾，而适度的宣泄具有治本的作用，当然这种宣泄应当是良性的，以不损害他人、不危害社会为原则，否则会恶性循环，带来更多的不快。心理负担若长期得不到宣泄或疏导，则会加重心理矛盾，进而成为心理障碍。

第三，善意和讲究策略的批评，也是重要的精神"营养素"。

一个人如果长期得不到正确的批评，势必会滋长骄傲自满、固执、傲慢等毛病，这些都是心理不健康发展的表现。过于苛刻的批评和伤害自尊的指责会使人产生逆反心理。遇到这种"心理病毒"时，就应提高警惕，增强心理免疫能力。

第四，坚强的信念与理想也是重要的精神"营养素"。

信念和理想犹如心理的平衡器，它能帮助人们保持平稳的心态，度过坎坷与挫折，防止偏离人生轨道，进入心理暗区。

第五，宽容也是心理健康不可缺少的"营养素"。

人生百态，万事万物不可能都顺心如意，无名火与萎靡颓废常相伴而生，宽容是脱离种种烦扰，减轻心理压力的法宝。

保持好心态，永葆身心健康

人的思想可以影响身体的每一个细胞。一个人的身体健康状况在很大程度上取决于他的想法。如果他的精神世界保持有力量和无畏的感觉，那么显而易见，他很健康。

1.保持热情得到健康

有热情才能够完成任何事情。对我们来说，轻视健康、无视良好的环境及良好的状态等都是违背了健康的规则。

为了你的健康，要培养热情和有益的思考，保持热情和精力。

2.愉快的心情使人健康

愉快的心情可以使人兴奋，并贯穿于日常生活中，从而影响和改变身体的各个部分。它可以使眼睛充满神采，使面色红润，使肌肤有弹性，并且能使人发挥内在潜能，能使血液循环更顺畅，氧气进入细胞组织更轻松，这样健康自然有保证，疾病消失无踪影。

3.相信自己一定健康

有些人总是爱挑毛病，他们能嗅出不纯的香气，能闻到臭水沟的味道或恶臭的气味；他们埋怨住的地方不是太干燥就是太潮湿，不是太热就是太冷，不是太晒就是太阴；如果有头疼脑热，他们则确信是哮喘；任何一点儿小病都能成为他们激动的焦点。

要消除恐惧和疑惑，要最大限度地相信健康，让自己在永恒的臂膀中放松，相信你自己将来会完美起来，然后把全部的精力投入到工作中，不要担心心情会起伏不定，你的精神最终会让你尝到成功的喜悦。

这些信念将有同样的力量让你恢复并保持健康。这些信念和外界力量、法律一样能治愈你和保护你。

4.让健康的思想主宰你

我们应该想着健康，而不是疾病；想着生存，而不是死亡；想着自由，而不是束缚；想着强壮，而不是虚弱；想着最长远的成绩，而不是什么都没有。这些思想我们应该在休息时、在做任何事情时都想着，它能在恢复健康的过程中起到帮助作用。

让自然健康的思想主宰你，思考健康，梦想健康，谈论健康。相信你自己正一天天强壮健康起来，因为你有与生俱来的权利健康起来。

5.思考健康就健康

思考不是一件单独的事情，而是有关精神和物质生活是好是坏。我们必须提醒自己保持有力量、健康、幸福、美好、快乐、自信和无恐惧的想法。

每天要期待明天的发展和前进。要思考健康，并谈论与之有关的事情。经常想些愉快、有希望、自信和没有恐惧的事，那样你将会快乐和健康。要吃，要喝，要呼吸，还要快乐。

心生万物。我们可以这样理解，内心产生的情绪和身体上的疾病有着一定的联系。让自己生活在正确的气氛之中，给自己愉快的暗示，你就能得到健康。